「手引き」の頻出ポイントを徹底攻略

医薬品

登録販売者試験対策テキスト 2024

マツキヨココカラ&カンパニー 著

じほう

はじめに

　医薬品登録販売者は2025年には30万人を超える勢いとなり，活躍の場はドラッグストアはもちろんのこと，コンビニエンスストアやスーパーマーケットなど，広がり続けております。

　近年，政府が推進するDX（デジタルトランスフォーメーション）推進により，オンラインを通じた社会活動が増加しております。また，オンラインで病院を受診し，オンラインで服薬指導を受けるなど，医療にも広がりを見せております。

　一般用医薬品をはじめとするセルフメディケーションも例外ではありません。一般用医薬品を取り巻く環境は刻々と変化しており，若年者による「濫用等おそれのある医薬品」などのオーバードーズが社会問題となり，一般用医薬品の安全性確保に関する課題が新たに生じている状況です。

　医薬品登録販売者は，OTC医薬品の専門家として，地域の方々の健康に寄り添い，正確かつ適切な情報提供と相談応需を行い，医薬品の適正使用に努める役割や，生活者の状況に応じて受診勧奨を行い地域の医療機関と連携するなど，期待される役割，果たすべき責任の範囲が大きく広がっております。

医薬品登録販売者の専門知識を必要とするフィールドと求められる役割，果たすべき責任は大きく広がっています

　医薬品登録販売者は地域の方々の健康をサポートするだけではなく，ご自身やご家族の健康を守るためにも役立ちます。

　この症状のときには，どんな薬を飲めばよいか，薬を飲まずに病院に行った方がよいか，薬の副作用についての正しい知識，お薬説明文書の正しい読み方など，正しい知識が身につくことも大きなメリットです。

　医薬品登録販売者試験の合格を目指す方に，本書で学習した医薬品知識が，地域の方々のヘルスケア向上に役立つものとなり，必要とされる医薬品登録販売者としてご活躍されることを願っております。

　合格を心よりお祈りいたします。

2024年4月

株式会社マツキヨココカラ＆カンパニー
常務取締役　グループ管理統括　小部　真吾

監修・執筆協力・執筆者一覧

監 修

小部 真吾（株式会社マツキヨココカラ&カンパニー常務取締役 グループ管理統括）

編集協力（大学名；五十音順）

岩手医科大学 薬学部 臨床薬学講座 臨床薬剤学分野	教 授	工藤 賢三
岩手医科大学 薬学部 臨床薬学講座 臨床薬剤学分野	准教授	朝賀 純一
奥羽大学 薬学部 医療薬学分野	教 授	木皿 重樹
城西国際大学 薬学部 医療薬学科 社会薬学	教 授	小林江梨子
湘南医療大学 薬学部 医療薬学科 臨床薬剤学研究室	准教授	寺島 朝子
千葉大学 大学院薬学研究院 社会薬学	教 授	佐藤 信範
千葉大学 大学院薬学研究院 臨床薬学研究部門 　先端実践薬学講座 医薬品情報学	特任教授	神﨑 哲人
千葉大学 大学院薬学研究院 実務薬学研究室	教 授	関根 祐子
東北医科薬科大学 薬学部 臨床薬剤学実習センター	教 授	小嶋 文良
横浜薬科大学 臨床薬学科 臨床薬剤学研究室	准教授	桑原 弘行
JACDSセルフメディケーションアワード審査員		高橋伊津美

執筆メンバー（マツキヨココカラグループ教育スタッフ）（五十音順）

味山 俊彦	荒木 文明	伊藤 崇裕
奥 雅仁	鬼本 茜	金子 大亮
北原 幸枝	竹市 清士	豊田 正孝
中谷 耕輔	宮島 永	森尻 聡美
山内 俊明	山口 紗里	

目 次

本書は，令和6年4月の厚生労働省『試験問題作成に関する手引き』に準拠して作成しています。

第1章

医薬品に共通する特性と基本的な知識

 医薬品登録販売者（登録販売者）とは主に医薬品を販売できる専門家です。まずは医薬品とは何かを学びましょう。

 ## この章のポイントを簡単にまとめてみました

【第1章-1】
「医薬品」「無作用量」「GLP」「健康食品」等，様々な用語が登場します。意味を理解しながら覚えましょう。覚えるまで繰り返すことが大切です。

【第1章-2】
「副作用」「相互作用」は特に大切です。また，小児，高齢者，妊婦等のどんなところに配慮したらよいかも理解しましょう。

【第1章-3】
セルフメディケーションの主役は一般の生活者です。その助けをするのが医薬品登録販売者（登録販売者）です。医薬品登録販売者（登録販売者）が生活者を助けるために確認すべき8つのポイントを覚えましょう。

【第1章-4】
薬害は必ず出題されます。5つの薬害訴訟について「原因」「副作用」「被告」「和解」「訴訟を契機にどんな対策が取られたか」を整理して覚えましょう。

1. 医薬品概論

1 医薬品の本質

☐ 医薬品は，人の疾病の**診断**，**治療**若しくは**予防**に使用されること，又は人の身体の構造や機能に影響を及ぼすことを目的とする生命関連製品である。

☐ 医薬品は，多くの場合，人体に取り込まれて作用し，効果を発現させる。しかし，医薬品は人体にとっては異物（外来物）である。
また，医薬品が人体に及ぼす作用は複雑，かつ，多岐に渡り，**すべては解明されていないため**，期待される有益な効果（薬効）のみをもたらすとは限らず，好ましくない反応（副作用）を生じる場合もある。

 医薬品は適正に使用しても副作用を生じる場合があります。

☐ 人体に使用されない医薬品であっても人の健康に**影響を与える**。
例：殺虫剤⇒ 誤って人体が曝されれば健康を害するおそれがある。
　　検査薬⇒ 検査結果について正しい解釈や判断がなされなければ医療機関を受診して適切な治療を受ける機会を失うおそれがある。

☐ 医薬品の使用には，好ましくない反応（副作用）等の保健衛生上のリスクを伴う。医療用医薬品と比較すればリスクが低いと考えられる一般用医薬品であっても同様である。

 簡単に言うと，医療用医薬品は病院の薬，一般用医薬品は市販薬のことです。

☐ 一般用医薬品は，**一般の生活者が自ら選択**し，使用するものであるが，効能効果や副作用等について誤解や認識不足を生じることもある。
⇒ 販売には専門家の情報提供，相談対応が不可欠である。

☐ 医薬品には，効能効果，用法用量，副作用等の必要な情報が不可欠で，これらの情報が伴わなければ単なる薬物（有効成分を含有する化学物質）に過ぎない。これらの情報は，添付文書（製品に添付されている文書）や製品表示（製品の外箱等に記載されている事項）に記載されている。

☐ 医薬品は，市販後にも有効性，安全性等の確認が行われる。それらの結果を踏まえ，リスク区分の見直しがなされる。

 「リスク区分」⇒ 一般用医薬品は健康被害を引き起こしやすいリスクに応じて3つに区分されています。リスクの高い順に，第一類医薬品，第二類医薬品，第三類医薬品となります。

☐ 医薬品は，高い水準で均一な品質が保証されていなければならない。
健康被害の発生の可能性の有無にかかわらず，異物等の混入，変質等があってはならない。
⇒ 製品回収等の措置がなされることもある。
⇒ 製造販売業者等からの情報に日頃から留意しておく。

☐ 一般用医薬品として販売されている製品は，製造物責任法（PL法）の対象でもある。

☐ PL法は，製造物の欠陥により，人の生命，身体，財産に係る被害が生じた場合における製造業者等の損害賠償責任について定めている。

2　医薬品のリスク評価

☐ 医薬品の効果とリスクは，**用量と作用強度の関係**（用量−反応関係）に基づいて評価される。

☐ 投与量と効果又は毒性の関係は，薬物用量を増加させるに伴い，効果の発現が検出されない「**無作用量**」から最小有効量を経て「**治療量**」に至る。治療量上限を超えると，やがて

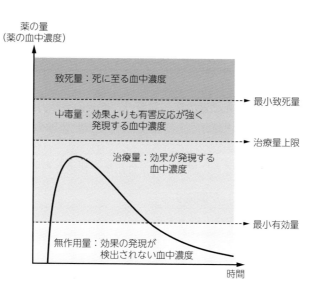

効果よりも有害反応が強く発現する「中毒量」となり，「最小致死量」を経て，「致死量」に至る。

□　動物実験で求められる50％致死量（LD$_{50}$）は，薬物の毒性の指標として用いられる。

 薬を投与した動物のうち，半数が死亡する用量がLD$_{50}$です。

 LD$_{50}$は毒（Doku）性の指標と覚えよう。

□　治療量を超えた量を単回投与した後に毒性が発現するおそれが高いことは当然であるが，**少量の投与でも長期投与されれば慢性的な毒性**が発現する場合もある。また，**少量**の医薬品の投与でも**発がん作用，胎児毒性**や組織・臓器の**機能不全**を生じる場合もある。

□　新規に開発される医薬品のリスク評価は，医薬品の安全性に関する**非臨床試験**の基準であるGLP（Good Laboratory Practice）のほかに毒性試験が厳格に実施されている。

 非臨床試験は動物で試験します。

 GLP：Labo（ラボ）は実験室⇒　非臨床試験を想像しよう。

□　動物実験で医薬品の安全性が確認されると，ヒトを対象とした臨床試験が行われる。
ヒトを対象とした**臨床試験**の実施の基準には，国際的にGCP（Good Clinical Practice）が制定されており，これに準拠した手順で安全な治療量を設定することが新規医薬品の開発に関連する臨床試験（治験）の目標の一つである。

 GCP：Clinic（クリニック）⇒　臨床試験を想像しよう。

□　さらに医薬品に対しては製造販売後の**調査及び試験**の実施の基準としてGPSP（Good Post-marketing Study Practice）と製造販売後**安全**管理の基準としてGVP（Good Vigilance Practice）が制定されている。
医薬品は，食品よりもはるかに厳しい安全性基準が要求されている。

 GPSP：Police（警察）が調査する。
GVP：Vサイン⇒　安全と覚えよう。

 すべてGood ○○○ Practiceなので○○○を覚えましょう。

3 健康食品

☐ 健康食品とは，健康増進や維持の助けとなる食品のことをいう。一般的な呼称であり，法律の規定はない。

☐ 「健康食品」は，あくまでも食品であり医薬品とは法律上区別される。例外的に以下の食品は表示ができる。

・**特定保健用食品**：身体の生理機能等に影響を与える保健機能成分を含むもので，「**特定の保健機能の表示**」ができる。
・**栄養機能食品**：各種ビタミン，ミネラルに対して「**栄養成分の健康機能の表示**」ができる。
・**機能性表示食品**：疾病に罹患していない者の健康の維持及び増進に役立つ機能を商品パッケージに表示することができる。

> 疾病に罹患していない者というのは，病気にかかっていない人という意味です。機能性表示食品は，疾病（病気）に対する効果は表示できません。

☐ いわゆる健康食品は，摂取しやすいようにカプセル，錠剤等の医薬品と類似した形状で発売されているものも多く，誤った使用方法や個々の体質により健康被害を生じた例も報告されている。

☐ 医薬品を扱うものは，**健康食品は法的にも**，安全性や効果を担保する科学的データの面でも**医薬品と異なる**ものであると認識し，消費者に指導・説明を行わなくてはならない。

4 セルフメディケーションへの積極的な貢献

☐ セルフメディケーションを的確に推進するためにも，登録販売者は，一般用医薬品等に関する正確で最新の知識を常に修得するよう心がける。

☐ 登録販売者は，地域住民の健康維持・増進，生活の質（QOL）の改善・向上等に携わることが望まれる。

☐ セルフメディケーション税制が導入され，スイッチOTC医薬品だけでなく，スイッチOTC医薬品以外の一般用医薬品の一部が税制の対象となっている。

p 19の知識確認問題問1〜問11にチャレンジしよう！

2. 医薬品の効き目や安全性に 影響を与える要因

1 副作用

- □ 世界保健機関（WHO）の定義によれば，医薬品の**副作用**とは，「疾病の予防，診断，治療のため，又は身体の機能を**正常化する**ために，人に**通常用いられる量**で発現する医薬品の**有害かつ意図しない反応**」とされている。

- □ 副作用には，眠気や口渇等の比較的よくみられるものや，血液や内臓機能への影響のように明確な**自覚症状として現れないもの**もある。

- □ 医薬品の副作用は，「(a) **薬理作用による副作用**」と「(b) **アレルギー（過敏反応）**」に大別される。

(a) 薬理作用による副作用

- □ 薬理作用とは，薬物が生体の生理機能に影響を与えることをいう。
通常，薬物は複数の薬理作用を併せ持つため，期待される有益な反応（**主作用**）以外の反応が現れることがある。

- □ 主作用以外の反応であって，好ましくないものを一般に**副作用**という（例：眠気，口渇等⇒　副作用）。

- □ 主作用以外の反応であっても，特段の不都合を生じないものであれば，副作用として扱われない（例：ビタミンB$_2$服用による尿の色の変化⇒　副作用ではない）。

- □ 複数の疾病を有する人の場合，ある疾病のために使用された医薬品の作用が，その疾病に対して薬効をもたらす一方，別の疾病に対しては**症状を悪化させたり，治療が妨げられたりすることもある。**
　　例：鼻炎用薬で鼻汁（鼻水），鼻閉（鼻づまり），くしゃみ等の症状の改善はできるが，緑内障や前立腺肥大による排尿困難の症状が悪化することもある。

(b) アレルギー（過敏反応）

- □ アレルギー：免疫機構が過敏に反応すること。

第1章

> 免疫：細菌やウイルス等が人体に取り込まれたとき，人体を防御するために生じる反応。

☐ アレルギーは，内服薬だけでなく**外用薬**等でも引き起こされることがある。また，医薬品の有効成分だけでなく，基本的に薬理作用がない**添加物**も，アレルギーを引き起こす原因物質（**アレルゲン**）となり得る。
アレルゲンとなり得る添加物⇒　黄色4号（タートラジン），カゼイン，亜硫酸塩等。

 アレルギーを引き起こす原因物質だからアレルゲンと覚えよう。

☐ 普段は医薬品にアレルギーを起こしたことがない人でも，病気等に対する**抵抗力が低下**している状態等の場合には，医薬品がアレルゲンになることがあり，アレルギーを生じることがある。

☐ アレルギーには**体質的・遺伝的**な要素もあり，アレルギーを起こしやすい体質の人や，近い親族にアレルギー体質の人がいる場合には，注意が必要である。

☐ 医薬品の中には，鶏卵（けいらん）や**牛乳**等を原材料として作られているものがあるため，それらに対するアレルギーがある人では使用を避けなければならない場合もある。

2　不適正な使用と副作用

(a) 使用する人の誤解や認識不足に起因する不適正な使用

☐ 一般用医薬品は，購入者等の誤解や認識不足のために適正に使用されないことがある。「多く飲めば早く効く」等と短絡的に考えて，**定められた用量を超える量**を服用したり，小児への使用を避けるべき医薬品を「**子供だから大人用のものを半分にして飲ませればよい**」として服用させる等，安易に医薬品を使用するような場合には，特に**副作用につながる危険性が高い**。

☐ 指示どおりの使用量でも，連用（常習）や長期連用により重篤（じゅうとく）な疾患の発見が遅れたり，代謝する器官を傷める可能性もある。長期連用により精神的な依存が起こり，使用量が増え，購入するための経済的な負担も大きくなる例も見られる。

(b) 医薬品を本来の目的以外の意図で使用する不適正な使用

☐ 医薬品を本来の目的以外の意図で，定められた用量を意図的に超えて服用したり，みだりに他の医薬品や酒類等と一緒に摂取するといった乱用がなされると，過量摂取による**急性中毒**等を生じる危険性が高くなり，また，乱用の繰り返しによって**慢性的な臓器障**

害等を生じるおそれもある。

□　一般用医薬品にも**習慣性・依存性**がある成分を含んでいるものがある。
　　医薬品が乱用された場合には薬物依存を生じることがあり，一度，薬物依存が形成されると，そこから離脱することは容易ではない。

□　必要以上の大量購入や頻回購入を試みる不審な者には慎重に対処する必要があり，**積極的に事情を尋ねる**，状況によっては**販売を差し控える**等の対応を図ることが望ましい。

3　他の医薬品や食品との相互作用，飲み合わせ

□　**複数の医薬品を併用**した場合，又は保健機能食品や，いわゆる健康食品を含む特定の**食品と一緒に摂取**した場合に，医薬品の作用が**増強**したり，**減弱**したりすることを**相互作用**という。

□　相互作用は，①医薬品が**吸収，分布，代謝**（体内で化学的に変化すること）又は**排泄**される過程で起こるものと，②医薬品が**薬理作用をもたらす部位**において起こるものがある。

□　相互作用を回避するには，ある医薬品を**使用している**期間やその**前後**を通じて，その医薬品との相互作用を生じるおそれのある医薬品や食品の摂取を控えなければならない。

(a) 他の医薬品との成分の重複・相互作用

□　一般用医薬品は，一つの医薬品の中に作用の異なる**複数の成分**を組み合わせて含んでいることが多く，他の医薬品と併用した場合に，同様な作用を持つ成分が**重複**することがあり，副作用を招く危険性が増すことがある。
　　例えば，かぜ薬，解熱鎮痛薬，鎮静薬，鎮咳去痰薬，アレルギー用薬等では，成分や作用が重複することが多く，通常，これらの医薬品の**併用は避ける**こととされている。

(b) 食品との飲み合わせ

□　食品と医薬品の相互作用は，しばしば「飲み合わせ」と表現され，食品と飲み薬が体内で相互作用を生じる場合が主に想定される。
　　例えば，アルコールは，主として肝臓で代謝されるため，酒類（アルコール）をよく摂取する者では，肝臓の代謝機能が**高まっている**ことが多い（＝アルコールが分解されやすい）。その結果，肝臓で代謝されるアセトアミノフェン等では，通常よりも**代謝されやすくなり**，体内から医薬品が**速く消失して十分な薬効が得られなくなる**ことがある。

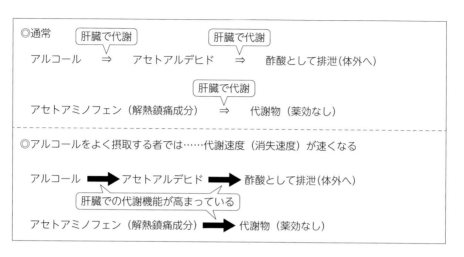

□ 食品中に医薬品の成分と同じ物質が存在するために，それらを含む**医薬品**と**食品**を一緒に服用すると過剰摂取となるものがある。

例：カフェインを含む医薬品とカフェインを含むコーヒー

　　生薬成分を含む医薬品と生薬成分を含む食品（ハーブ等）

□ **外用薬**や**注射薬**であっても，食品によって医薬品の作用や代謝に影響を受ける可能性がある。

4　小児，高齢者等への配慮

（a）小児

□ 医薬品の使用上の注意において，おおよその目安として，**新生児は生後4週未満，乳児は生後4週以上1歳未満，幼児は1歳以上7歳未満，小児は7歳以上15歳未満**をいう。

□ 一般的に15歳未満を小児とすることもあり，具体的な年齢が明らかな場合は，医薬品の使用上の注意においては，「3歳未満の小児」等と表現される場合がある。

 <u>良いないちご（41715）と覚えよう。</u>

□ 小児は大人と比べて身体の大きさに対して腸が**長く**，服用した医薬品の吸収率が相対的に**高い**。

 <u>子供はちょう（腸）ちょう（長）が好きと覚えよう。</u>

☐　小児は**血液脳関門**が**未発達**であるため，吸収されて循環血液中に移行した医薬品の成分が脳に達しやすい。

　　⇒　中枢神経系（脳，脊髄）に影響を与える医薬品で副作用を**起こしやすい**。

　　　　また，**肝臓や腎臓**の機能も**未発達**である。

　　⇒　医薬品の成分の代謝・排泄(はいせつ)に時間がかかり，副作用がより**強く出る**ことがある。

☐　**5歳未満**の幼児に使用される錠剤やカプセル剤では，服用時に喉(のど)につかえやすいので注意するよう添付文書に記載されている。

☐　乳児（生後4週以上1歳未満）向けの用法用量が設定されている医薬品であっても，**医師の診療を受けることが優先**され，一般用医薬品による対処は最小限（夜間等，医師の診療を受けることが困難な場合）にとどめるのが望ましい。

　　⇒　乳児は医薬品の影響を受けやすく，状態が急変しやすく，一般用医薬品の使用の適否が見極めにくいため。

(b) 高齢者

☐　医薬品の使用上の注意においては，おおよその目安として**65歳以上**を「高齢者」としている。

🌸 **老後（65）と覚えよう。**

☐　一般に高齢者は生理機能が衰えつつあり，特に，肝臓や腎臓の機能が低下していると医薬品の作用が**強く現れ**やすく，若年時と比べて副作用を生じるリスクが**高く**なる。

　　しかし，衰えの度合いは**個人差が大きく**，年齢のみからリスクの増大を判断することは難しい。

☐　高齢者は，喉(のど)の筋肉が衰えて飲食物を飲み込む力が弱まっている場合（嚥下(えんげ)障害）があり，内服薬を使用する際に喉(のど)に詰まらせやすい。

☐　医薬品の副作用で口渇を生じることがあり，その場合，誤嚥(ごえん)（食べ物等が誤って気管に入り込むこと）を誘発しやすくなる。

☐　高齢者は，持病（基礎疾患）を抱えていることが多く，一般用医薬品の使用によって基礎疾患の症状が悪化する場合がある。

(c) 妊婦又は妊娠していると思われる女性

☐　胎児は，母体との間に存在する**胎盤**を通じて栄養分を受け取っている。胎盤には，胎児の血液と母体の血液とが**混ざらない仕組み**（血液‐胎盤関門）がある。

第1章

母体が医薬品を使用した場合に，血液‐胎盤関門によって，どの程度医薬品成分の胎児への移行が防御されるかは，未解明のことも多い。

☐ ビタミンA含有製剤⇒ 妊娠前後の一定期間に通常の用量を超えて摂取すると胎児に**先天異常**を起こす危険性が高まるとされている。

 えー（A）！先天異常！？と覚えよう。

☐ **便秘薬**⇒ 配合成分やその用量によっては**流産**や**早産**を誘発するおそれがある。

(d) 母乳を与える女性（授乳婦）

☐ 医薬品の種類によっては，授乳婦が使用した医薬品の成分の一部が**乳汁中に移行**することがある。

☐ 乳幼児に好ましくない影響が及ぶことが知られている医薬品については，授乳期間中の使用を避けるか，**使用後しばらくの間**は授乳を避ける。

(e) 医療機関で治療を受けている人等

☐ 疾患の種類や程度によっては，一般用医薬品を使用することでその症状が悪化したり，治療を妨げられることもある。問題を生じるおそれがあれば使用を避けることができるよう情報提供がなされることが重要であり，必要に応じ，いわゆるお薬手帳を活用する必要がある。

☐ 医療機関・薬局で交付された薬剤を使用している人については，その薬剤を処方した医師若しくは歯科医師又は調剤を行った薬剤師に相談するよう説明する（登録販売者では判断が困難）。

☐ 過去に医療機関で治療を受けていたという場合には，購入者等が使用の可否を適切に判断することができるよう情報提供がなされることが重要である。

☐ 医療機関で治療を受ける際には，使用している一般用医薬品の情報を医療機関の医師や薬局の薬剤師等に伝えるよう購入者等に説明することも重要である。

☐ 医療機関での治療は特に受けていない場合であっても，特定の症状がある人が使用するとその症状を悪化させるおそれがある一般用医薬品もある。

5　プラセボ効果

☐　医薬品を使用したとき，結果的又は偶発的に**薬理作用によらない**作用を生じることをプラセボ効果（偽薬効果）という。

☐　プラセボ効果は，①医薬品を使用したこと自体による楽観的な結果への期待（**暗示効果**）や，②**条件付け**による生体反応，③時間経過による自然発生的な変化（**自然緩解<ruby>緩解<rt>かんかい</rt></ruby>**等）等が関与して生じる。

☐　プラセボ効果によってもたらされる反応や変化には，**望ましいもの（効果）**と**不都合なもの（副作用）**とがある。

☐　プラセボ効果は，**主観的**な変化だけでなく，**客観的**に測定可能な変化（体温等）として現れることもあるが，不確実であり，それを目的として医薬品が使用されるべきではない。

6　医薬品の品質

☐　医薬品に配合されている成分には，**高温**や**多湿**，光（紫外線）等によって品質の劣化を起こしやすいものが多い。

☐　適切な保管・陳列がなされなければ，医薬品の効き目が**低下**したり，人体に**好ましくない作用をもたらす物質**を生じることがある。

☐　医薬品は，適切な保管・陳列がなされたとしても，**経時変化による品質の劣化**は避けられない。

☐　表示されている「**使用期限**」は，**未開封状態**で保管された場合に品質が保持される期限である。

☐　一般用医薬品では，家庭における**常備薬**として購入されることも多いことから，使用期限から**十分な余裕**をもって販売等がなされることが重要である。

　p 19〜p 21の知識確認問題問12〜問31にチャレンジしよう！

3. 適切な医薬品選択と受診勧奨

1 一般用医薬品で対処可能な症状等の範囲

☐ 一般用医薬品は，法において「医薬品のうち，その効能及び効果において人体に対する作用が**著しくないもの**であって，**薬剤師その他の医薬関係者**から提供された情報に基づく**需要者の選択**により使用されることが目的とされているもの（要指導医薬品を除く）」と定義されている。

 需要者とは一般の消費者のことです。

☐ 一般用医薬品の役割：
　①**軽度**な疾病に伴う症状の改善
　②生活習慣病等の疾病に伴う症状発現の**予防**（科学的・合理的に効果が期待できるものに限る）
　③生活の質（QOL）の改善・向上
　④健康状態の自己検査
　⑤健康の維持・増進
　⑥その他保健衛生

☐ WHOによれば，**セルフメディケーション**とは，「自分自身の健康に責任を持ち，軽度な身体の不調は自分で手当てすること」と定義されている。セルフメディケーションの主役は**一般の生活者**であり，一般用医薬品の販売等に従事する専門家には，購入者等に対して科学的な根拠に基づいた正確な情報提供を行い，セルフメディケーションを適切に**支援**していくことが期待されている。

☐ 情報提供は必ずしも医薬品の**販売に結びつけるのでなく**，医療機関の受診を勧めたり（受診勧奨），医薬品によらない対処を勧めることが適切な場合もある。
　・症状が重いとき（高熱，激しい腹痛，患部が広範囲の場合等）
　・一定期間，一定回数使用しても症状の改善がみられない又は悪化したとき
　　⇒　医療機関を受診して医師の診療を受ける必要がある。
　・乳幼児や妊婦等では，一般用医薬品で対処可能な範囲は**限られる**。

☐ スポーツ競技者については，医薬品使用においてドーピングに注意が必要である。一般

用医薬品にも使用すればドーピングに該当する成分を含んだものがある。

2 販売時のコミュニケーション

☐ 購入者等が**自分自身や家族の健康に対する責任感を持ち**，適切に医薬品を選択・使用で**きるよう**，働きかけていくことが重要である。

☐ 情報提供は，**専門用語を分かりやすい平易な表現で説明**するだけでなく，説明した内容が購入者等にどう理解され，行動に反映されているかを把握しながら行う。

☐ 一般用医薬品の場合，**必ずしも情報提供を受けた当人が医薬品を使用するとは限らない**ことを踏まえ，販売時のコミュニケーションを考える必要がある。

☐ 一般用医薬品の購入者に確認すべきポイント：
　①**何のために**その医薬品を購入しようとしているか。
　②その医薬品を使用するのは情報提供を受けている**当人**か，又はその家族等が想定されるか。
　③その医薬品を使用する人として，**小児**や**高齢者**，**妊婦**等が想定されるか。
　④**医療機関**で治療を受けていないか。
　⑤過去に**アレルギー**や医薬品による**副作用**等の経験があるか。
　⑥**相互作用**や**飲み合わせ**で問題を生じるおそれのある他の医薬品の使用や食品の摂取をしていないか。
　⑦その医薬品がすぐに使用される状況にあるか（その医薬品によって対処しようとする症状等が現にあるか）。
　⑧症状等がある場合，それはいつ頃からか，その原因や患部等の特定はなされているか。

☐ 購入者側に情報提供を受けようとする意識が乏しく，コミュニケーションが成立しがたい場合もある。医薬品の販売等に従事する専門家は，そうした場合であっても，購入者側から医薬品の使用状況に係る情報をできる限り引き出し，可能な情報提供を行っていくための**コミュニケーション技術を身につけるべき**である。

☐ 購入者等が医薬品を使用する状況は随時変化する可能性があるため，販売数量は**一時期に使用する必要量**とする等，販売時のコミュニケーションの機会が継続的に確保されるよう配慮がなされることも重要である。

p 21の知識確認問題問32〜問36にチャレンジしよう！

4. 薬害の歴史

1 医薬品による副作用等に対する基本的考え方

☐ 副作用は，科学的に解明されていない未知のものが生じる場合もあり，医薬品の副作用被害やいわゆる薬害は，医薬品が十分注意して使用されたとしても起こり得る。

2 医薬品による副作用等にかかる主な訴訟

(a) サリドマイド訴訟

☐ **催眠鎮静剤**等として販売された**サリドマイド**製剤を**妊婦**が使用したことにより，出生児に**四肢欠損，耳の障害等の先天異常**が発生したことに対する損害賠償訴訟である。
妊婦が摂取した場合，サリドマイドは血液−胎盤関門を通過して胎児に移行する。

 サリドマイドも催眠鎮静剤も「サ」から始まるよ。

 サリドマイドは，鎮静作用を目的として，胃腸薬にも配合されていました。

☐ サリドマイドは，副作用として**血管新生**（既に存在する血管から新しい血管が形成されること）**を妨げる**作用もあった。
血管新生を妨げる作用は，サリドマイドの光学異性体のうち，S体のみが有する作用であり，鎮静作用はR体のみが有する。R体とS体は体内で相互に転換するため，R体のサリドマイドを分離して製剤化しても**催奇形性は避けられない**。

 光学異性体とは，簡単に言うと，
「形は似ているけれど，作用が異なるもの」のことです。

 悪い作用はサリドマイドの「S」と覚えよう。

☐ 1961年12月に西ドイツ（当時）の企業から勧告が届いていたにもかかわらず，日本では1962年5月まで出荷停止の措置がとられない等，**対応の遅さが問題視された**。

☐　国及び製薬企業が被告として提訴され，和解が成立した。

☐　サリドマイドによる薬害事件は，世界的にも問題となったため，WHO加盟国を中心に市販後の副作用情報収集の重要性が認識され，**各国における副作用情報の収集体制の整備**が図られた。

(b) スモン訴訟

☐　**整腸剤**として販売されていた**キノホルム**製剤を使用したことにより，**亜急性脊髄視神経症**（英名の頭文字をとってスモンと呼ばれる）に罹患したことに対する損害賠償訴訟である。

「腸スキ」と覚えよう。

腸⇒　整腸剤，ス⇒　スモン，キ⇒　キノホルム

☐　サリドマイド製剤，キノホルム製剤は，**一般用医薬品としても販売**されていた。

☐　スモンは，初期には腹部の膨満感から激しい腹痛を伴う下痢を生じ，次第に下半身の痺れや脱力，歩行困難等が現れる。麻痺は上半身にも拡がる場合があり，ときに視覚障害から失明に至ることもある。

☐　国及び製薬企業が被告として提訴され，和解が成立した。

☐　スモン患者に対する施策や救済制度として，治療研究施設の整備，治療法の開発調査研究の推進，施術費及び医療費の自己負担分の公費負担，生活資金の貸付のほか，重症患者に対する介護事業が講じられている。

☐　サリドマイド訴訟，スモン訴訟を契機として，1979年，**医薬品副作用被害救済制度**が創設された。

(c) HIV訴訟

☐　**血友病**患者が，ヒト免疫不全ウイルス（HIV）が混入した原料**血漿**から製造された**血液凝固因子製剤**の投与を受けたことにより，HIVに感染したことに対する損害賠償訴訟である。

血友病は，出血すると血が止まりにくい病気なので，血を固まりやすくする血液凝固因子製剤を使用します。

☐　国及び製薬企業が被告として提訴され，和解が成立した。

☐　HIV感染者に対する恒久対策として：
・**エイズ治療研究開発センター及び拠点病院の整備**
・治療薬の早期提供

☐ 再発防止に向けた取り組みとして：
　・承認審査体制の充実
　・製薬企業に対する感染症報告の義務づけ
　・医薬品の「緊急輸入」制度の創設
　血液製剤の**安全確保対策**として：
　・**検査や献血時の問診の充実等**

(d) CJD訴訟

☐ 脳外科手術等に用いられていた**ヒト乾燥硬膜**を介して**クロイツフェルト・ヤコブ病**（CJD）に罹患したことに対する損害賠償訴訟である。

 CJDのJ⇒　人（ジン）⇒　ヒト乾燥硬膜と連想しよう。

☐ CJDは，細菌でもウイルスでもない**タンパク質**の一種である**プリオン**が原因とされ，プリオンが脳の組織に感染し，次第に**認知症**に類似した症状が現れ，死に至る重篤な神経難病である。

 プリオン⇒　プロテイン⇒　タンパク質と連想しよう。

 「プリンはクロくておいC」
プリン⇒　プリオン，クロ⇒　クロイツフェルト・ヤコブ病，C⇒　CJD

☐ 国，**輸入販売業者**及び製造業者が被告として提訴され，和解が成立した。

☐ CJD訴訟は，**生物由来製品による感染等被害救済制度**が創設される契機のひとつとなった。

(e) C型肝炎訴訟

☐ 出産や手術での大量出血等の際に特定の**フィブリノゲン製剤**や**血液凝固第IX因子製剤**の投与を受けたことにより，**C型肝炎ウイルス**に感染したことに対する損害賠償訴訟である。

☐ 国及び製薬企業を被告として，法に基づく給付金の仕組みに沿って，現在，**和解を進めている**。

☐ C型肝炎感染被害者を救済するための給付金の支給に関する特別措置法が制定，施行された。

【薬害　まとめ】

訴訟名	原因	被害・症状	提訴相手	対応・その他
サリドマイド訴訟	サリドマイド（催眠鎮静剤，胃腸薬にも配合）一般用医薬品もあった。	妊婦が使用→出生児に四肢欠損，耳の障害等の先天異常。	国・製薬企業（和解成立）	**血管新生を妨げる作用**は，サリドマイドの光学異性体のうち，**S体のみが有する。**R体のサリドマイドを分離して製剤化しても**催奇形性は避けられない。**日本ではすぐに出荷停止の措置がとられない等，**対応の遅さが問題視された。****各国における副作用情報収集体制の整備**が図られた。
スモン訴訟	キノホルム（整腸剤）一般用医薬品もあった。	亜急性脊髄視神経症（スモン）症状は，腹部膨満感，激しい下痢→下半身のしびれ，脱力，歩行困難。→上半身麻痺，失明。	国・製薬企業（和解成立）	治療研究施設の整備，治療法の開発調査研究の推進，施術費及び医療費の自己負担分の公費負担，生活資金の貸付，重症患者に対する介護事業。サリドマイド訴訟，スモン訴訟を契機として，**医薬品副作用被害救済制度**が創設。
HIV訴訟	**血液凝固因子製剤**（HIVが混入した原料**血漿**から製造）	血友病患者が使用→HIVに感染。	国・製薬企業（和解成立）	**エイズ治療研究開発センター及び拠点病院の整備**，治療薬の早期提供。承認審査体制の充実，製薬企業に対する感染症報告の義務づけ，医薬品の「緊急輸入」制度の創設。血液製剤の**安全確保対策**として，検査や献血時の問診の充実等。
CJD訴訟	ヒト乾燥硬膜（タンパク質の一種である**プリオン**に汚染）	脳外科手術等で使用→**クロイツフェルト・ヤコブ病（CJD）**に罹患。症状は，**認知症**に類似した神経難病（死に至る）。	国・輸入販売業者・製造業者（和解成立）	**生物由来製品による感染等被害救済制度**創設の契機のひとつ。
C型肝炎訴訟	特定の**フィブリノゲン製剤，血液凝固第Ⅸ因子製剤**（C型肝炎ウイルスが混入した原料から製造）	出産や手術時の大量出血に投与→C型肝炎ウイルスに感染	国・製薬企業（和解を進めている）	C型肝炎感染被害者を救済するための給付金の支給に関する特別措置法が制定，施行。

 p 21の知識確認問題問37〜問45にチャレンジしよう！

【第1章：知識確認問題にチャレンジ】（解答と解説はp364）

以下の文章は，第1章の知識を問う選択肢に頻出する誤文です。
どこが間違っているか，答えなさい。

1）医薬品が人体に及ぼす作用は複雑，かつ，多岐に渡り，そのすべてが解明されている。

2）人体に使用されない医薬品は，人の健康に影響を与えることはない。

3）医薬品は，人の疾病の診断，治療に使用されるが，人の疾病の予防には使用されない。

4）医薬品の効果とリスクは，用量と用法の関係（用量−反応関係）に基づいて評価される。

5）投与量と効果又は毒性の関係は，薬物用量を増加させるに伴い，「最小有効量」から無作用量を経て「治療量」に至り，治療量上限を超えると，やがて「最小致死量」となり，「中毒量」を経て，「致死量」に至る。

6）動物実験で求められる最小致死量（LD_{50}）は，薬物の有効性の指標として用いられる。

7）医薬品は，長期投与されても少量の投与であれば慢性的な毒性が発現することはない。

8）ヒトを対象とした臨床試験の実施の基準には，国際的にGLPが制定されている。

9）医薬品の製造販売後安全管理の基準としてGPSPが制定されている。

10）栄養機能食品については，特定の保健機能の表示が許可されている。

11）機能性表示食品は，疾病に罹患している者の健康の維持及び増進に役立つ旨又は適する旨（疾病リスクの低減に係るものを除く。）を表示するものである。

12）世界保健機関（WHO）の定義によれば，医薬品の副作用とは，「疾病の予防，診断，治療のため，又は身体の機能を向上させるために，人に用いられる最小量で発現する医薬品の有害かつ重篤な反応」とされている。

13）医薬品にアレルギーを起こしたことがない人は，病気に対する抵抗力が低下している場合でも，アレルギーを生じることはない。

14）小児への使用を避けるべき医薬品であっても，大人用のものを半分にして小児に服用させれば，有害事象につながる危険性は低い。

15）医薬品の乱用の繰り返しによって，慢性的な臓器障害等が生じるおそれはない。

16）相互作用は，医薬品が吸収，代謝，分布又は排泄される過程で起こるものであり，医薬品が薬理作用をもたらす部位では起こらない。

17）酒類（アルコール）をよく摂取する者では，肝臓の代謝機能が低下していることが多く，その結果，アセトアミノフェンの薬効が増強することがある。

18）外用薬や注射薬であれば，食品によって医薬品の作用や代謝に影響を受ける可能性はない。

19）医薬品の使用上の注意において，おおよその目安として，新生児は生後4カ月未満，乳児は生後4カ月以上1歳未満，幼児は1歳以上7歳未満，小児は7歳以上15歳未満をいう。

20）小児は大人と比べて身体の大きさに対して腸が短く，服用した医薬品の吸収率が相対的に低い。

21）小児は，血液脳関門が未発達であるため，吸収されて循環血液中に移行した医薬品の成分が脳に達しにくく，中枢神経系に影響を与える医薬品で副作用を起こしにくい。

22）医薬品の使用上の注意においては，おおよその目安として60歳以上を「高齢者」としている。

23）一般に高齢者は生理機能が衰えつつあり，特に，肝臓や腎臓の機能が低下していると医薬品の作用が現れにくく，若年時と比べて副作用を生じるリスクが低くなる。

24）高齢者の生理機能の衰えの度合いは個人差が小さい。

25）胎盤には，胎児の血液と母体の血液とが混ざる仕組み（血液－胎盤関門）がある。

26）ビタミンA含有製剤は，妊娠前後の一定期間に通常の用量を超えて摂取すると，胎児に先天異常を起こす危険性が低下するとされている。

27）医薬品の種類によっては，授乳婦が使用した医薬品の成分の一部が乳汁中に移行することが知られているが，母乳を介して乳児が医薬品の成分を摂取することはない。

28）医薬品を使用したとき，結果的又は偶発的に薬理作用を生じることをプラセボ効果（偽薬効果）という。

29）プラセボ効果によってもたらされる反応や変化には，望ましいもの（効果）があるが，不都合なもの（副作用）はない。

30）医薬品は，高温や多湿によって品質の劣化を起こしやすいものが多いが，光（紫外線）による

劣化はない。

31）「使用期限」は，開封・未開封を問わず，品質が保持される期限である。

32）一般用医薬品の役割の1つに，「重度な疾病に伴う症状の改善」がある。

33）一般用医薬品の役割の1つに，「生活習慣病等の疾病に伴う症状発現の治療（科学的・合理的に効果が期待できるものに限る）」がある。

34）セルフメディケーションの主役は登録販売者である。

35）高熱や激しい腹痛がある場合等症状が重いときには，一般用医薬品を使用して症状の軽減を図るよう勧めることが適切な対処である。

36）一般用医薬品で対処可能な範囲は，医薬品を使用する人によって変わってくるものではない。

37）サリドマイド訴訟は，貧血用薬として販売されたサリドマイド製剤を妊婦が使用したことにより，出生児に四肢欠損，耳の障害等の先天異常が発生したことに対する損害賠償訴訟である。

38）血管新生を妨げる作用は，サリドマイドの光学異性体のうち，R体のみが有する作用である。

39）スモン訴訟は，解熱鎮痛剤として販売されていたペニシリン製剤を使用したことにより，中毒性表皮壊死融解症に罹患したことに対する損害賠償訴訟である。

40）サリドマイド訴訟，スモン訴訟を契機として，生物由来製品による感染等被害救済制度が創設された。

41）HIV訴訟は，白血病患者が，ヒト免疫不全ウイルス（HIV）が混入した原料血小板から製造された免疫グロブリン製剤の投与を受けたことにより，HIVに感染したことに対する損害賠償訴訟である。

42）CJD訴訟は，脳外科手術等に用いられていたウシ乾燥硬膜を介してCJDに罹患したことに対する損害賠償訴訟である。

43）CJDは，ウイルスの一種であるプリオンが原因とされている。

44）CJD訴訟は，医薬品副作用被害救済制度が創設される契機のひとつとなった。

45）C型肝炎訴訟は，出産や手術での大量出血等の際に特定のフィブリノゲン製剤や血液凝固第IX因子製剤の投与を受けたことにより，C型肝炎タンパクに感染したことに対する損害賠償訴訟である。

第2章

人体の働きと
医薬品

薬の効き方を理解するには，人の体の構造や，各器官の働きを理解しておく
必要があります。初めて出てくる名称ばかりですが，頑張りましょう。

 この章のポイントを簡単にまとめてみました

【第2章-1】
人の体のイラストがたくさん出てきます。イラストを説明できるようにしましょ
う。細かい名称が多いですが，自分の体を知るつもりで名称を覚えましょう。

【第2章-2】
医薬品が吸収される仕組みは大切です。しっかり覚えましょう。また，剤形ごと
の違いも理解しましょう。特に軟膏剤とクリーム剤の入れ替え問題はよく出題さ
れます。

【第2章-3】
副作用は毎年必ず出題されます。早めに勉強をしておくとよいでしょう。副作用
名と症状をセットにして覚えるのがポイントです。

1. 人体の構造と働き

☐ ヒトの体は，細胞が集まって構成されており，関連する働きを持つ細胞が集まって組織を作り，複数の組織が組み合わさって一定の形態を持ち，特定の働きをする器官が形成される。器官が互いに連絡して協働し，全体として一つの機能を持つ場合，それらを器官系という。

 ヒト ＞ 器官系 ＞ 器官 ＞ 組織 ＞ 細胞 ということです。

① 胃・腸，肝臓，肺，心臓，腎臓等の内臓器官

1 消化器系

☐ 飲食物を消化して生命を維持していくため必要な栄養分として吸収し，その残滓（残りかす）を体外に排出する器官系。消化管と消化腺に大別される。
　・消化管：口腔，咽頭，食道，胃，小腸，大腸，肛門。
　・消化腺：唾液腺，肝臓，胆嚢，膵臓等。

☐ 消化管は，口腔から肛門まで続く管。平均的な成人で全長約9mある。
　飲食物は，消化管で吸収される形に分解する必要があり，これを消化という。

☐ 消化には，化学的消化と機械的消化がある。
　・化学的消化：消化液に含まれる消化酵素の作用によって飲食物を分解する。
　・機械的消化：口腔における咀嚼や，消化管の運動等によって消化管の内容物を細かくして消化液と混和し，化学的消化を容易にする。

 化学的消化は「消化酵素」の作用で起こる，と覚えよう。

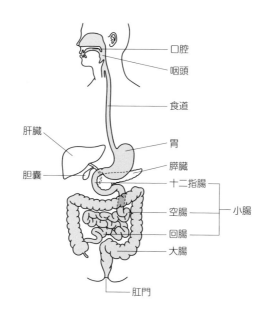

（a）口腔

①歯

☐ 歯槽骨の中に埋没している歯の部分を歯根，歯頚（歯肉線のあたり）を境に口腔に露出する部分を歯冠という。
歯冠の表面は**エナメル質**で覆われ，体で**最も硬い部分**である。
エナメル質の下には**象牙質**と呼ばれる硬い骨状の組織があり，神経や血管が通る歯髄を取り囲んでいる。

☐ 齲蝕が象牙質に達すると，歯がしみたり，痛みを感じる。

 齲蝕とは，口腔内の常在細菌が糖質から産生する酸で歯が脱灰されることによって起こります。いわゆる「むし歯」のことです。

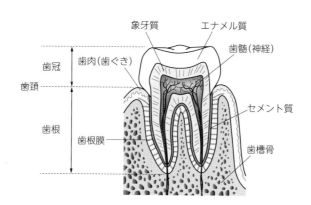

②舌

□ 舌の表面には，**舌乳頭**という無数の小さな突起があり，味覚を感知する部位である**味蕾**（みらい）が分布する。

□ 舌の働き：
・味覚を感知する。
・咀嚼（そしゃく）された飲食物を撹拌（かくはん）して唾液と混和させる。

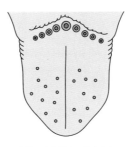

味蕾は舌乳頭という小さな
突起部に分布している。

③唾液腺

□ 唾液の役割：
・食物を湿潤させてかみ砕きやすくする。
・咀嚼物（そしゃくぶつ）を滑らかにして嚥下（えんげ）を容易にする。
・唾液中の**プチアリン**（唾液アミラーゼ）がデンプンをデキストリンや麦芽糖に分解する。
・味覚の形成。
・**リゾチーム**による口腔粘膜の保護・洗浄，殺菌。
・口腔内を**中性**に保ち，齲蝕（うしょく）（むし歯）を防ぐ。

嚥下とは，飲食物を飲み込む運動のことです。

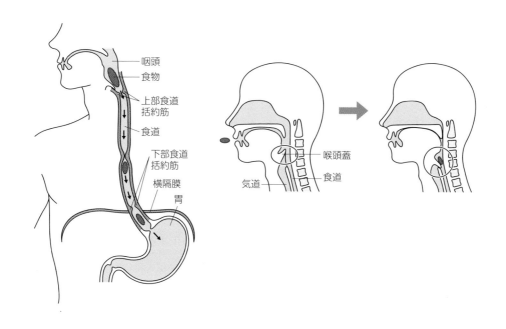

第2章

(b) 咽頭，食道

□ 咽頭は，口腔から食道に通じる食物路と，呼吸器の気道とが交わるところ（**消化管と気道の両方に属する器官**）。

□ 食道は，喉もとから上腹部のみぞおち近くまで続く，直径1〜2cmの管状の器官。**消化液の分泌腺はない。**

　上端と下端には**括約筋**があり，胃の内容物が食道や咽頭に逆流しないように防いでいる。胃液が食道に逆流すると，胸やけが起きる。

 括約筋とは，「括る筋肉」で管状や環状の器官を閉じる筋肉のことです。

□ 嚥下の際には，喉頭の入り口にある弁（喉頭蓋）が反射的に閉じることにより，飲食物が喉頭や気管に流入せずに食道へと送られる。

　嚥下された飲食物は，重力によって胃に落ち込むのでなく，**食道の運動によって胃に送られる。**

(c) 胃

□ 上腹部にある中空の臓器。中身が空の状態では扁平に縮んでいるが，食道から内容物が送られてくると，その刺激に反応して胃壁の平滑筋が弛緩し，容積が拡がる（胃適応性弛緩）。

□　胃の内壁の粘膜には無数の微細な孔があり，胃腺につながって，塩酸（胃酸）のほか，**ペプシノーゲン**等を分泌している。ペプシノーゲンは，胃酸によってタンパク質を消化する酵素である**ペプシン**となり，胃酸とともに胃液として働く。タンパク質がペプシンによって半消化された状態を**ペプトン**という。

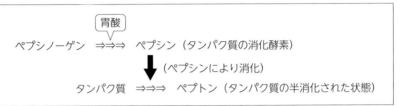

 語尾が「〜ノーゲン」「〜ノゲン」⇒　前駆体（変化する前の物質）と覚えよう。

□　胃酸は，胃内を**強酸性**に保って内容物が腐敗や発酵を起こさないようにする。

□　胃液による消化作用から**胃自体を保護するため**，胃の粘膜表皮を覆う細胞から**粘液**が分泌される。胃液分泌と粘液分泌のバランスが崩れると，胃痛等の症状を生じることがある。

□　胃粘液に含まれる成分は，小腸におけるビタミンB_{12}の吸収にも重要な役割を果たしている。

□　胃の内容物の滞留時間は，炭水化物主体の食品の場合は比較的**短く**，脂質分の多い食品の場合は比較的**長い**。

(d) 小腸

□　全長6〜7mの管状の臓器。**十二指腸，空腸，回腸**の3部分に分かれる。

 「十二人の空海（回）」と覚えよう。

小腸のうち十二指腸に続く部分の，概ね上部40％が空腸，残り約60％が回腸であるが，明確な境目はない。

□　小腸は，栄養分の**吸収**に重要な器官。
内壁の表面積を大きくする構造を持つ。十二指腸の上部を除く小腸の内壁には輪状のひだがあり，その粘膜表面は**絨毛**に覆われ，さらに微絨毛が密生し吸収効率を高めている。

□　十二指腸は，胃から連なる約25cmのC字型に彎曲した部分。膵臓からの膵管と胆嚢

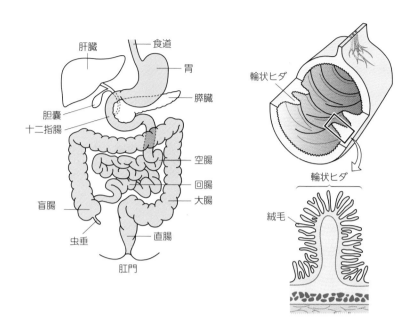

からの胆管の開口部があって，それぞれ**膵液**と**胆汁**（たんじゅう）を腸管内へ送り込んでいる。

☐ 十二指腸で分泌される腸液に含まれる成分の働きによって，膵液中の**トリプシノーゲン**が**トリプシン**になる。トリプシンは，胃で半消化されたタンパク質（ペプトン）をさらに細かく消化する酵素である。

☐ 消化酵素の作用により炭水化物は単糖類，タンパク質はアミノ酸に分解されて吸収される。

脂質（トリグリセリド）は，消化酵素の作用によって分解を受けるが，小腸で吸収されて脂質に再形成され，乳状脂粒となる。その際，脂溶性ビタミンも一緒に取り込まれる。

 乳状脂粒は，リポタンパク質（脂質がタンパク質等の物質と結合した微粒子）の一種で，カイロミクロンとも呼ばれます。

(e) 膵臓

☐ **胃の後下部に位置する細長い臓器。**炭水化物，タンパク質，脂質のそれぞれを消化するすべての酵素の供給を担っている。

膵液を**十二指腸に分泌**する。

☐ 膵液は**弱アルカリ性**で，胃で酸性になった内容物を中和する。

トリプシノーゲン（消化管内でタンパク質を分解するトリプシンの前駆体タンパク）や，アミラーゼ（デンプンを分解），リパーゼ（脂質を分解）等**多くの消化酵素を含んでいる**。

□ 膵臓は，消化腺であるとともに**血糖値を調節するホルモン**（インスリン及びグルカゴン）等を血液中に分泌する内分泌腺でもある。

 ホルモンとはある組織で分泌され離れた別の組織で生理作用を発現する物質のことで，内分泌とは血液中に分泌することです。

(f) 胆嚢，肝臓

□ 胆嚢は，**肝臓で産生された胆汁を濃縮して蓄える器官**。十二指腸に内容物が入ってくると収縮し，腸管内に胆汁を送り込む。

□ 胆汁の役割：
・胆汁に含まれる**胆汁酸塩**（コール酸，デオキシコール酸等の塩類）が，脂質の消化を容易にし，また**脂溶性ビタミンの吸収**を助ける。
・排泄液としての役割を持ち，古くなった赤血球や過剰のコレステロール等を排出する。

□ 胆汁に含まれる**ビリルビン**（胆汁色素）は，赤血球中の**ヘモグロビンが分解されて生じた老廃物**で，腸管内に生息する常在細菌（腸内細菌）によって代謝されて，糞便を茶褐色にする色素となる。

□ 胆汁酸塩の大部分は，小腸で再吸収されて肝臓に戻される（腸肝循環）。

□ 肝臓は，大きい臓器であり，**横隔膜**の直下に位置する。

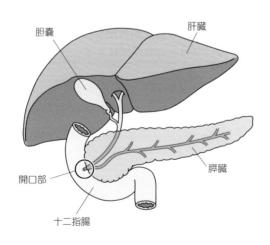

□　肝臓の働き：

【産生】

・胆汁_{たんじゅう}を産生する。

・コレステロール（胆汁酸_{たんじゅう}やホルモン等の生合成の出発物質（原材料）），フィブリノ
　ゲン等の血液凝固因子，アルブミン等，生命維持に必須な役割を果たす種々の生体物
　質（生物の体内に存在する化学物質の総称）を産生する。

・必須アミノ酸以外のアミノ酸を生合成する。

【栄養分の代謝・貯蔵】

・小腸で吸収され，血液によって運ばれたブドウ糖を**グリコーゲン**として貯蔵する。必
　要に応じてブドウ糖に分解して，血液中に放出する。

・脂質（皮下組織等に貯蔵されている）をエネルギー源として利用可能な形に代謝
　する。

・脂溶性ビタミン（ビタミンA，D等），水溶性ビタミン（ビタミンB_6やB_{12}等）を貯
　蔵する。

【生体に有害な物質の無毒化・代謝】

・生体に有害な物質を代謝して無毒化し，体外に排泄_{はいせつ}されやすい形にする。
　アルコールを，アセトアルデヒド（二日酔いの原因物質），さらに酢酸へ代謝する。
　アンモニア（アミノ酸が分解された場合等に生成する）を，尿素へ代謝する。

・ビリルビンを代謝して胆汁_{たんじゅう}の成分にする。肝機能障害や胆管閉塞等を起こすとビリ
　ルビンが循環血液中に滞留して，黄疸_{おうだん}（皮膚や白目が黄色くなる症状）を生じる。

生合成とは生体内で物質が合成されることで，必須アミノ酸とは体内で作ら
れないため食品等から摂取する必要があるアミノ酸のことです。

(g) 大腸

□　**盲腸，虫垂，上行結腸，横行結腸，下行結腸，S状結腸，直腸**からなる管状の臓器。内
　壁粘膜に**絨毛がない**点で小腸と区別される。_{じゅうもう}

□　大腸では，消化はほとんど行われない。
　水分とナトリウム，カリウム，リン酸等の電解質の吸収が行われ，固形状の糞便が形成
　される。大腸の粘膜から分泌される粘液（大腸液）は，便塊を粘膜上皮と分離しやすく
　滑らかにする。

電解質とは，水に溶けた状態でイオン化する物質（電気を通す性質を持つ物
質）のことです。

□　糞便の成分の大半は水分で，そのほか，はがれ落ちた腸壁上皮細胞の残骸（15〜
　20%）や腸内細菌の死骸（10〜15%）が含まれ，食物の残滓は約5%に過ぎない。_{ざんし}

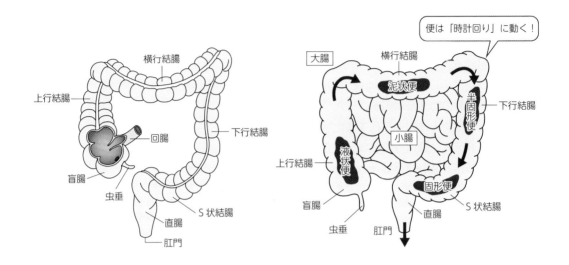

□　通常，糞便は**下行結腸，S状結腸に滞留**し，**直腸は空**になっている。S状結腸に溜まった糞便が直腸へ送られてくると，その刺激に反応して便意が起こる。

□　腸内細菌の働き：
　・腸管内の食物繊維（難消化性多糖類）を発酵分解。
　・大腸の粘膜上皮細胞は，腸内細菌が食物繊維を分解して生じる栄養分を，大腸が正常に働くのに利用している。
　・血液凝固や骨へのカルシウム定着に必要な**ビタミンK等を産生**。
　・糞便の臭気の元となる物質やメタン，二酸化炭素等のガスを生成。

(h) 肛門

□　直腸粘膜と皮膚の境目になる部分には歯状線と呼ばれるギザギザの線がある。

□　静脈が細かい網目状に通っていて，肛門周囲の組織がうっ血（血液が溜まった状態のこと）すると痔の原因となる。

【ポイントまとめ】
●酵素と消化

分泌場所	消化液	酵素名等	炭水化物	タンパク質	脂質
口腔 （唾液腺）	唾液 （中性）	プチアリン （唾液アミラーゼ）	デンプン ⇒ デキストリン ⇒ 麦芽糖		
胃	胃液 （強酸性）	ペプシン （胃酸からペプシノーゲンとして分泌され，胃酸によりペプシンに変化し活性化）		タンパク質 ⇒ ペプトン	
膵臓	膵液 （弱アルカリ性）	トリプシン （十二指腸から分泌される腸液により，膵液に含まれるトリプシノーゲンがトリプシンに変化し活性化）		ペプトン ⇒ 細かく分解	
		膵液アミラーゼ	デンプンを分解		
		リパーゼ			脂質を分解
肝臓⇒産生 胆嚢⇒濃縮	胆汁	胆汁酸塩 （コール酸，デオキシコール酸）			脂質の消化を容易にする。 脂溶性ビタミンの吸収を助ける。
小腸	腸液	エレプシン		ペプトン ⇒ アミノ酸	
		マルターゼ ラクターゼ	炭水化物 ⇒ ブドウ糖 ⇒ ガラクトース ⇒ 果糖		

「～プシ～」という酵素は，タンパク質を分解する消化酵素。

タンパク質 ＝ プロテインなので，「プロテインをショウカ（消化）」と覚えよう。

●肝臓の働き

胆汁の産生	胆汁は肝臓で作られ，胆嚢で貯蔵される。
生体物質の産生	コレステロール，フィブリノゲン等の血液凝固因子，アルブミン等，生命維持に必須な役割を果たす種々の生体物質を産生。 必須アミノ酸以外のアミノ酸を生合成。
栄養分の代謝・貯蔵	小腸で吸収され，血液によって運ばれたブドウ糖を**グリコーゲン**として貯蔵する。必要に応じてブドウ糖に分解して，血液中に放出する。
	脂質をエネルギー源として利用可能な形に代謝する。
	脂溶性ビタミン，水溶性ビタミンを貯蔵する。
生体に有害な物質の無毒化・代謝	有害な物質を無毒化し，体外に排泄されやすい形に代謝する。
	アルコールをアセトアルデヒドに，さらに酢酸に代謝する。 アルコール → (肝臓での代謝) → アセトアルデヒド（二日酔いの原因物質） → (肝臓での代謝) → 酢酸
	アンモニアを尿素に代謝する。 アンモニア → (肝臓での代謝) → 尿素 （アミノ酸が分解された場合等にアンモニアが生成する。）
	ビリルビンを代謝して胆汁の成分にする。 肝機能障害や胆管閉塞等を起こすとビリルビンが循環血液中に滞留して，**黄疸**（皮膚や白目が黄色くなる症状）を生じる。

2 呼吸器系

☐ 呼吸を行うための器官系。上気道と下気道に大別できる。

様々な異物，病原物質の侵入経路となるため，幾つもの防御機構が備わっている。
- **上気道**：鼻腔，咽頭，喉頭
- **下気道**：気管，気管支，肺

(a) 鼻腔

☐ 鼻毛は，空気中の塵，埃等を吸い込まないようにするフィルターの役目を果たしている。

☐ 鼻汁の役割：
- 鼻から吸った空気に湿り気を与える。
- 粘膜を保護するため少しずつ分泌されている。
- **リゾチーム**という酵素が含まれ，かぜやアレルギーのときには，防御反応として大量に鼻汁が分泌される。

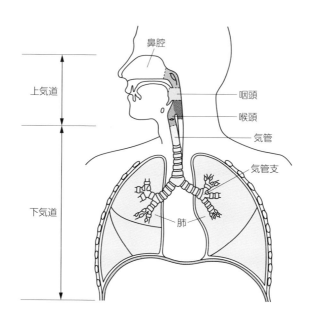

(b) 咽頭

☐ 消化管と気道の両方に属する。
後壁には扁桃があり，細菌，ウイルス等に対する免疫反応が行われる。

 俗に「扁桃腺」と呼ばれますが，分泌腺ではなく，「扁桃」が正しい名称です。

(c) 喉頭，気管，気管支

☐ 喉頭は，咽頭と気管の間にある軟骨に囲まれた円筒状の器官。喉頭の軟骨の突起した部分（喉頭隆起）を「のどぼとけ」という。
発声器としての役割もあり，呼気で喉頭上部にある声帯を振動させて声が発せられる。

☐ 喉頭から肺へ向かう気道が左右の肺へ分岐するまでの部分を**気管**といい，そこから肺の中で複数に枝分かれする部分を**気管支**という。

☐ 喉頭の大部分と気管から気管支までの粘膜は線毛上皮で覆われている。吸い込まれた粉塵，細菌等の異物は，気道粘膜から分泌される粘液（痰）にからめ取られ，線毛運動による粘液層の連続した流れによって気道内部から咽頭へ向けて排出され，唾液とともに嚥下される。

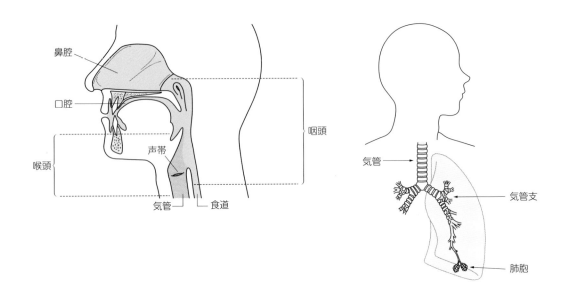

(d) 肺

☐ 肺自体には肺を動かす**筋組織がない**。
自力では動けないため，横隔膜や肋間筋によって拡張・収縮して呼吸運動が行われる。

☐ 肺の内部では気管支が細かく枝分かれし，末端はブドウの房のような構造となっており，その球状の袋部分を**肺胞**という。
肺胞の壁は非常に**薄く**，周囲を毛細血管が網のように取り囲んでいる。
肺胞と毛細血管を取り囲んで支持している組織を**間質**という。

☐ 肺胞の壁を介して，心臓から送られてくる血液から**二酸化炭素が肺胞気中に拡散**し，代わりに**酸素が血液中の赤血球に取り込まれる**ガス交換が行われる。肺胞気中の二酸化炭素は，呼気に混じって排出される。

☐ 肺胞まで異物や細菌が侵入してきたときには，肺胞表面を自在に移動できる肺胞マクロファージ（貪食細胞）が取り込み消化する防御機構がある。

3　循環器系

☐ 体液（血液やリンパ液）を体内に循環させ，酸素，栄養分等を全身の組織へ送り，老廃物を排泄器官へ運ぶための器官系。心臓，血管系，血液，脾臓，リンパ系からなる。

☐ 血管系が心臓を中心とする閉じた管（閉鎖循環系）であるのに対して，リンパ系は末端がリンパ毛細管となって組織の中に開いている開放循環系である。

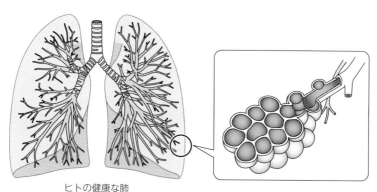

ヒトの健康な肺

気管→気管支→肺胞の順に
空気が流れていく

気管支の一番奥に肺胞がある

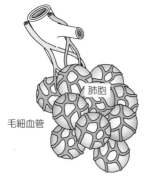

肺胞の拡大図

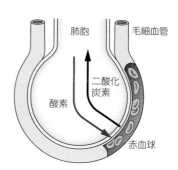

肺胞で行われるガス交換

(a) 心臓

☐ 心筋でできた握りこぶし大の袋状の臓器で，胸骨の後方に位置している。血液は心臓がポンプの役目を果たすことによって循環している。

☐ **上部左右の心房，下部左右の心室**の4つに分かれている。心房で血液を集めて心室に送り，心室から血液を拍出する。このような心臓の動きを拍動という。
心臓の右側部分は，全身から集まってきた血液を肺へ送り出す。
肺でガス交換が行われた血液は，心臓の左側部分に入り，全身に送り出される。

☐ 血液が一方向に流れるよう，心室には血液を取り込む側と送り出す側にそれぞれ弁があり，拍動と協調して交互に開閉する。

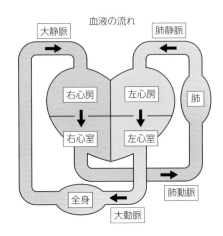

(b) 血管系（動脈，静脈，毛細血管）

□ 血液が血管中を流れる方向は一定しており，心臓から拍出された血液を送る血管を動脈，心臓へ戻る血液を送る血管を静脈という。

□ 動脈は弾力性があり，圧力がかかっても耐えられるようになっている。血漿中の過剰なコレステロールが血管の内壁に蓄積すると血液が流れにくくなり，動脈では弾力性が損なわれてもろくなる。

□ **動脈の多くは体の深部を通っている**が，頸部，手首，肘の内側等では皮膚表面近くを通るため，心拍に合わせて脈がふれる。
血管壁にかかる圧力（血圧）は，通常，上腕部の動脈で測定する。心臓が**収縮したときの血圧を最大血圧**，心臓が**弛緩したときの血圧を最小血圧**という。

□ 静脈は皮膚表面近くを通っている部分が多く，皮膚の上から透けて見える。
静脈にかかる圧力は比較的低いため，血管壁は動脈より薄い。
四肢を通る静脈では**静脈弁が発達**しており，血液の逆流を防いでいる。

□ 毛細血管は，動脈と静脈の間をつなぐように体中の組織に細かく張り巡らされている細い血管。毛細血管の薄い血管壁を通して，酸素と栄養分が血液中から組織へ運び込まれ，それと交換に二酸化炭素や老廃物が組織から血液中へ取り込まれる。

□ 消化管壁を通っている毛細血管の大部分は，**門脈に集まって肝臓に入る**。
消化管では，生体に悪影響を及ぼす物質が取り込まれることがあるため，一度肝臓を通って代謝や解毒を受けた後に，全身を循環する仕組みとなっている。

(c) 血液

☐ 血液の役割：

　　・酸素や栄養分を全身の組織に供給。

　　・二酸化炭素や老廃物を肺や腎臓へ運ぶ。

　　・ホルモンの運搬によって器官・組織相互の連絡を図る。

　　・全身の温度をある程度均等に保つ。

☐ 血液の組成：

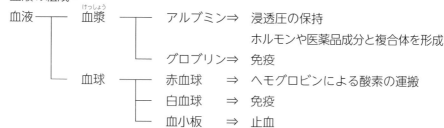

①血漿

☐ 90％以上が水分からなり，アルブミン，グロブリン等のタンパク質のほか，微量の脂質，糖質，電解質を含む。

　　・アルブミン：血液の**浸透圧を保持**し，血漿成分が血管から組織中に漏れ出ることを防ぐ。**ホルモンや医薬品と複合体を形成**し，代謝や排泄を受けにくくする。

 ┤ 浸透圧とは，簡単にいうと水を引き寄せる力です。├

　　・免疫グロブリン：グロブリンの多くを占める。体内に侵入した細菌やウイルス等の異物を特異的に認識する**抗体**としての役割を担う。

　　・脂質：血漿中のタンパク質と結合しくリポタンパク質を形成し，血漿中に分散している。

☐ 血液の粘稠性（粘りけ）は，主として血漿の水分量や赤血球の量で決まり，**血中脂質量はほとんど影響を与えない**。また，脂質異常症や動脈硬化症に伴う血行障害は血管の病変によるものであり，血液自体の粘稠性とは直接関係しない。

②血球

〔赤血球〕

☐ 中央部がくぼんだ円盤状の細胞。血液全体の**約40％**を占め，**ヘモグロビン**を含む。赤血球の数が少なすぎたり，赤血球中のヘモグロビンが欠乏すると，貧血症状が現れる。

□　ヘモグロビンは鉄分と結合したタンパク質で，**酸素量の多いところ（肺胞の毛細血管）で酸素分子と結合し，酸素が少なく二酸化炭素が多いところ（末梢組織の毛細血管）で酸素分子を放出する。**

□　二酸化炭素はヘモグロビンとほとんど結合せず，血漿（けっしょう）中に溶け込んで末梢組織から肺へ運ばれる。

〔白血球〕

□　体内に侵入した細菌やウイルス等の異物に対する防御を受け持つ（数種類の白血球が協働し，生体の免疫機能が発揮される）。

□　感染や炎症等が起きると，白血球の全体数が増加するとともに，種類ごとの割合も変化する。

□　形態や機能等の違いにより，数種類に細分類される。

名　称	占有率	特　徴
好中球	60% （最も数が多い）	血管壁を通り抜けて組織の中に入り込むことができ，感染が起きた組織に遊走して集まる。 **細菌やウイルス等を食作用によって取り込んで分解。**
リンパ球	1/3	血液のほかリンパ液にも分布し循環している。 リンパ節，脾臓等のリンパ組織で増殖。 ・T細胞リンパ球：細菌，ウイルス等の異物を認識 ・B細胞リンパ球：抗体（免疫グロブリン）を産生
単球	5%	白血球の中で最大の大きさ。 **強い食作用を持つ。** 血管壁を通り抜けて組織の中に入り込むことができ，組織の中ではマクロファージ（貪食細胞（どんしょくさいぼう））と呼ばれる。
その他		アレルギーに関与する白血球もある。

〔血小板〕

□　損傷した血管からの血液の流出を抑える（止血）。

□　止血：
損傷した血管の血管壁が収縮し血流を減少させ，大量の血液が流出するのを防ぐ。
　　　↓
損傷部位に血小板が粘着，凝集し，傷口を覆う。
　　　↓
血小板から放出される酵素により血液を凝固させる一連の反応が起こり，血漿（けっしょう）タンパク質の一種である**フィブリノゲン**が傷口で重合して線維状の**フィブリン**となる。
　　　↓

フィブリン線維に赤血球や血小板等が絡まり，血の凝固物（血餅<ruby>血餅<rt>けっぺい</rt></ruby>）となって傷口をふさぐ。

(d) 脾臓

☐ 握りこぶし大のスポンジ状臓器で，胃の後方の左上腹部に位置。

☐ 脾臓の働き：
- 古くなった**赤血球**を<ruby>濾<rt>こ</rt></ruby>し取って**マクロファージ**（**<ruby>貪食細胞<rt>どんしょくさいぼう</rt></ruby>**）により処理している。
- リンパ球が増殖，密集する組織（リンパ組織）があり，血流中の細菌やウイルス等の異物に対する免疫応答に関与している。

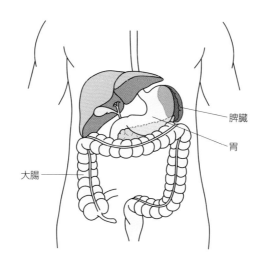

脾臓
胃
大腸

(e) リンパ系（リンパ液，リンパ管，リンパ節）

☐ リンパ系は，血管系とは半ば独立した循環系として存在する。

☐ リンパ液は，<ruby>血漿<rt>けっしょう</rt></ruby>の一部が毛細血管から組織の中へ滲み出して組織液となったもの。リンパ液の流れは主に**骨格筋の収縮**によるものであり，流速は**血流に比べて緩やか**。

☐ リンパ管には**逆流防止のための弁**があって，リンパ液は一定の方向に流れている。リンパ管は互いに合流して次第に太くなり，最終的に鎖骨の下にある**静脈**につながる。途中，リンパ節と呼ばれる結節がある。

弁があるのは，**静脈とリンパ管**です。
動脈には弁はありません。

□ 　リンパ節の内部にはリンパ球やマクロファージ（貪食細胞_{どんしょくさいぼう}）が密集しており，リンパ
液で運ばれてきた細菌やウイルス等は，ここで免疫反応によって排除される。

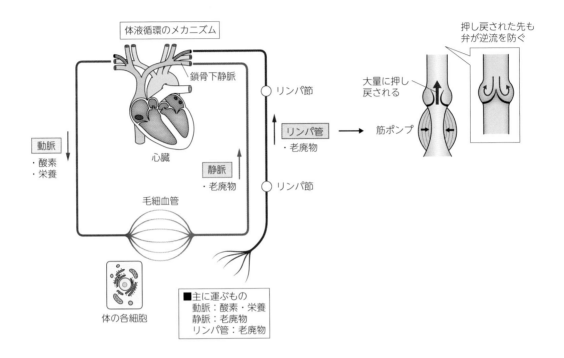

4 　泌尿器系

□ 　血液中の老廃物を，尿として体外へ排泄_{はいせつ}するための器官系。
腎臓と尿路（膀胱，尿道）からなる。

(a) 腎臓

□ 　横隔膜の下，背骨の左右両側に位置する一対の空豆状の臓器。
内側中央部に尿管，動脈，静脈，リンパ管等がつながっており，心臓から拍出される血
液の1/5〜1/4が流れている。

□ 　ネフロン（基本的な機能単位）＝ 腎小体 ＋ 尿細管
・**腎小体**：血液中の尿素等の老廃物を濾過_{ろか}。
・**尿細管**：生体に必要な水分や電解質を再吸収し，不要なものを尿として排出。

□ 　腎小体 ＝ 糸球体＋ボウマン嚢_{のう}
・**糸球体**：腎臓に入った動脈が細かく枝分かれし，毛細血管が小さな球状になったもの
（フィルター）。

・**ボウマン嚢**：糸球体の外側を包む袋状の組織。**1本の尿細管**が伸びている。

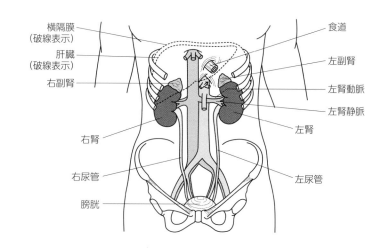

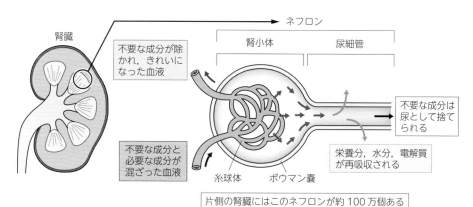

□　腎臓の働き：
　　・**尿の生成**（血液中の老廃物の除去，水分及び電解質の排出調節，血圧のコントロール
　　（血圧を一定に保つ））。
　　・内分泌腺の機能として，**骨髄における赤血球の産生を促進するホルモンを分泌する**。
　　・**ビタミンDの活性化**。

□　尿の生成：
　　腎小体で血液中の尿素等の老廃物や血漿成分（血球，タンパク質を除く）が濾過され，
　　原尿として尿細管に入る。

　　　　　↓

　　尿細管で，原尿中のブドウ糖やアミノ酸等の栄養分及び血液の維持に必要な水分や電解
　　質が再吸収される。

□　副腎は，左右の腎臓の上部に附属し，皮質と髄質の2層構造からなる。
　・副腎皮質：副腎皮質ホルモン（アルドステロン等）を産生・分泌する。
　　アルドステロンは，体内に塩分と水を貯留し，カリウムの排泄を促す作用があり，電解質と水分の排出調節の役割を担っている。
　・副腎髄質：自律神経系に作用するアドレナリン（エピネフリン）とノルアドレナリン（ノルエピネフリン）を産生・分泌する。

> 副腎皮質ホルモンは，ステロイドという共通する化学構造を持つため，ステロイドホルモンとも呼ばれます。
> アルドステロンは，副腎皮質ホルモンの1つ。この分泌が過剰になると，アルドステロン症（高血圧，むくみ，カリウムの喪失）を生じます。

(b) 尿路（膀胱，尿道）

□　左右の腎臓と膀胱は尿管でつながっており，腎臓から膀胱を経て尿道に至る尿の通り道を尿路という。

□　膀胱は下腹部の中央に位置し，尿を一時的に溜める袋状の器官。
　膀胱の出口にある膀胱括約筋が緩むと，同時に膀胱壁の排尿筋が収縮し，尿が尿道へ押し出される。

□　尿道は，膀胱に溜まった尿が体外に排泄されるときに通る管。
　・女性は尿道が短い⇒　細菌等が侵入したとき膀胱まで感染を生じやすい。
　・高齢者⇒　排尿を制御する機能が低下し，尿失禁を起こしやすい。
　・男性では，加齢とともに前立腺が肥大⇒　尿道を圧迫して排尿困難等を生じる。

□　尿のほとんどは水分で，尿素，尿酸等の老廃物，その他微量の電解質，ホルモン等を含む。健康な状態であれば尿に細菌等の微生物は存在しない。

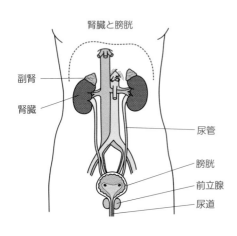

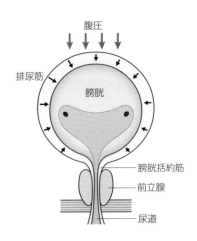

② 目，鼻，耳等の感覚器官

☐ 外界における種々の現象を，脳に伝えるための器官。
　視覚器（目），嗅覚器（鼻），聴覚器（耳）等。

1 目

☐ 眼球，眼瞼（まぶた），結膜，涙器，眼筋等からなる。

(a) 眼球

☐ 頭蓋骨のくぼみに収まっている球形の器官。
　角膜に射し込んだ光は，角膜 → 房水 → 水晶体 → 硝子体と透過しながら屈折して網膜に焦点を結ぶ。

☐ 眼球の外側は，正面前方付近（黒目の部分）のみ**透明な角膜**が覆い，その他の部分は**強膜という乳白色の比較的丈夫な結合組織**が覆っている。

 紫外線を含む光に長時間曝されると，角膜の上皮に損傷を生じることがあります。これを雪眼炎（雪目）ともいいます。

☐ 水晶体は**遠近の焦点調節**を行う。
　その周りを囲んでいる毛様体の収縮・弛緩によって，近くの物を見るときは**丸く厚みが増し**，遠くの物を見るときには**扁平になる**。

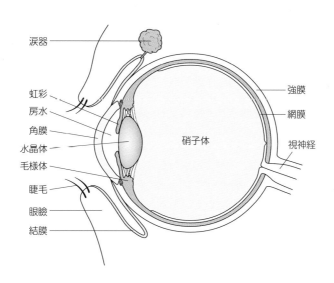

涙器
虹彩
房水
角膜
水晶体
毛様体
睫毛
眼瞼
結膜
強膜
網膜
硝子体
視神経

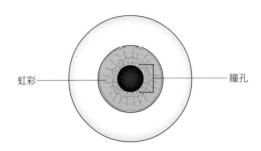

虹彩 — 瞳孔

近くを見るときは目をまん丸にして見るので厚くなる，遠くを見るときは目を細めて見るので平らになる，と覚えよう。

☐ 房水は角膜と水晶体の間の組織液で，**眼圧を生じさせる。**
透明な角膜や水晶体には**血管が通っておらず，**房水によって栄養分や酸素が供給される。

☐ 水晶体の前に虹彩があり，**瞳孔を散大・縮小させて眼球内に入る光の量を調節している。**

☐ **網膜**には光を受容する細胞（視細胞）が密集していて，視細胞が受容した光の情報は網膜内の神経細胞を介して神経線維に伝えられる。網膜の神経線維は眼球の後方で束になり，視神経となる。

☐ 視細胞には**色を識別する細胞**と，**わずかな光でも敏感に反応する細胞**の2種類がある。
わずかな光でも敏感に反応する細胞が光を感じる反応には**ビタミンA**が不可欠であるため，**ビタミンAが不足**すると**夜間視力低下（夜盲症）**を生じる。

(b) 眼瞼，結膜，涙器，眼筋

☐ 眼瞼（まぶた）は，**皮下組織が少なく薄く**できているため，**内出血や裂傷を生じやすい。**また，むくみ等，**全身的な体調不良（薬の副作用を含む）**の症状が現れやすい。

☐ 結膜は，眼瞼の裏側と眼球前方の強膜（白目の部分）とを結ぶように覆っている。
薄い透明な膜で，中を通っている血管が外部から容易に観察できる。

☐ 目の充血とは血管が拡張して赤く見える状態。
結膜の充血では，**白目の部分だけでなく眼瞼の裏側も赤くなる。**
強膜の充血では，**眼瞼の裏側は赤くならず，**白目の部分がピンク味を帯びる。

☐ 涙器は，涙液を分泌する涙腺と，涙液を鼻腔に導出する涙道からなる。
涙腺は上眼瞼の裏側にある分泌腺で，血漿から涙液を産生する。

□　涙液は起きている間は絶えず分泌されており，目頭の内側にある小さな孔（涙点）から涙道に流れ込んでいる。
涙液分泌がほとんどない睡眠中や，涙液の働きが悪くなったときは，滞留した老廃物に粘液や脂分が混じって眼脂（目やに）となる。

□　涙液の働き：
・ゴミや埃等を洗い流す。
・角膜に酸素や栄養分を供給する。
・老廃物を洗い流す。
・角膜表面を滑らかに保つ。
・リゾチーム，免疫グロブリン等を含み，角膜や結膜を感染から防御する。

□　眼球を上下左右斜めの各方向に向けるため，**6本の眼筋が眼球側面の強膜につながっている**。
・疲れ目：眼筋の疲労のほか，焦点調節を行っている毛様体の疲労や，涙液の供給不足等が原因で，目のかすみや充血，痛み等の症状が起こる。
・眼精疲労：慢性的な目の疲れに肩こり，頭痛等の全身症状を伴う。

2　鼻

(a) 鼻腔

□　薄い板状の軟骨と骨でできた鼻中隔によって**左右に仕切られている**。
鼻中隔の**前部は，毛細血管が豊富に分布し粘膜も薄いため**，鼻出血を起こしやすい。

□　鼻腔上部の嗅細胞を，におい分子が刺激すると，その刺激が脳の嗅覚中枢へ伝えられる。
においに対する感覚は非常に鋭敏であるが順応を起こしやすく，同じにおいを継続して嗅いでいると次第にそのにおいを感じなくなる。

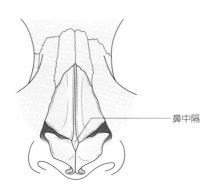

鼻中隔

☐ 鼻腔の粘膜に炎症を起こして腫れた状態を鼻炎といい，鼻汁過多や鼻閉（鼻づまり）等の症状を生じる。

(b) 副鼻腔

☐ 鼻の周囲の骨内には，骨の強さや形を保ちつつ重量を軽くするため，空洞があり，それらを総称して副鼻腔という。

☐ 副鼻腔も，鼻腔と同様に**線毛**を有し粘液を分泌する細胞でできた粘膜で覆われており，副鼻腔に入った埃_{ほこり}等は，粘液に捉えられて線毛の働きによって鼻腔内へ排出される。

☐ 鼻腔と副鼻腔をつなぐ管は非常に狭いため，鼻腔粘膜が腫れると副鼻腔の開口部がふさがりやすくなり，副鼻腔に炎症を生じることがある。⇒　慢性化すると慢性副鼻腔炎（蓄膿症）。

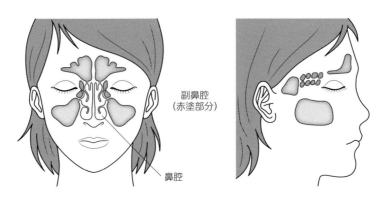

副鼻腔
（赤塗部分）

鼻腔

3 耳

☐ 聴覚情報と平衡感覚を感知する器官。外耳，中耳，内耳からなる。

(a) 外耳

☐ **耳介**_{じかい}と，耳介_{じかい}で集められた音を鼓膜まで伝導する**外耳道**からなる。

☐ 外耳道にある耳垢腺_{じこうせん}（汗腺の一種）や皮脂腺からの分泌物に，埃_{ほこり}や外耳道上皮の老廃物等が混じって耳垢_{じこう}（耳あか）となる。

(b) 中耳

☐ 鼓膜，鼓室，耳小骨_{じしょうこつ}，耳管からなる。

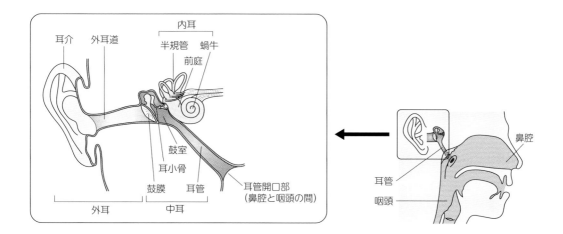

□ 外耳道を伝わってきた音は，鼓膜を振動させる。鼓室の内部では，互いに連結した微細な**3つの耳小骨**が鼓膜の振動を増幅して，内耳へ伝導する。

□ 鼓室は，耳管という管で鼻腔や咽頭と通じている。
鼓膜の内外に気圧差が生じると，不快感や痛み等を感じるが，耳抜き動作によって意識的に耳管を開けると回復する。

□ 小さな子供では，**耳管が太く短くて，走行が水平に近い**ため，鼻腔からウイルスや細菌が中耳に侵入し感染が起こりやすい（中耳炎）。

(c) 内耳

□ 聴覚器官である蝸牛と，平衡器官である前庭の2つの部分からなり，いずれも内部は**リンパ液で満たされている。**
　・**蝸牛**：渦巻き形をした器官。音を感知。
　・**前庭**：水平・垂直方向の**加速度**を感知する部分（**耳石器官**）と，体の**回転や傾き**を感

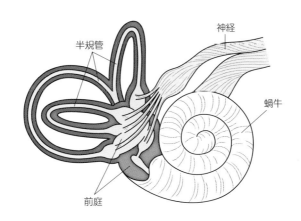

知する部分（**半規管**）に分けられる。

☐　乗物酔い（動揺病）は，反復される加速度刺激や動揺によって，平衡感覚が混乱して生じる身体の変調である。

【ポイントまとめ】

●耳

外耳	耳介 ＋ 外耳道
中耳	鼓膜 ＋ 鼓室 ＋ 耳小骨 ＋ 耳管
内耳	蝸牛（聴覚器官）＋ 前庭（平衡器官）：前庭は耳石器官と半規管

③　皮膚，骨・関節，筋肉等の運動器官

❶　外皮系

☐　皮膚と，汗腺，皮脂腺，乳腺等の皮膚腺，爪や毛等の角質の総称。

☐　皮膚は，表皮，真皮，皮下組織の3層構造からなる。

☐　皮膚の機能：
　・体表面を包み，体の形を維持し，保護する（細菌等の侵入を防ぐバリア機能）。
　・爪や毛等の角質は，皮膚の一部が変化したもの（皮膚に強度を与える）。

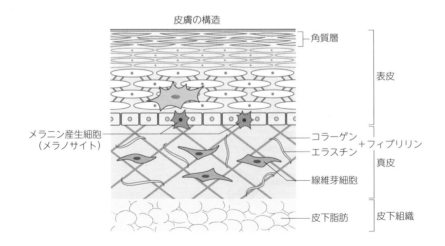

皮膚の構造

・体水分の保持。
・体温を一定に保つ（熱交換）。
　体温が上がり始めると，血管が拡張し体外へより多くの熱を排出し，汗腺から汗を分泌し，その蒸発時の気化熱を利用して体温を下げる。
　体温が下がり始めると血管は収縮して，放熱を抑える。
・外界情報を感知する（触覚，圧覚，痛覚，温度感覚等の皮膚感覚を得る）。

「気化熱を利用する」とは，汗が蒸発して気体になるときに体表面から大量の熱を奪っていくので，発汗により体温を下げることができます。

☐ 表皮は**最も外側にある角質層と生きた表皮細胞の層に分けられる。**
　角質層は，タンパク質（ケラチン）でできた板状の角質細胞と，セラミド（リン脂質の一種）を主成分とする細胞間脂質で構成され，皮膚のバリア機能を担っている。
　皮膚に物理的な刺激が繰り返されると角質層が肥厚して，たこやうおのめができる。

☐ 真皮は，線維芽細胞とその細胞で産生された線維性のタンパク質（コラーゲン，フィブリリン，エラスチン等）からなる結合組織の層で，皮膚の弾力と強さを与えている。
　真皮には，**毛細血管や知覚神経の末端**が通っている。

☐ 皮下組織は真皮の下にあり，脂肪細胞が多く集まって皮下脂肪層となっている。
　皮下脂肪層の機能：
　・外気の熱や寒さから体を守る。
　・衝撃から体を保護する。
　・脂質としてエネルギー源を蓄える。

☐ ヒトの皮膚の表面には常に一定の微生物が付着しているが，その微生物のバランスが崩れたり，皮膚を構成する組織に損傷を生じると，病原菌の繁殖，侵入が起こりやすくなる。

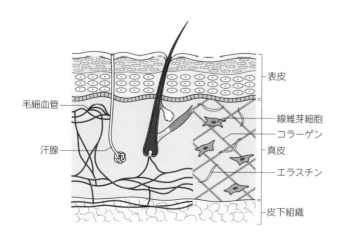

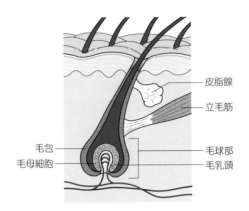

- □　皮膚の色は，表皮や真皮に沈着した**メラニン色素**によるもの。

　　メラニン色素は，**表皮の最下層にあるメラニン産生細胞（メラノサイト）**で産生され，**紫外線から皮膚組織を防護**する。

　　メラニン色素の防護能力を超える紫外線に曝されると，炎症を生じて発熱や水疱，痛み等の症状が起き，メラノサイトが活性化されてメラニン色素の過剰な産生が起こり，シミやそばかすとして沈着する。

- □　皮膚の付属器として毛がある。

　　毛根の最も深い部分を毛球という。

　　毛球の下端のへこんでいる部分を毛乳頭といい，毛乳頭には毛細血管が入り込んで，取り巻く毛母細胞に栄養分を運んでいる。

　　毛母細胞では細胞分裂が行われ，次第に毛を形成していく。

　　メラニン色素の量によって毛の色が決まる。

- □　毛根を鞘状に包んでいる毛包には，立毛筋と皮脂腺がつながっている。

　　立毛筋は，気温や感情の変化の刺激により収縮し，毛穴が隆起する立毛反射（鳥肌）が生じる。

　　毛穴から分泌物（皮脂）が排出される。

　　皮脂の分泌が低下すると皮膚が乾燥し，皮膚炎や湿疹を起こすことがある。

- □　汗腺には，**腋窩（わきのした）等の毛根部に分布するアポクリン腺（体臭腺）**と，**手のひら等毛根がないところも含め全身に分布するエクリン腺**の2種類がある。

　　汗はエクリン腺から分泌され，体温調節のための発汗は全身の皮膚に生じる。

　　精神的緊張による発汗は手のひらや足底，脇の下，顔面等の限られた皮膚に生じる。

　エクリン腺は全身に分布しているので，「え！？全身クリリン？？」
　または「ええ（良い）くりぜんざいやなぁ」で覚えよう。

2　骨格系

□　骨と関節からなる。骨と骨が関節で接合し，相連なって体を支えている。

□　基本構造：
　　・主部となる骨質
　　・骨質表面を覆う骨膜
　　・骨質内部の骨髄
　　・骨の接合部にある関節軟骨

□　骨の機能：
　　・身体各部を支持する（頭部や内臓を支える身体の支柱となる）。
　　・骨格内に臓器を収めて，臓器を保護する。
　　・骨格筋の収縮を効果的に体躯（たいく）の運動に転換する。
　　・**造血**は，主として**胸骨，肋骨，脊椎，骨盤，大腿骨の骨髄**で行われる。骨髄で産生される造血幹細胞から赤血球，白血球，血小板が分化し，血液を体内に供給する。
　　・**カルシウム**や**リン**等の無機質を貯蔵する。

□　無機質（炭酸カルシウム，リン酸カルシウム）は骨に硬さを与え，有機質（タンパク質，多糖体）は骨の強靱さを保つ。

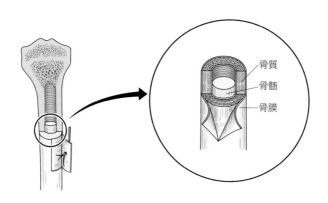

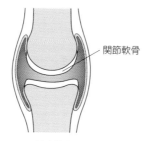

基本構造

□　骨は生きた組織であり，骨の新陳代謝は，**成長（背が伸びる）が停止した後も一生を通じて破壊（骨吸収）と修復（骨形成）が行われている。**

□　骨の関節面は弾力性に富む柔らかな軟骨層（関節軟骨）に覆われ，衝撃を和らげ，関節の動きを滑らかにしている。

□　関節周囲を包む膜（滑膜）は軟骨の働きを助け，靱帯は骨を連結し，関節部を補強している。

3　筋組織

□　骨格筋，平滑筋，心筋に分類される。

□　骨格筋は，筋線維を顕微鏡で観察すると横縞模様（横紋）が見えるので横紋筋とも呼ばれる。
収縮力が強く，**自分の意識どおりに動かすことができる随意筋。**
疲労しやすく，長時間の動作は難しい。
骨格筋の疲労は，酸素や栄養分の供給不足とともに，グリコーゲンの代謝に伴って生成する乳酸が蓄積して，筋組織の収縮性が低下する現象。

□　平滑筋は，筋線維に骨格筋のような横縞模様がなく，消化管壁，血管壁，膀胱等に分布し，比較的弱い力で持続的に収縮する。

□　心筋は，心臓壁にある筋層を構成する。
骨格筋のような横縞模様があり，強い収縮力と持久力を兼ね備えている。

□　随意筋（骨格筋）に対して，**意識的にコントロールできない筋組織を不随意筋（平滑筋と心筋）**という。
随意筋は体性神経系で支配されるのに対して，**不随意筋は自律神経系に支配**されている。

□　関節を動かす骨格筋は，関節を構成する骨に腱を介してつながっている。
筋組織は筋細胞と結合組織からできているのに対して，**腱は結合組織のみでできているため，伸縮性はあまりない。**

筋肉と骨をつないでいるのが腱です。

【ポイントまとめ】
●筋組織

分類	特徴	所在	横紋の有無	神経との関わり	支配神経系
骨格筋	収縮力が強いが疲労しやすい。	骨格	横紋あり	随意筋	体性神経系
平滑筋	比較的弱い力で持続的に収縮する。	消化管壁，血管壁，膀胱等	横紋なし	不随意筋	自律神経系
心筋	強い収縮力と持久力を持つ。	心臓壁	横紋あり	不随意筋	自律神経系

第2章

4 脳や神経系の働き

☐ 神経系は，中枢神経系と末梢神経系に大別される。

　人間の身体は個々の部位が単独で動いているものではなく総合的に制御されており，このような制御する部分を中枢といい，一方，中枢によって制御される部分を末梢と呼ぶ。中枢は末梢からの刺激を受け取って統合し，それらに反応して興奮を起こし，末梢へ刺激を送り出すことで，末梢での動きを発生させ，人間の身体を制御している。

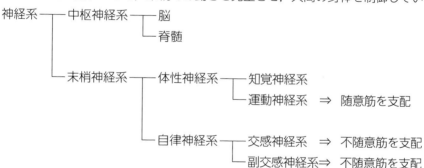

1 中枢神経系

☐ 脳と脊髄からなり，脳と脊髄は**延髄**（後頭部と頸部の境目あたり）でつながっており，延髄には心拍数を調節する**心臓中枢**，呼吸を調節する**呼吸中枢**等がある。

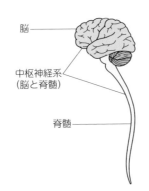

脳

中枢神経系
（脳と脊髄）

脊髄

□　脳は，知覚，運動，記憶，情動，意思決定等の働きを行う。

　　脳における，血液の循環量は心拍出量の約15%，酸素の消費量は全身の約20%，ブドウ糖の消費量は全身の約25%と多い。

　　脳の下部には，自律神経系，ホルモン分泌等の様々な調節機能を担っている部位（視床下部等）がある。

15%⇒	血液はいちごのように赤い
20%⇒	酸素の元素記号は「O₂」⇒　逆から読むと「20」
25%⇒	ブドウ糖は甘い⇒　「にっこ（25）り」

□　脳の血管は末梢に比べて物質の透過に関する選択性が**高く**，タンパク質等の大分子や小分子でもイオン化した物質は血液中から脳の組織へ**移行しにくい**。

　　⇒　脳の毛細血管が中枢神経の間質液環境を血液内の組成変動から保護するように働く機能を**血液脳関門**という。小児では**未発達**であるため，医薬品の成分が脳の組織に**達しやすい**。

血液脳関門により，血液から脳への物質の移行を制限しています。

□　脊髄は脊椎の中にあり，脳と末梢の間で刺激を伝えるほか，末梢からの刺激の一部に対して脳を介さずに刺激を返す場合があり，これを脊髄反射と呼ぶ。

脊髄反射とは，熱いものを触ってとっさに手を引っ込めたり，びっくりして目をつぶってしまったりと，脳で考えずに起こるとっさの動作等をいいます。通常人間は「感覚神経⇒　脊髄⇒　脳⇒　脊髄⇒　運動神経」という順番で考えて動きますが，生命の危険が迫っているときや苦痛を伴う原始的な刺激に対しては「感覚神経⇒　脊髄⇒　運動神経」のように，脳で考えずに脊髄で指令を出して動きます。

2 末梢神経系

□ 脳や脊髄から体の各部へと伸びている。
随意運動，知覚等を担う体性神経系と，消化管の運動や血液の循環等のように生命や身体機能の維持のため無意識に働く機能を担う自律神経系に分類される。

□ 自律神経系の働き：交感神経系と副交感神経系からなる。
・**交感神経系**：体が闘争や恐怖等の**緊張状態に対応した態勢をとるように働く。**
・**副交感神経系**：体が食事や休憩等の**安息状態となるように働く。**

□ 効果を及ぼす各臓器・器官（効果器）に対して，交感神経系と副交感神経系の2つの神経系が支配している。これを自律神経系の二重支配という。
交感神経系と副交感神経系は，互いに拮抗して働き，一方が活発になっているときには他方は活動を抑制して，効果器を制御している。

□ 効果器に伸びる自律神経は，節前線維と節後線維からできている。
交感神経と副交感神経は，効果器で節後線維の末端から神経伝達物質と呼ばれる生体物質を放出し，効果器を作動させている。
・交感神経の神経伝達物質⇒　**ノルアドレナリン**
・副交感神経の神経伝達物質⇒　**アセチルコリン**
・例外：**汗腺（エクリン腺）**を支配する交感神経線維の末端では，**アセチルコリン**が伝達物質として放出（**汗腺には交感神経のみが通っている**）。

「（ひと休みするなら）汗が散るから服交換」で覚えよう。
・汗が散る⇒　**アセチルコリン**
・服交換⇒　**副交感神経（リラックス状態）**

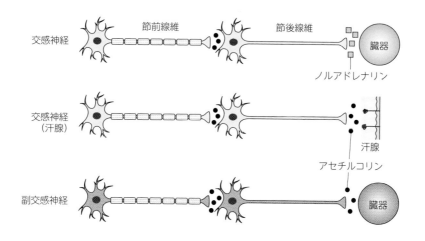

□　医薬品の成分が体内で薬効又は副作用をもたらす際も，自律神経系への作用や影響が重要になる。

　　・効果器に対してアドレナリン様の作用を有する成分⇒　アドレナリン作動成分
　　・アセチルコリン様の作用を有する成分⇒　コリン作動成分
　　・アドレナリンの働きを抑える作用（抗アドレナリン作用）を有する成分
　　　⇒　抗アドレナリン成分
　　・アセチルコリンの働きを抑える作用（抗コリン作用）を有する成分
　　　⇒　抗コリン成分

□　自律神経系の働き

アドレナリン作動成分を使用すると…	交感神経系	効果器	副交感神経系	抗コリン成分を使用すると…
散瞳　←	瞳孔散大	目	瞳孔収縮	→ 散瞳
		房水	排出促進	→ 眼圧上昇
	少量の粘性の高い唾液を分泌	唾液腺	唾液分泌亢進	→ 口渇
心拍数増加　←	心拍数増加	心臓	心拍数減少	→ 心拍数増加
血圧上昇　←	収縮（血圧上昇）	末梢血管	拡張（血圧降下）	
鎮咳作用　←	拡張	気管，気管支	収縮	
	血管の収縮	胃	胃液分泌亢進	→ 胃液分泌抑制
	運動低下	腸	運動亢進	→ 便秘
血糖値上昇　←	グリコーゲンの分解（ブドウ糖の放出）	肝臓	グリコーゲンの合成	
	立毛筋収縮	皮膚	―	
	発汗亢進	汗腺	―	→ 発汗抑制
排尿抑制　←	排尿筋の弛緩（排尿抑制）	膀胱	排尿筋の収縮（排尿促進）	→ 排尿抑制

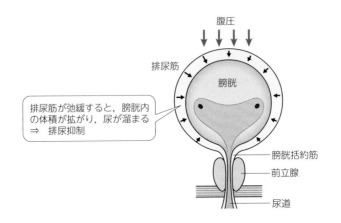

腹圧

排尿筋

膀胱

排尿筋が弛緩すると，膀胱内の体積が拡がり，尿が溜まる
⇒　排尿抑制

膀胱括約筋
前立腺
尿道

交感神経系の興奮は，周りに敵がいて戦っている状態や，肉食動物が獲物を狙っている場面をイメージしてください。
副交感神経系の興奮は，リラックスしてごはんを食べたり，トイレに行ったりする場面をイメージしてください。

p 81〜p 83の知識確認問題問 1〜問 42にチャレンジしよう！

第2章

2. 薬が働く仕組み

□　医薬品の作用には，全身作用と局所作用がある。

・**全身作用**とは，有効成分が消化管等から吸収されて循環血液中に移行して全身を巡って薬効をもたらすことであり，作用発現まで時間が必要である（効くまで時間がかかる）。

・**局所作用**とは，特定の狭い身体部位において薬効をもたらすことであり，反応が比較的速やかに現れる（すぐに効く）。

□　副作用にも，全身作用によるものと局所作用によるものとがある。

局所作用を目的とする医薬品によって全身性の副作用が生じたり，逆に，全身作用を目的とする医薬品で局所的な副作用を生じることもある。

□　内服薬は，吸収，代謝と作用部位への分布という過程を経て，全身作用を示すものが多い。

膨潤性下剤（カルメロースナトリウム等），生菌製剤（ビフィズス菌等）等のように，有効成分が消化管内で作用するものは局所作用である。

膨潤性下剤とは，腸管内で水分を吸収して，便のかさを増やし，やわらかくする薬のことです。

□　外用薬の場合，適用部位に対する局所的な効果を目的としていることが多い。

坐剤，経皮吸収製剤等では，適用部位から吸収された有効成分が循環血液中に移行して全身作用を示すことを目的として設計されたものもある。

経皮吸収製剤には，ニコチンのパッチ等があります。

❶　薬の生体内運命

(a) 有効成分の吸収

①消化管吸収

□　錠剤，カプセル剤等の固形剤の場合，消化管で吸収される前に，消化管内で崩壊して有

効成分が溶け出さなければならない。

腸溶性製剤のような特殊なものを除き，**胃で有効成分が溶出するものが大部分**。

内服薬の中には，作用を持続させるため，有効成分がゆっくりと溶出するように作られているもの（徐放性製剤）もある。

> 腸溶性製剤とは，**酸性の胃では溶けず，中性の腸で溶けるように作られている薬**のことです。
> 胃酸で分解される有効成分や胃障害を起こす有効成分に有用です。
> ただし，胃の中が中性に近くなると胃で溶けることがあるので注意が必要です。

☐ 内服薬のほとんどは，有効成分が消化管から吸収されて循環血液中に移行し，全身作用を現す。有効成分は主に**小腸**で吸収される。

☐ 消化管からの吸収は，一般に，濃度の高い方から低い方へ**受動的**に拡散していく現象である。

☐ 有効成分の吸収量や吸収速度は，**消化管内容物や他の医薬品の作用によって影響を受ける**ため，食事の時間と服用時期との関係について，各医薬品の用法に定められている。

②内服以外の用法における粘膜からの吸収

☐ 坐剤は，肛門から医薬品を挿入することにより，直腸内で溶解させ，薄い**直腸内壁の粘膜から有効成分を吸収**させる。直腸の粘膜下には**静脈**が豊富に通っており，有効成分が容易に循環血液中に入るため，**内服の場合よりも全身作用が速やかに現れる**。

☐ 抗狭心症薬のニトログリセリン（舌下錠，スプレー）や禁煙補助薬のニコチン咀嚼剤(そしゃくざい)のように，有効成分が**口腔粘膜から吸収**されて**全身作用**を現すものがある。

> 舌下錠は，錠剤を舌の下に置いて使用します。
> ニコチン咀嚼剤は，ニコチンガムのことです。

☐ 坐剤や舌下錠，咀嚼剤(そしゃくざい)は，**初めに肝臓で代謝を受けることなく全身に分布**するため，**全身性の副作用**を生じることがある。

☐ 一般用医薬品の点鼻薬には，今のところ全身作用を目的としたものはない。
鼻腔粘膜の下には毛細血管が豊富なため，点鼻薬の成分が循環血液中に移行しやすく，**初めに肝臓で代謝を受けることなく全身に分布**するため，**全身性の副作用**を生じることがある。

☐ 点眼薬は，鼻涙管を通って鼻粘膜から吸収されることがある。眼以外の部位に到達して副作用を起こすことがあるため，場合によっては，点眼する際には目頭の鼻涙管の部分を押さえ，有効成分が鼻に流れるのを防ぐ必要がある。

□ 含嗽薬（うがい薬）等の場合は，その多くが唾液や粘液によって食道へ流れてしまうため，咽頭粘膜からの吸収が原因で全身的な副作用が起こることは少ない。

□ アレルギー反応は微量の抗原でも生じるため，点眼薬や含嗽薬等でもショック（アナフィラキシー）等のアレルギー性副作用を生じることがある。

③皮膚吸収

□ 皮膚に適用する医薬品（塗り薬，貼り薬等）は，適用部位に対する局所的な効果を目的とするものがほとんどである。浸透する量は皮膚の状態，傷の有無やその程度等によって影響を受ける。
　加齢等により皮膚のみずみずしさが低下すると，有効成分が浸潤・拡散しにくくなる。

□ 皮膚表面から循環血液中へ移行する量は比較的少ないが，血液中に移行した有効成分は，肝臓で代謝を受ける前に血流に乗って全身に分布するため，適用部位の面積（使用量）や使用回数，その頻度等によっては，全身作用が現れることがある。

(b) 薬の代謝，排泄

□ 代謝とは，物質が体内で化学的に変化すること。

□ 有効成分は，循環血液中へ移行して体内を循環するうちに徐々に代謝を受けて，分解されたり，体内の他の物質が結合する等して構造が変化する。
　その結果，作用を失ったり（不活性化），作用が現れたり（代謝的活性化），あるいは体外へ排泄されやすい**水溶性**の物質に変化したりする。

□ 排泄とは，代謝によって生じた物質（代謝物）が尿，胆汁，呼気，乳汁等で体外へ排出されること。
　有効成分の母乳中への移行は，乳児に対する副作用の発現という点では軽視できない。

①消化管で吸収されてから循環血液中に移行する前の代謝

□ 経口投与後，消化管で吸収された有効成分は，消化管の毛細血管から血液中へ移行する。その血液は全身循環に入る前に**門脈**という血管を経由して**肝臓**を通過する。

□ 吸収された有効成分は，まず肝臓に存在する酵素の働きにより代謝を受ける。そのため全身循環に移行する有効成分の量は，消化管で吸収された量よりも肝臓で代謝を受けた分だけ少なくなる。これを肝初回通過効果という。

□ **肝機能が低下**した人では，循環血液中に有効成分がより多く到達することとなり，**効き目が過剰に現れたり**，副作用を生じやすくなったりする。

□ 薬物代謝酵素の遺伝子型には個人差がある。

また**小腸等の消化管粘膜や腎臓にも**，代謝活性があることが明らかにされている。

```
◎通常の人では…
  医薬品成分 A    ┌─ 肝臓で代謝（医薬品成分が分解される）─┐
  内服した量（100 とする）  ➡  循環血液中に到達する医薬品成分の量（50 に減少）

◎肝機能が低下した状態にある人では…
  医薬品成分 A    ┌─ 肝臓で代謝される量が少ない ─┐
  内服した量（100 とする）  ➡  循環血液中に到達する医薬品成分の量（70 に減少）
                              ↓
           循環血液中に医薬品成分が多く到達（効きすぎる／副作用を生じる）
```

②循環血液中に移行した後の代謝と排泄

☐ 循環血液中に移行した有効成分は，主として肝細胞の薬物代謝酵素によって代謝を受ける。多くの有効成分は**血液中で血漿タンパク質（アルブミン等）と結合して複合体を形成する**（結合は，速やかかつ可逆的）。

 　可逆的とは，くっついたり，離れたりできることです。

☐ 複合体を形成している有効成分の分子は薬物代謝酵素の作用で代謝されず，またトランスポーター（タンパク質の1つ）によって輸送されることもないので代謝や分布が制限され，血中濃度の低下は徐々に起こる。
　　・**複合体を形成している分子**は，薬物代謝酵素の作用で**代謝されない**。
　　・**複合体を形成していない分子**は，薬物代謝酵素の作用で代謝される。

☐ 循環血液中に存在する有効成分の多くは，**未変化体又はその代謝物の形で腎臓から尿中に排泄**される。血漿タンパク質と**複合体を形成している分子は，腎臓で濾過されない**ため，有効成分が長く循環血液中にとどまることとなり，作用が持続する原因となる。

☐ **腎機能が低下した人では**，有効成分の尿中への排泄が遅れ，血中濃度が下がりにくく，**効き目が過剰に現れたり**，副作用を生じやすくなったりする。

2　薬の体内での働き

☐ 循環血液中に移行した有効成分は，全身の組織・器官へ運ばれて作用する。多くの場合，標的となる細胞に存在する受容体，酵素，トランスポーター等のタンパク質と結合

し，その機能を変化させることで，薬効や副作用を現す。

> 受容体とは，器官や組織の表面に分布する特定のタンパク質のことです。薬によって結合する受容体が決まっています。

☐ 医薬品が効果を発揮するためには，有効成分が標的細胞の細胞外液あるいは細胞内液（細胞質という）に一定以上の濃度で分布する必要がある。これらの濃度に強く関連するのが血中濃度である。細胞外液または細胞内液中の医薬品成分量を調べることは容易ではないため，通常，有効成分の血中濃度が目安として用いられる。

☐ 医薬品が摂取された後，成分が吸収されるにつれてその血中濃度は上昇し，**最小有効濃度（閾値）**を超えたときに薬効が現れる。血中濃度はある時点でピーク（最高血中濃度）に達し，その後は低下していくが，これは代謝・排泄の速度が吸収・分布の速度を上回るためである。やがて血中濃度が最小有効濃度を下回ると，薬効は消失する。

☐ 全身作用を目的とする医薬品の多くは，使用後の一定期間，その有効成分の血中濃度が，最小有効濃度と毒性が現れる濃度域（危険域，中毒域ともいう）の間の範囲（有効域，治療域ともいう）に維持されるよう，使用量及び使用間隔が定められている。年齢や体格等による個人差も考慮されている。

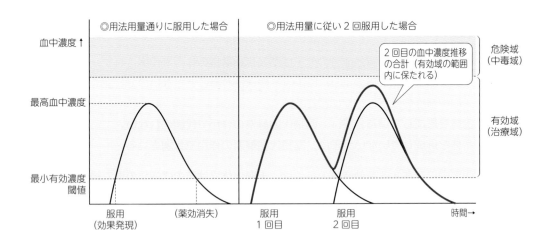

☐ 一度に多量の医薬品を摂取したり，十分な間隔をあけずに追加摂取したりして血中濃度を高くしても，ある濃度以上になるとより強い薬効は得られなくなり，薬効は頭打ちとなるが，一方有害な作用（副作用や毒性）は現れやすくなる。

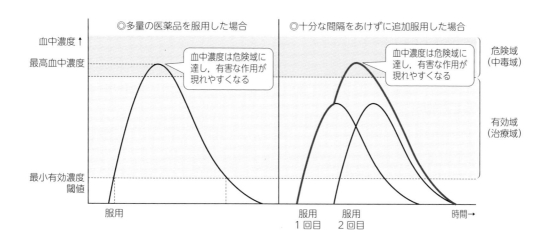

3 剤形ごとの違い，適切な使用方法

□ 剤形：医薬品の形状のこと。
その医薬品の使用目的と有効成分の性状とに合わせて決められる。

(a) 錠剤（内服）

□ 一定の形状に成型された固形製剤であるため，飛散させずに服用できる。
苦味や刺激性を感じずに服用できる。
高齢者，乳幼児等の場合は飲み込みにくい。
服用するときは，適切な量の水又はぬるま湯とともに飲み込む。
水なしで服用すると，錠剤が喉や食道に張り付いて粘膜を傷めるおそれがある。
口中で噛み砕いて服用してはならない。
錠剤表面がコーティングされている腸溶錠は，絶対に噛み砕いて服用してはならない。

□ 水なしで服用できる錠剤

①口腔内崩壊錠

□ **唾液によって速やかに溶ける**工夫がなされているため，水なしで服用することもできる。固形物を飲み込むことが困難な高齢者や乳幼児，水分摂取が制限されている場合でも，口の中で溶かした後に唾液と一緒に飲み込むことができる。

②チュアブル錠

□ 口の中で**舐めたり噛み砕いたりして服用する**剤形で，水なしでも服用できる。

(b) 口腔用錠剤

①トローチ剤，ドロップ剤

□　薬効を期待する部位が口の中や喉^{のど}であるものが多く，**飲み込まずに口の中で舐めて徐々に溶かして使用。**

②舌下錠

　　有効成分を舌下で溶解させ，有効成分を口腔粘膜から吸収させる。

(c) 散剤，顆粒剤

□　粉末状にしたものを散剤，小さな粒状にしたものを顆粒剤という。
　　錠剤を飲み込むことが困難な人にとっては，錠剤よりも服用しやすい。
　　歯の間に挟まったり，苦味や渋みを強く感じる場合がある。
　　飛散を防ぐため，予^{あらかじ}め少量の水（又はぬるま湯）を口に含んだ上で服用したり，何回かに分けて少しずつ服用する等の工夫をするとよい。

□　顆粒剤は表面がコーティングされているものもあるので，噛み砕かずに水等で飲み込む。

(d) 経口液剤，シロップ剤

□　経口液剤は，液状の剤形のうち，内服用の剤形のことを指す。
　　固形製剤よりも飲み込みやすい。
　　服用した後，比較的速やかに消化管から吸収される。
　　有効成分の**血中濃度が上昇しやすい**ため，**習慣性や依存性**がある成分等が配合されている製品では，**本来の目的と異なる不適正な使用がなされることがある**（咳止めシロップ等）。

□　経口液剤では苦味やにおいが強く感じられることがあるので，小児に用いる医薬品の場合には，白糖等の糖類を混ぜたシロップ剤とすることが多い。

(e) カプセル剤

□　カプセル剤は，カプセル内に散剤や顆粒剤，液剤等を充填した剤形。
　　カプセルの原材料には，ブタ等のタンパク質を主成分とするゼラチンが用いられるため，ゼラチンアレルギーの人は使用を避ける。
　　水なしで服用すると，ゼラチンが喉^{のど}や食道に貼り付くおそれがある。

(f) 外用局所に適用する剤形

①軟膏剤，クリーム剤

☐ 有効成分が適用部位にとどまりやすい。適用する部位の状態に応じて用いる。
　軟膏剤は，油性の基剤で皮膚への刺激が弱く，適用部位を**水から遮断したい場合**等に用い，患部が乾燥していてもじゅくじゅくと浸潤していても使用できる。
　クリーム剤は，油性基剤に水分を加えたもので，患部を**水で洗い流したい場合**等に用いられるが，皮膚への刺激が強いため傷等への使用は避ける必要がある。

②外用液剤

☐ 外用の液状製剤である。
　軟膏剤やクリーム剤に比べて，患部が乾きやすい。
　適用部位に直接的な刺激感を与える場合がある。

③貼付剤

☐ 皮膚に貼り付けて用いる剤形であり，テープ剤及びパップ剤がある。
　適用部位に有効成分が一定時間留まるため，薬効の持続が期待できる反面，適用部位にかぶれを起こす場合もある。

④スプレー剤

☐ 有効成分を霧状にする等して局所に吹き付ける剤形。
　手指等では塗りにくい部位や，広範囲に適用する場合に適している。

 p 83〜p 84の知識確認問題問43〜問48にチャレンジしよう！

3. 症状からみた主な副作用

- [ ] 重篤(じゅうとく)な副作用は，発生頻度が低く，医薬品の販売等に従事する専門家にとっても遭遇する機会は極めてまれであるが，副作用の早期発見・早期対応のためには，副作用の症状に関する知識を身につけておくことが重要である。

- [ ] **重篤(じゅうとく)副作用疾患別対応マニュアル**：厚生労働省が作成・公表しているマニュアル。
一般用医薬品によって発生する副作用も含まれており，医薬品の販売等に従事する専門家は，購入者等への積極的な情報提供や相談対応に積極的に活用することが望ましい。

① 全身的に現れる副作用

1　ショック（アナフィラキシー）

- [ ] **即時型**のアレルギー反応の一種。
以前にその医薬品の使用によって蕁麻疹(じんましん)等のアレルギーを起こしたことがある人で起きる可能性が高い。

- [ ] 顔や上半身の紅潮・熱感，皮膚の痒み，蕁麻疹(じんましん)，口唇や舌・手足の痺(しび)れ感，むくみ（浮(ふ)腫(しゅ)），吐きけ，顔面蒼白，手足の冷感，冷や汗，息苦しさ・胸苦しさ等複数の症状が現れる。一旦発症すると病態は**急速に悪化することが多く**（通常2時間以内に急変する），適切な対応が遅れるとチアノーゼ（血液中の酸素不足が原因で，皮膚が暗い青色になる症状）や呼吸困難等を生じ，死に至ることがある。

2　重篤な皮膚粘膜障害

- [ ] 皮膚粘膜眼症候群，中毒性表皮壊死融解症(えし)の2つ。
  - ・38℃以上の高熱
  - ・目の充血，目やに（眼分泌物），まぶたの腫れ，目が開けづらい
  - ・口唇の違和感，口唇や陰部のただれ
  - ・排尿，排便時の痛み

・喉^{のど}の痛み

・広範囲の皮膚の発赤

といった症状が持続したり，急激に悪化するような場合には，原因と考えられる医薬品の使用を中止して，直ちに皮膚科の専門医を受診する必要がある。

第2章

☐ いずれも，一旦発症すると**致命的な転帰**をたどることがあり，皮膚症状が軽快した後も眼や呼吸器等に障害が残ったりする重篤^{じゅうとく}な疾患である。
原因医薬品の使用開始後2週間以内に発症することが多いが，**1カ月以上経ってから起こることもある。**

☐ 両眼に現れる急性結膜炎（結膜が炎症を起こし，充血，目やに，流涙^{りゅうるい}，痒み，腫れ等を生じる病態）は，**皮膚や粘膜の変化とほぼ同時期に，又は半日～1日程度先行して生じる。**

☐ **発症機序の詳細は不明**であり，発症の可能性がある医薬品の種類も多いため，**発症を予測することは極めて困難。**

(a) 皮膚粘膜眼症候群（スティーブンス・ジョンソン症候群）

☐ 最初に報告をした**2人の医師の名前**よりスティーブンス・ジョンソン症候群（SJS）とも呼ばれる。

☐ 38℃以上の高熱を伴って，発疹・発赤，火傷^{やけど}様の水疱^{すいほう}等の激しい症状が，比較的短時間のうちに全身の皮膚，口，眼等の**粘膜に現れる。**

☐ 発生頻度は，人口100万人当たり年間1～6人と報告されている。

(b) 中毒性表皮壊死融解症（TEN）

☐ 最初に報告をした医師の名前にちなんでライエル症候群とも呼ばれる。

☐ 38℃以上の高熱を伴って広範囲の皮膚に発赤が生じ，**全身の10%以上に火傷^{やけど}様の水疱^{すい}**，皮膚の剥離^{はくり}，びらん（皮膚や粘膜の表面が欠損し，下部組織が露出した状態）等が認められ，かつ，口唇の発赤・びらん，眼の充血等の症状を伴う病態。

 別名のTENは，「10% = TEN」と覚えよう。

☐ 皮膚粘膜眼症候群と関連のある病態と考えられており，中毒性表皮壊死融解症^{えし}の症例の多くが**皮膚粘膜眼症候群の進展型**とみられる。

☐ 発生頻度は，人口100万人当たり年間0.4～1.2人と報告されている。

3　肝機能障害⇒　原因薬物：アセトアミノフェン等

☐　有効成分又はその代謝物の直接的肝毒性が原因で起きる**中毒性のもの**と，有効成分に対する抗原抗体反応が原因で起きる**アレルギー性のもの**とに大別される。
原因と考えられる医薬品を漫然と使用し続けた場合には，不可逆的な病変（肝不全）を生じ，死に至ることもある。

☐　主な症状は，全身の**倦怠感，黄疸**のほか，発熱，発疹，皮膚の搔痒感，吐きけ等。
黄疸とは，**ビリルビン**（黄色色素）が胆汁中へ排出されず血液中に滞留することによって生じる，**皮膚や白眼が黄色くなる**病態。過剰となった血液中のビリルビンが尿中に排出されることにより，尿の色が濃くなることもある。

☐　軽度の肝機能障害の場合，自覚症状がなく，健康診断等の血液検査（肝機能検査値の悪化）で初めて判明することが多い。

☐　無承認無許可医薬品（ダイエット食品等）の使用による重篤な肝機能障害も知られている。

4　偽アルドステロン症⇒　原因薬物：カンゾウ，グリチルリチン酸等

☐　体内に塩分（ナトリウム）と水が貯留し，体から**カリウムが失われる**ことによって生じる病態。
副腎皮質からの**アルドステロン分泌が増加していない**にもかかわらずこのような状態となることから，**偽アルドステロン症**と呼ばれている。

 アルドステロン症は，副腎皮質からのアルドステロンの分泌過剰が原因で起こります。

☐　原因医薬品の長期服用後に，初めて発症する場合がある。
また複数の医薬品や，医薬品と食品との相互作用によって起きることがある。

☐　主な症状は，手足の脱力，血圧上昇，筋肉痛，こむら返り，倦怠感，手足の痺れ，頭痛，むくみ（浮腫），喉の渇き，吐きけ・嘔吐等。病態が進行すると，筋力低下，起立不能，歩行困難，痙攣等を生じる。

☐　低身長，低体重等体表面積が小さい者や高齢者において生じやすい。

5 病気等に対する抵抗力の低下等

☐ 医薬品が原因で白血球（好中球）が減少し，感染に対する抵抗力が弱くなって，突然の高熱，悪寒，喉（のど）の痛み，口内炎，倦怠感等の症状を呈することがある。
ステロイド性抗炎症薬や抗癌薬等が，そのような易感染性（免疫力の低下等により感染のリスクが高くなっていること）をもたらすことが知られている。初期においては，かぜ等の症状と見分けることが難しい。

☐ 医薬品が原因で血小板が減少し，鼻血，歯ぐきからの出血，手足の青あざや口腔粘膜の血腫等の内出血，経血が止まりにくい（月経過多）等の症状が現れることがある。⇒メキタジン等。

2 精神神経系に現れる副作用

1 精神神経障害

☐ 医薬品の副作用によって中枢神経系が影響を受け，物事に集中できない，落ち着きがなくなる，不眠，不安，震え（振戦（しんせん）），興奮，眠気，うつ等の精神神経症状を生じることがある。
不適正な使用がなされた場合に限らず，**通常の用法・用量でも発生**することがある。

☐ 眠気は比較的軽視されがちであるが，乗物や危険な機械類の運転操作中に眠気を生じると**重大な事故につながる**可能性が高い。

2 無菌性髄膜炎⇒　原因薬物：イブプロフェン等

☐ 髄膜炎のうち，髄液に細菌が検出されないもの。大部分は**ウイルスが原因**と考えられているが，マイコプラズマ感染症やライム病，医薬品の副作用等によっても生じる。
医薬品の副作用の場合，**全身性エリテマトーデス，混合性結合組織病，関節リウマチ等の基礎疾患（膠原病（こうげんびょう））がある人で発症する**リスクが高い。

☐ 発症は**急性**で，**首筋のつっぱりを伴った激しい頭痛**，発熱，吐きけ・嘔吐，意識混濁等。
過去に軽度の症状を経験した人の場合，再度の使用により再び発症し，急激に症状が進行する場合がある。

第2章

- [ ] 早期に原因医薬品の使用を中止すれば，速やかに回復し，予後は比較的良好であることがほとんどであるが，重篤な中枢神経系の後遺症が残った例も報告されている。

3 その他

- [ ] 心臓や血管に作用する医薬品により，頭痛やめまい，浮動感（体がふわふわと宙に浮いたような感じ），不安定感（体がぐらぐらする感じ）等が生じることがある。

③ 体の局所に現れる副作用

1 消化器系に現れる副作用

(a) 消化性潰瘍

- [ ] 胃や十二指腸の粘膜組織が傷害されて，粘膜組織の一部が粘膜筋板を超えて欠損する状態。医薬品の副作用により生じることも多い。

 潰瘍とは，組織の欠損が表層にとどまらず，より深い組織にまで広がった状態のことです。

- [ ] 胃のもたれ，食欲低下，胸やけ，吐きけ，胃痛，空腹時にみぞおちが痛くなる，消化管出血に伴って糞便が黒くなる等の症状が現れる。

- [ ] **自覚症状が乏しい場合もあり**，貧血症状の検査時や突然の吐血・下血によって発見されることもある。

(b) イレウス様症状（腸閉塞様症状）⇒　原因薬物：ロペラミド等

 イレウスとは，腸内容物の通過が阻害された状態のことです。

- [ ] 腸閉塞を起こしていないにもかかわらず，医薬品の作用によって腸管運動が麻痺して腸内容物の通過が妨げられると，激しい腹痛やガス排出（おなら）の停止，嘔吐，腹部膨満感を伴う著しい便秘が現れる。

- [ ] 悪化すると，嘔吐が原因で脱水症状を呈したり，腸内細菌の異常増殖によって全身状態

の衰弱が急激に進行する可能性がある。

☐ **小児や高齢者**のほか，普段から**便秘傾向のある人**は，発症のリスクが高い。
また下痢治癒後の便秘を放置して，症状を悪化させてしまうことがある。

(c) その他

☐ 消化器に対する医薬品の副作用によって，吐きけ・嘔吐，食欲不振，腹部（胃部）不快感，腹部（胃部）膨満感，腹痛，口内炎，口腔内の荒れや刺激感等を生じることがある。

☐ 浣腸剤や坐剤の使用によって現れる一過性の症状として，肛門部の熱感等の刺激，異物の注入による不快感，排便直後の立ちくらみ等がある。

2 呼吸器系に現れる副作用

(a) 間質性肺炎⇒　原因薬物：小柴胡湯，総合感冒薬等

☐ 肺の中で肺胞と毛細血管を取り囲んで支持している組織（間質）が炎症を起こしたもの。医薬品の使用開始から**1～2週間程度**で起きる。
発症すると，肺胞と毛細血管の間のガス交換効率が低下して血液に酸素を十分取り込むことができず，体内は低酸素状態となる。

通常の肺炎とは，気管支又は肺胞が細菌に感染して炎症を生じたもののことです。

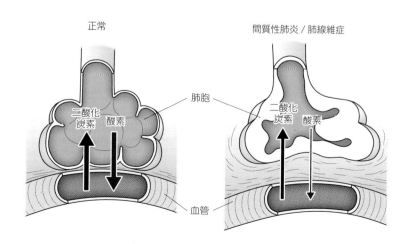

正常　　　　　　　　　　　間質性肺炎／肺線維症

肺胞

二酸化炭素　酸素

血管

☐ 息切れ・息苦しさ等の呼吸困難，**空咳（痰の出ない咳）**，発熱等の症状を呈する。
必ずしも発熱は伴わない。
かぜや気管支炎の症状と区別が難しい。
自然と回復することもあるが，悪化すると**肺線維症**（肺が線維化を起こして硬くなる状態）へ移行することがある。

(b) 喘息⇒　原因薬物：アスピリン等の非ステロイド性抗炎症成分を含む解熱鎮痛薬（内服薬，外用薬）等

☐ 内服薬だけでなく，**坐薬や外用薬でも誘発される。**

☐ 原因となる医薬品の**使用後短時間（1時間以内）**のうちに，**鼻水・鼻づまり**が現れ，続いて咳，喘鳴（息をするとき喉がゼーゼー又はヒューヒュー鳴る）及び呼吸困難を生じる。これらの症状は時間とともに悪化し，顔面の紅潮や目の充血，吐きけ，腹痛，下痢等を伴うこともある。

☐ 合併症を起こさない限り，原因となった医薬品の有効成分が体内から消失すれば症状は寛解（症状が一時的あるいは継続的に軽減すること）する。軽症例は半日程度で回復するが，重症例では24時間以上持続し，窒息による意識消失から**死に至る危険もある。**
過去に医薬品（内服薬に限らず）で喘息発作を起こしたことがある人は重症化しやすい。

☐ 通年性（非アレルギー性）の鼻炎や慢性副鼻腔炎（蓄膿症），鼻茸（鼻ポリープ），嗅覚異常等，鼻の疾患を合併している人や，成人になってから喘息を発症した人，季節に関係なく喘息発作が起こる人等で発症しやすい。

3　循環器系に現れる副作用

(a) うっ血性心不全

☐ 全身が必要とする量の血液を心臓から送り出すことができなくなり，肺に血液が貯留して，種々の症状を示す疾患。

☐ 息切れ，疲れやすい，足のむくみ，急な体重増加，咳とピンク色の痰等を認めた場合はうっ血性心不全の可能性を疑い，早期に医師の診療を受ける必要がある。

☐ 心不全の既往がある人は，薬剤による心不全を起こしやすい。

> 既往とは，過去に病気にかかったことがあるけど，現在は治っている状態のことです。

(b) 不整脈

☐ 心筋の自動性や興奮伝導の異常が原因で心臓の拍動リズムが乱れる病態で，めまい，立ちくらみ，全身のだるさ（疲労感），動悸，息切れ，胸部の不快感，脈の欠落等の症状が現れる。

☐ 不整脈の種類によっては失神（意識消失）することもある。そのような場合は，自動体外式除細動器（AED）の使用を考慮するとともに，直ちに救急救命処置が可能な医療機関を受診する必要がある。

☐ 代謝機能の低下によって発症リスクが高まることがあるので，腎機能や肝機能の低下，併用薬との相互作用等に留意すべきであり，特に，高齢者においては配慮が重要。

(c) その他

☐ 高血圧や心臓病等，循環器系疾患の診断を受けている人は，心臓や血管に悪影響を及ぼす可能性が高い医薬品を使用してはならない。⇒　プソイドエフェドリン塩酸塩等。

☐ 留意して医薬品を適正使用した場合であっても，動悸（心悸亢進）や一過性の血圧上昇，顔のほてり等を生じることがある。

4　泌尿器系に現れる副作用

(a) 腎障害

☐ 尿量の減少，ほとんど尿が出ない，逆に一時的に尿が増える，むくみ（浮腫），倦怠感，発疹，吐きけ・嘔吐，発熱，尿が濁る・赤みを帯びる（血尿）等の症状を生じる。

(b) 排尿困難，尿閉

☐ **副交感神経系の機能を抑制する作用がある成分（抗コリン成分）を使用する**と，膀胱の**排尿筋の収縮が抑制**され，尿が出にくい，尿が少ししか出ない，残尿感がある等の症状を生じ，さらに進行すると，尿意があるのに尿が全く出なくなったり（尿閉），下腹部が膨満して激しい痛みを感じるようになる。

☐ 前立腺肥大等の基礎疾患がない場合にも現れ，**男性に限らず女性においても報告**されている。

(c) 膀胱炎様症状

☐ 尿の回数が増加（頻尿），排尿時の疼痛，残尿感等の症状が現れることがある。

5　感覚器系に現れる副作用

(a) 眼圧上昇

☐ 眼球内の角膜と水晶体の間を満たしている**眼房水が排出されにくくなる**と，**眼圧（眼球壁にかかる圧力）が上昇**する。高眼圧を放置すると，**視神経が損傷して不可逆的な視覚障害**（視野欠損や失明）に至るおそれがある。
眼圧の上昇に伴って，頭痛や吐きけ・嘔吐等の症状が現れることがある。

☐ **抗コリン成分の使用**によって眼圧が上昇し（急性**緑内障**発作），眼痛，眼の充血に加え，急激な視力低下を来すことがあり，特に閉塞隅角緑内障（眼房水の出口である隅角が狭くなっている状態）がある人では厳重な注意が必要。

(b) その他

☐ 医薬品によっては，瞳の拡大（散瞳）による異常な眩しさや，目のかすみ等の副作用が現れることがある。

6　皮膚に現れる副作用

(a) 接触皮膚炎

☐ 外来性の物質が皮膚に接触することにより引き起こされる激しい炎症症状（一般に「かぶれ」という）で，外用薬の副作用で生じることがある。

☐ **医薬品が触れた皮膚部分にのみ生じ，正常な皮膚との境界がはっきりしている。**
原因となった医薬品との接触がなくなれば（使用を中止すれば），通常は1週間程度で症状は治まるが，再びその医薬品に接触すると再発する。

☐ アレルギー性皮膚炎の場合は，発症部位は医薬品の接触部位に限定されない。

(b) 光線過敏症

☐ 太陽光線（紫外線）に曝されて初めてかぶれ症状を生じる。
医薬品が触れた部分だけでなく，全身へ広がり，重篤化する場合がある。

貼付剤の場合は剥_はがした後でも発症することがある。⇒ ケトプロフェン等。

☐ 光線過敏症が現れた場合は，原因と考えられる医薬品の使用を中止して，十分患部を洗浄し，遮光して速やかに医師の診療を受ける。

(c) 薬疹

☐ 医薬品の使用によって引き起こされるアレルギー反応の一種で，発疹・発赤等の皮膚症状を呈する場合をいう。
医薬品の使用後1〜2週間で起きることが多いが，長期使用後に生じることもある。

☐ **あらゆる医薬品で起きる可能性**があり，同じ医薬品でも生じる**発疹の型は人によって様々**である。

☐ 蕁麻疹_{じんましん}は強い痒みを伴うが，それ以外では痒みがないか，あったとしてもわずかなことが多い。痒み等の症状に対して，自己判断で対症療法を行うことは，原因の特定を困難にすることがあるため避ける。

☐ アレルギー体質の人や，以前に薬疹を起こしたことがある人で生じやすいが，それまで薬疹を経験したことがない人であっても，**暴飲暴食や肉体疲労が誘因**となって現れることがある。

☐ 薬疹を経験したことがある人が，再度同種の医薬品を使用すると，重篤_{じゅうとく}なアレルギー反応を生じるおそれがある。

☐ 皮膚以外に，眼の充血や唇・口腔粘膜の異常が見られることもある。
特に発熱を伴って眼や口腔粘膜に異常が見られる場合，皮膚粘膜眼症候群，中毒性表皮壊死融解症_{えし}_{じゅうとく}等の重篤な病態に進行することがある。

(d) その他

☐ 外用薬の適用部位に生じる副作用として，刺激性成分による痛み，焼灼感_{しょうしゃく}（ヒリヒリする感じ），熱感，乾燥感等の刺激感，腫れ等がある。

☐ 外用薬には，感染を起こしている患部には使用を避けることとされているものがある。感染の初期段階に気付かずに使用して，みずむし・たむし等の白癬症_{はくせんしょう}，にきび，化膿症状，持続的な刺激感等を起こす場合があるので注意が必要。

④　副作用情報等の収集と報告

□　法の規定に基づき，登録販売者は，医薬品の副作用等を知った場合において，保健衛生上の危害の発生又は拡大を防止するため必要があると認めるときは，その旨を厚生労働大臣に報告しなければならない。

法とは，「医薬品医療機器等法」という法律のことです。詳しくは第4章，第5章で学びます。

□　実務上は決められた形式に従い報告書を（独）医薬品医療機器総合機構に提出する。

p 84の知識確認問題問49〜問55にチャレンジしよう！

●主な副作用一覧

副作用名	症状	発症期間・進行	その他
ショック（アナフィラキシー）	顔や上半身の紅潮・熱感，皮膚の痒み，蕁麻疹，口唇や舌・手足の痺れ感，むくみ（浮腫），吐きけ，顔面蒼白，手足の冷感，冷や汗，息苦しさ・胸苦しさ。	発症後の進行が非常に速やか（通常，2時間以内に急変）。	即時型のアレルギー反応の一種。以前にその医薬品によって蕁麻疹等のアレルギーを起こしたことがある人で起きる可能性が高い。対応が遅れるとチアノーゼや呼吸困難等を生じ，死に至ることがある。
皮膚粘膜眼症候群（スティーブンス・ジョンソン症候群）	38℃以上の高熱を伴う。発疹・発赤，火傷様の水疱等の激しい症状が，比較的短時間のうちに全身の皮膚，口，眼等の粘膜に現れる。	原因医薬品の使用開始後2週間以内に発症することが多いが，1カ月以上経ってから起こることもある。一旦発症すると致命的な転帰をたどることがある。皮膚症状が軽快した後も眼や呼吸器等に障害が残ることがある。	発症機序の詳細は不明。発症の可能性がある医薬品の種類も多いため，発症の予測は極めて困難。
中毒性表皮壊死融解症（TEN）	38℃以上の高熱を伴って，広範囲の皮膚に発赤が生じる。全身の10%以上に火傷様の水疱，皮膚の剥離，びらん等，かつ，口唇の発赤・びらん，眼の充血。		ライエル症候群とも呼ばれ，症例の多くは，皮膚粘膜眼症候群の進展型とみられる。発症機序の詳細は不明であり，発症の予測は困難。
肝機能障害	全身の倦怠感，黄疸，発熱，発疹，皮膚の掻痒感，吐きけ。		医薬品により生じる肝機能障害は，中毒性のものと，アレルギー性のものに大別。軽度の肝機能障害の場合は，自覚症状がなく，健康診断等の血液検査（肝機能検査値の悪化）で初めて判明することが多い。過剰となった血液中のビリルビン（黄色色素）が尿中に排出されることにより，尿の色が濃くなることもある。
偽アルドステロン症	手足の脱力，血圧上昇，筋肉痛，こむら返り，倦怠感，手足の痺れ，頭痛，むくみ（浮腫），喉の渇き，吐きけ・嘔吐。病態が進行すると，筋力低下，起立不能，歩行困難，痙攣等。		体内に塩分（ナトリウム）と水が貯留し，体からカリウムが失われることによって生じる病態。副腎皮質からのアルドステロン分泌が増加していないにもかかわらずこのような状態となることから，偽アルドステロン症と呼ばれている。低身長，低体重等体表面積が小さい者や高齢者で生じやすい。
無菌性髄膜炎	首筋のつっぱりを伴った激しい頭痛，発熱，吐きけ・嘔吐，意識混濁。	発症は急性。予後は比較的良好であるが，重篤な中枢神経系の後遺症が残る場合もある。	全身性エリテマトーデス，混合性結合組織病，関節リウマチ等の基礎疾患（膠原病）がある人で発症リスクが高い。

副作用名	症状	発症期間・進行	その他
消化性潰瘍	胃や十二指腸の粘膜組織が傷害されて，粘膜組織の一部が粘膜筋板を超えて欠損する状態。 胃のもたれ，食欲低下，胸やけ，吐きけ，胃痛，空腹時のみぞおちの痛み，消化管出血に伴って**糞便が黒くなる**。	**自覚症状が乏しい場合もあり**，貧血症状の検査時や突然の吐血・下血によって見つかることもある。	
イレウス様症状（腸閉塞様症状）	激しい腹痛，ガス排出（おなら）の停止，嘔吐，腹部膨満感を伴う著しい便秘。	悪化すると，嘔吐が原因で脱水症状になったり，腸内細菌の異常増殖により全身状態の衰弱が急激に進行することもある。	**小児や高齢者**のほか，普段から**便秘傾向のある人**は，発症のリスクが高くなる。
間質性肺炎	肺の**間質が炎症**を起こしたもの。 発症すると，肺胞と毛細血管の間のガス交換効率が低下して血液に酸素を十分取り込むことができず，体内は低酸素状態となる。 息切れ・息苦しさ等の呼吸困難，空咳（痰の出ない咳）。 発熱等の症状（必ずしも伴うわけではない）。	医薬品の使用開始から1〜2週間程度で起きることが多い。	かぜや気管支炎の症状との区別が難しい。 悪化すると肺線維症に移行することがある。
喘息	**鼻水・鼻づまりが現れ**，続いて咳，喘鳴，呼吸困難。顔面の紅潮や目の充血，吐きけ，腹痛，下痢等を伴うこともある。	原因となる医薬品の使用後，**短時間（1時間以内）**のうちに発症。	内服薬のほか，**坐薬や外用薬でも誘発**される。
接触皮膚炎	外来性の物質が皮膚に接触することで現れる炎症症状（かぶれ）。		**医薬品が触れた皮膚部分にのみ生じ，正常な皮膚との境界がはっきりしている。** 外用薬の副作用で生じることもある。
光線過敏症	太陽光線（紫外線）に曝されて初めてかぶれ症状を生じる。		**医薬品が触れた部分だけでなく，全身へ広がって重篤化する**場合がある。 貼付剤の場合は剥がした後でも発症することがある。
薬疹	医薬品によって引き起こされるアレルギー反応で，発疹・発赤等を生じる。	医薬品の使用後1〜2週間で起きることが多いが，長期使用後に現れることもある。	**あらゆる医薬品で起きる可能性**があり，同じ医薬品でも生じる。 **発疹の型は人によって様々である。**

【第2章：知識確認問題にチャレンジ】 (解答と解説はp 367)

以下の文章は，第2章の知識を問う選択肢に頻出する誤文です。
どこが間違っているか，答えなさい。

1) 体の中で最も硬い部分は軟骨である。

2) 十二指腸で分泌される腸液に含まれる成分の働きによって，膵液中のペプシノーゲンがペプシンになる。

3) 膵臓は胃の後下部に位置し，弱酸性の膵液や血糖値を調節するホルモンを分泌する。

4) 腸内に放出された胆汁酸塩の大部分は，大腸で再吸収されて腎臓に戻される。

5) 肝臓は，脂溶性ビタミンであるビタミンA，D等の貯蔵臓器であり，水溶性ビタミンであるビタミンB_6やB_{12}等は貯蔵できない。

6) 大腸の腸内細菌は，血液凝固や骨へのカルシウム定着に必要なビタミンD等を産生している。

7) 肺自体には肺を動かす筋組織があり，それらが弛緩・収縮することによって呼吸運動が行われている。

8) 鼻汁にはアミラーゼが含まれ，気道の防御機構の一つとなっている。

9) 肺胞の壁を介して，心臓から送られてくる血液から酸素が肺胞気中に拡散し，代わりに二酸化炭素が血液中の赤血球に取り込まれるガス交換が行われる。

10) 喉頭の後壁にある扁桃は，リンパ組織が集まってできていて，気道に侵入してくる細菌，ウイルス等に対する免疫反応が行われる。

11) 喉頭から肺へ向かう気道が左右の肺へ分岐するまでの部分を気管支といい，そこから肺の中で複数に枝分かれする部分を気管という。

12) 気管支と毛細血管を取り囲んで支持している組織を間質という。

13) 心臓の内部は上部左右の心室，下部左右の心房の4つの空洞に分かれており，心房で血液を集めて心室に送り，心室から血液を拍出する。

14) 肺でのガス交換が行われた血液は，心臓の右側部分（右心房，右心室）に入り，そこから全身に送り出される。

15) 静脈にかかる圧力は比較的高いため，血管壁は動脈よりも厚い。

16) 消化管壁を通っている毛細血管の大部分は，門脈に集まって腎臓に入る。

17) 脾臓は，古くなった白血球を濾しとってマクロファージ（貪食細胞）により処理している。

18) リンパ液の流れは，リンパ系内に存在するポンプ器官の働きによるものであり，流速は血流に比べて緩やかである。

19) ボウマン嚢は，腎小体と尿細管とで構成される腎臓の基本的な機能単位である。

20) ボウマン嚢は，腎臓に入った動脈が細かく枝分かれし，毛細血管が小さな球状となったもの（フィルター）である。

21) 食品から摂取あるいは体内で生合成されたビタミンAは，腎臓で活性型ビタミンAに転換される。

22) 副腎皮質ホルモンの一つであるアルドステロンは，体内にカリウムと水を貯留し，塩分の排泄を促す作用があり，電解質と水分の排出調節の役割を担っている。

23) 副腎皮質では，自律神経系に作用するアドレナリン（エピネフリン）とノルアドレナリン（ノルエピネフリン）が産生・分泌される。

24) 男性は，加齢とともに前立腺が縮小し，尿道を圧迫して排尿困難等を生じることがある。

25) 水晶体は，その周りを囲んでいる毛様体の収縮・弛緩によって，近くの物を見るときには扁平になり，遠くの物を見るときには丸く厚みが増す。

26) ビタミンDが不足すると，夜間視力低下である夜盲症を生じる。

27) 鼻腔は，鼻中隔によって上下に仕切られている。鼻中隔の前部は，毛細血管が豊富に分布していることに加えて粘膜が薄いため，傷つきやすく鼻出血を起こしやすい。

28) 副鼻腔は，鼻腔と同様絨毛を有し粘液を分泌する細胞でできた粘膜で覆われており，副鼻腔に入った埃等は，粘液に捉えられて絨毛の働きによって鼻腔内へ排出される。

29) 中耳は外耳と内耳をつなぐ部分で，鼓膜，鼓室，耳小骨，耳管，耳石器官からなる。

30) 内耳は，平衡器官である蝸牛と，聴覚器官である前庭の2つの部分からなり，いずれも内部はリンパ液で満たされている。

31) 皮膚は，表皮，真皮，皮下組織からなり，このうち皮下組織は，角質細胞と細胞間脂質で構成され，皮膚に弾力を与えている。

32) メラニン色素は，皮下組織にあるメラニン産生細胞（メラノサイト）で産生され，太陽光に含まれる紫外線から皮膚組織を防護する役割がある。

33) 汗腺には，腋窩（わきのした）等の毛根部に分布するエクリン腺（体臭腺）と，手のひら等毛根がないところも含め全身に分布するアポクリン腺の2種類がある。

34) 骨には造血機能があり，すべての骨の骨髄で造血が行われている。

35) 平滑筋は，筋線維を顕微鏡で観察すると横縞模様が見えるので横紋筋とも呼ばれる。

36) 随意筋（骨格筋）は自律神経系で支配されるのに対して，不随意筋（平滑筋及び心筋）は体性神経系（運動神経）に支配されている。

37) 脳において，血液の循環量は心拍出量の約15％と多いが，ブドウ糖の消費量は全身の約1％と少ない。

38) 血液脳関門とは，脳の毛細血管が中枢神経の間質液環境を血液内の組成変動から保護するように働く機能のことをいい，脳の血管は末梢の血管に比べて物質の透過に関する選択性が低い。

39) 脳は頸椎と，延髄（後頭部と頸部の境目あたりに位置する）でつながっている。延髄には，心拍数を調節する心臓中枢，呼吸を調節する呼吸中枢等がある。

40) 小児では，血液脳関門が未発達であるため，循環血液中に移行した医薬品の成分が脳の組織に達しにくい。

41) 中枢神経系の二重支配とは，効果を及ぼす各臓器・器官（効果器）に対して，交感神経系と副交感神経系の2つの神経系が支配していることである。

42) 交感神経の節後線維の末端から放出される神経伝達物質と呼ばれる生体物質はアセチルコリンであり，副交感神経の節後線維の末端から放出される神経伝達物質と呼ばれる生体物質はノルアドレナリンである。汗腺（エクリン腺）を支配する交感神経線維の末端では，例外的にノルアドレナリンが伝達物質として放出される。

43) 内服薬の有効成分の消化管からの吸収は，一般に，消化管が積極的に医薬品成分を取り込む現象である。

44) 坐剤は，肛門から医薬品を挿入することにより，直腸内で溶解させ，薄い直腸内壁の粘膜から有効成分を吸収させるため，有効成分が循環血液中に入ることはない。

45) 内服薬を経口投与後，消化管で吸収された有効成分は，全身循環に入った後に門脈を経て肝臓を通過する。

46) 循環血液中に存在する有効成分の多くは，未変化体又はその代謝物の形で腎臓から尿中に排泄される。腎機能が亢進した人では，正常の人よりも有効成分の尿中への排泄が遅れ，血中濃度が下がりにくいため，医薬品の効き目が過剰に現れたり，副作用を生じやすくなる。

47) チュアブル錠は，口の中で舐めたり噛み砕いたりして服用する剤形だが，水なしで服用してはならない。

48) 外用局所に適用する剤形のうち，軟膏剤と外用液剤は，有効成分が適用部位に留まりやすいという特徴があり，一般的には，患部を水で洗い流したい場合等には軟膏剤を用いることが多い。

49) ショック（アナフィラキシー）は，生体異物に対する遅延型のアレルギー反応の一種である。

50) 皮膚粘膜眼症候群と中毒性表皮壊死融解症は，いずれも発症機序の詳細が明確にされており，発症を予測することが可能となっている。

51) 皮膚粘膜眼症候群と中毒性表皮壊死融解症は，いずれも原因医薬品の使用開始後2週間以内に発症することが多く，1カ月以上経ってから起こることはない。

52) 偽アルドステロン症では，副腎皮質からのアルドステロン分泌が過剰になり，体内にカリウムと水が貯留し，体から塩分（ナトリウム）が失われることから，進行すると，筋力低下，起立不能，歩行困難，痙攣等を生じる。

53) イレウス様症状は，小児や高齢者のほか，普段から下痢傾向のある人に発症のリスクが高い。

54) 誤嚥性肺炎は，肺の中で肺胞と毛細血管を取り囲んで支持している組織（間質）が炎症を起こしたものであり，息切れ・息苦しさ等の呼吸困難，空咳（痰の出ない咳），発熱等の症状を呈する。

55) 外用薬による光線過敏症は，太陽光線（紫外線）に曝されて初めて起こるかぶれ症状であり，医薬品が触れた部分にのみ生じる。

第3章

主な医薬品と
その作用

 第3章はこの試験の最大の試練です。配点も多いので合否の分かれ目です。
いよいよ薬の成分が登場します。どんな働きがあるのか，たくさんの成分名
が出てきますので時間をかけて覚えましょう。

 この章のポイントを簡単にまとめてみました

● 第3章はページ数が多いですが，医薬品登録販売者（登録販売者）になって医
薬品を販売するときに役立つ知識が満載です。頑張って学習しましょう。

● ドラッグストア等で販売されている医薬品の箱に成分名が記載されています。
この章ではどんな成分にどんな効果があるのかを学んでいきます。1つ1つ確
実に理解していきましょう。

● 効果だけではなく，どんな成分にどんな副作用があるのかも学んでいきます。
また，特定の成分を使用してはいけない方もいます。どんな方が使用できない
のか学習し現場で役に立つ知識を習得します。成分名はカタカナが多く覚えに
くいです。何度も口に出して繰り返し覚えましょう。

● ぜひ，皆さんが医薬品登録販売者（登録販売者）になって，生活者の方から医
薬品の相談をされるのをイメージしながら学習しましょう。

1. かぜ薬

□　かぜ薬（総合感冒薬）は，咳で眠れなかったり，発熱で体力を消耗しそうなとき等に，それら諸症状の緩和を図る**対症療法薬**である。**ウイルスの増殖を抑えたり，体内から取り除くものではない。**

1　かぜの諸症状，かぜ薬の働き

□　「かぜ」（感冒）の症状は，くしゃみ，鼻汁・鼻閉（鼻づまり），咽喉痛（いんこう），咳，痰等の呼吸器症状，発熱，頭痛，関節痛，全身倦怠感等の全身症状が，組み合わさって現れる。

□　「かぜ」は単一の疾患ではなく，医学的には「かぜ症候群」といい，主にウイルスが鼻や喉（のど）等に感染して起こる上気道の急性炎症で，通常は**数日〜1週間**程度で自然寛解（かんかい）（症状が落ち着いて安定した状態）し，予後は良好である。

□　かぜの約8割は**ウイルス**（ライノウイルス，コロナウイルス，アデノウイルス等）の感染が原因である。原因となるウイルスは，200種類を超える。
　　それ以外に細菌の感染や，まれに冷気や乾燥，アレルギーのような非感染性の要因による場合もある。

□　かぜとよく似た症状が現れる疾患は，喘息，アレルギー性鼻炎，リウマチ熱，関節リウマチ，肺炎，肺結核，髄膜炎，急性肝炎，尿路感染症等多数ある。
　　急激な発熱を伴う場合，症状が4日以上続くとき又は症状が重篤（じゅうとく）なときは，かぜではない可能性が高い。

□　俗にいう「お腹にくるかぜ」とは，「ウイルス性胃腸炎」である場合が多い。
　　発熱や頭痛を伴って悪心（おしん）（吐きけを伴う気持ち悪さ）・嘔吐，下痢等の消化器症状が現れる。
　　冬場にこれらの症状が現れた場合は，かぜではなくウイルスが消化器に感染したことによるウイルス性胃腸炎である場合が多い。

□　**インフルエンザ**（流行性感冒）は，かぜと同様，ウイルスの呼吸器感染によるものであるが，感染力が強く，重症化しやすいため，かぜとは区別して扱われる。

□　発熱，咳，鼻水等症状がはっきりしている場合には，効果的に症状の緩和を図るため，

解熱鎮痛薬，鎮咳去痰薬，鼻炎用内服薬等が選択されることが望ましい。

存在しない症状に対する不要な成分が配合されていると，副作用のリスクを高めることとなる。

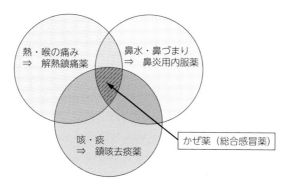

□ かぜ薬と，他のかぜ薬や解熱鎮痛薬，鎮咳去痰薬，鼻炎用薬，アレルギー用薬，鎮静薬，睡眠改善薬等が併用されると，同作用成分が重複して，副作用が起こりやすくなる。

2 主な配合成分と特徴

ⓐ解熱鎮痛成分

□ アスピリン，サリチルアミド，エテンザミド，アセトアミノフェン，イブプロフェン，イソプロピルアンチピリン等

・サリチルアミド，エテンザミドは，15歳未満の小児で水痘（水疱瘡）又はインフルエンザにかかっているときは使用を避ける。

・アスピリン，サザピリン，イブプロフェンは，一般用医薬品では，小児に対してはいかなる場合も使用しない。

・インフルエンザには，解熱鎮痛成分がアセトアミノフェンや生薬成分のみからなる製品の選択を提案する。

ⓑ解熱鎮痛成分（生薬成分）

□ ジリュウ（「2. 解熱鎮痛薬」を参照）

ⓒ抗ヒスタミン成分

□ クロルフェニラミンマレイン酸塩，カルビノキサミンマレイン酸塩，メキタジン，クレマスチンフマル酸塩，ジフェンヒドラミン塩酸塩等

・くしゃみや鼻汁を抑える。
・肥満細胞から遊離したヒスタミンが**受容体と反応するのを妨げる**ことにより，ヒスタミンの働きを抑える。

 抗ヒスタミン剤は語尾が「〜ミン，〜ジン，〜チン」が多いよ。

❹ 抗コリン成分

□ ベラドンナ総アルカロイド，ヨウ化イソプロパミド
・抗コリン作用により，鼻汁分泌やくしゃみを抑える（鼻腔内の粘液分泌腺からの粘液の分泌を抑える，鼻腔内の刺激を伝達する副交感神経系の働きを抑える）。

❺ アドレナリン作動成分

□ メチルエフェドリン塩酸塩，メチルエフェドリンサッカリン塩，プソイドエフェドリン塩酸塩，マオウ（生薬成分）
・交感神経系を刺激し**鼻粘膜の充血を和らげ**，気管・気管支を拡げる。
・いずれも**依存性がある**。

 アドレナリン作動成分は語尾が「〜リン」が多いよ。

アドレナリン作動成分を使用	交感神経系	効果器	副交感神経系	抗コリン成分を使用
散瞳 ←	瞳孔散大	目	瞳孔収縮	→ 散瞳
		房水	排出促進	→ 眼圧上昇
	少量の粘性の高い唾液を分泌	唾液腺	唾液分泌亢進	→ 口渇
心拍数増加 ←	心拍数増加	心臓	心拍数減少	→ 心拍数増加
血圧上昇 ←	収縮（血圧上昇）	末梢血管	拡張（血圧降下）	
鎮咳作用 ←	拡張	気管，気管支	収縮	
	血管の収縮	胃	胃液分泌亢進	→ 胃液分泌抑制
	運動低下	腸	運動亢進	→ 便秘
血糖値上昇 ←	グリコーゲンの分解（ブドウ糖の放出）	肝臓	グリコーゲンの合成	
	立毛筋収縮	皮膚	―	
	発汗亢進	汗腺	―	→ 発汗抑制
排尿抑制 ←	排尿筋の弛緩（排尿抑制）	膀胱	排尿筋の収縮（排尿促進）	→ 排尿抑制

❻鎮咳成分

□ コデインリン酸塩水和物，ジヒドロコデインリン酸塩，デキストロメトルファン臭化水素酸塩，ノスカピン，チペピジンヒベンズ酸塩，クロペラスチン塩酸塩，ナンテンジツ（生薬成分）等
  ・咳を抑える（延髄の咳嗽中枢に作用）。
  ・コデインリン酸塩水和物，ジヒドロコデインリン酸塩は，**依存性がある**。また，これらの成分は12才未満の小児には使用禁忌である。

 「コデイン」，「〜尿素」，「エフェドリン」，「マオウ」，「カフェイン」は依存性があります。

❼去痰成分

□ グアイフェネシン，グアヤコールスルホン酸カリウム，ブロムヘキシン塩酸塩，エチルシステイン塩酸塩，シャゼンソウ，セネガ，キキョウ，セキリン，オウヒ（生薬成分）等
  ・痰の切れを良くする。

❽抗炎症成分

 鼻粘膜や喉の炎症による腫れを和らげます。

□ トラネキサム酸
  ・体内の起炎物質産生を抑制することで**炎症**の発生を抑え，腫れを和らげる。
  ・**凝固した血液を溶解されにくくする**働きもあるため，血栓のある人は，治療を行っている医師又は処方薬の調剤を行った薬剤師に相談する。

□ グリチルリチン酸二カリウム
  ・作用本体であるグリチルリチン酸は，化学構造がステロイド性抗炎症成分と類似しており，**抗炎症作用**を示す。
  ・大量に摂取すると，**偽アルドステロン症**を生じるおそれがある。**高齢者，むくみ，心臓病，腎臓病，高血圧**のある人は，偽アルドステロン症を生じるリスクが高いため注意する。
  ・1日最大服用量がグリチルリチン酸として**40mg以上**（カンゾウとして1g以上）となる製品は，長期連用を避ける。
  ・医薬品ではグリチルリチン酸としての1日摂取量が**200mg**を超えないよう用量が定められている。
  ・グリチルリチン酸を含む生薬成分として，**カンゾウ**（甘草）がある。

グリチルリチン酸二カリウムは，甘味料として食品や医薬部外品にも広く用いられているため，グリチルリチン酸の総摂取量に注意しましょう。

□　カミツレ等（生薬成分）
　　・発汗，抗炎症等の作用がある。
　　・カミツレの成分であるアズレンを水溶性にしたアズレンスルホン酸ナトリウムが用いられる場合もある。

❶鎮静成分

□　ブロモバレリル尿素，アリルイソプロピルアセチル尿素
　　・解熱鎮痛成分の鎮痛作用を助ける。
　　・**依存性がある。**

❶制酸成分

□　ケイ酸アルミニウム，酸化マグネシウム，水酸化アルミニウムゲル等
　　・胃酸を中和し，解熱鎮痛成分による胃腸障害を軽減させる。
　　・かぜ薬では，胃腸症状に対する薬効を標榜することは認められていない。

薬効が標榜できないとは，効能・効果を書くことはできないという意味です。

❶カフェイン類

□　カフェイン，無水カフェイン，安息香酸ナトリウムカフェイン等
　　・解熱鎮痛成分の鎮痛作用を助ける。
　　・抗ヒスタミン成分や鎮静成分による眠気が解消されるわけではない。

❶その他

□　ビタミンC，ビタミンB_2，ヘスペリジン，ビタミンB_1，アミノエチルスルホン酸（タウリン），ニンジンやチクセツニンジンの生薬成分等
　　・かぜの時に消耗しやすいビタミン又はビタミン様物質を補給する。
　　・ビタミンC，ビタミンB_2，ヘスペリジン：粘膜の健康維持・回復作用がある。
　　・ビタミンB_1，アミノエチルスルホン酸（タウリン）：疲労回復作用がある。
　　・ニンジン，チクセツニンジン：強壮作用がある。

3 漢方処方製剤

- [ ] 半夏厚朴湯を除くいずれも，構成生薬として**カンゾウ**を含む。

- [ ] 麻黄湯，葛根湯，小青竜湯は，構成生薬として**マオウ**を含む。

> ・カンゾウは多くの漢方薬に含まれるので，含まれていない漢方薬名を覚えましょう。
> ・マオウは一部の漢方薬に含まれるので，含まれている漢方薬名を覚えましょう。

◆漢方処方名と特徴

- [ ] **葛根湯**
  - ・体力中等度以上のものの**感冒の初期**（汗をかいていないもの），鼻かぜ，鼻炎，頭痛，肩こり，筋肉痛，手や肩の痛みに適す。
  - ・体の虚弱な人（体力の衰えている人，体の弱い人），胃腸の弱い人，発汗傾向の著しい人では，悪心，胃部不快感等の副作用が現れやすい等，不向き。
  - ・構成生薬に**カンゾウ，マオウ**を含む。
  - ・まれに重篤な副作用として肝機能障害，**偽アルドステロン症**を生じる。

- [ ] **麻黄湯**
  - ・体力充実して，**かぜのひきはじめ**で，寒気がして発熱，頭痛があり，咳が出て身体のふしぶしが痛く汗が出ていないものの感冒，鼻かぜ，気管支炎，鼻づまりに適す。
  - ・胃腸の弱い人，発汗傾向の著しい人では，悪心，胃部不快感，発汗過多，全身脱力感等の副作用が現れやすい等，不向き。
  - ・構成生薬に**カンゾウ，マオウ**（マオウの含有量が多くなるため，体の虚弱な人は使用を避ける）を含む。

- [ ] **小青竜湯**
  - ・体力中等度又はやや虚弱で，**うすい水様の痰を伴う咳や鼻水**が出るものの気管支炎，気管支喘息，鼻炎，アレルギー性鼻炎，むくみ，感冒，花粉症に適す。
  - ・体の虚弱な人，胃腸の弱い人，発汗傾向の著しい人では，悪心，胃部不快感等の副作用が現れやすい等，不向き。
  - ・構成生薬に**カンゾウ，マオウ**を含む。
  - ・まれに重篤な副作用として，肝機能障害，間質性肺炎，偽アルドステロン症を生じる。

第3章

□　小柴胡湯 (しょうさいことう)
　・体力中等度で，ときに脇腹（腹）からみぞおちあたりにかけて苦しく，食欲不振や口の苦味があり，舌に白苔 (はくたい) がつくものの食欲不振，吐きけ，胃炎，胃痛，胃腸虚弱，疲労感，**かぜの後期**の諸症状に適す。胃腸虚弱，胃炎のような消化器症状にも用いられる。
　・体の虚弱な人には不向き。
　・構成生薬にカンゾウを含む。
　・まれに重篤 (じゅうとく) な副作用として間質性肺炎，肝機能障害を生じる。
　・**インターフェロン製剤**（ウイルス性肝炎等の治療薬）で治療を受けている人では，**間質性肺炎**の副作用が現れるおそれが高まるため，使用を避ける。
　・その他の副作用として，膀胱炎様症状（頻尿，排尿痛，血尿，残尿感）が現れる。

□　柴胡桂枝湯 (さいこけいしとう)
　・体力中等度又はやや虚弱で，多くは腹痛を伴い，ときに微熱・寒気・頭痛・吐きけ等のあるものの胃腸炎，**かぜの中期から後期**の症状に適す。
　・構成生薬にカンゾウを含む。
　・まれに重篤 (じゅうとく) な副作用として間質性肺炎，肝機能障害を生じる。
　・その他の副作用として，膀胱炎様症状（頻尿，排尿痛，血尿，残尿感）が現れる。

□　桂枝湯 (けいしとう)，香蘇散 (こうそさん)
　・桂枝湯 (けいしとう) は，体力虚弱で，汗が出るもののかぜの初期に適す。
　・香蘇散 (こうそさん) は，体力虚弱で，神経過敏で気分がすぐれず胃腸の弱いもののかぜの初期，血の道症に適す。
　・構成生薬にいずれもカンゾウを含む。

血の道症とは，月経，妊娠，出産，産後，更年期等女性のホルモン変動に伴って現れる精神不安やいらだち等の精神神経症状及び身体症状のことです。

□　半夏厚朴湯 (はんげこうぼくとう)，麦門冬湯 (ばくもんどうとう)　（「7. 咳止め・痰を出しやすくする薬」を参照）

4　主な副作用，相互作用，受診勧奨等

□　かぜ薬の重篤 (じゅうとく) な副作用は，解熱鎮痛成分（生薬成分を除く）によるものが多い。

□　かぜ薬（漢方処方成分と生薬成分のみからなる製品を除く）に共通する重篤 (じゅうとく) な副作用として，ショック（アナフィラキシー），皮膚粘膜眼症候群，中毒性表皮壊死融解症 (えし)，喘息，間質性肺炎が起きることがある。

●かぜ薬の成分による副作用

重篤な副作用	成分名		
肝機能障害	アスピリン	アスピリンアルミニウム	アセトアミノフェン
	イブプロフェン	葛根湯	小柴胡湯
	柴胡桂枝湯	小青竜湯	麦門冬湯
偽アルド ステロン症	グリチルリチン酸二カリウム	グリチルレチン酸	カンゾウ
腎障害	イブプロフェン		
無菌性髄膜炎			
その他の 副作用	成分名		
眠気・口渇	抗ヒスタミン成分	鎮静成分（眠気）	
便秘	コデインリン酸塩水和物	ジヒドロコデインリン酸塩	
排尿困難	抗コリン成分	抗ヒスタミン成分	マオウ

☐ アルコールは医薬品成分の吸収や代謝に影響を与え，肝機能障害が起こりやすくなるため，かぜ薬の服用期間中は，飲酒を控える。

☐ 一定期間又は一定回数使用して症状の改善がみられない場合は，別の疾患，細菌感染の合併等が疑われる。

☐ かぜ薬を使用した後，症状が悪化してきた場合は，間質性肺炎やアスピリン喘息等，かぜ薬自体の副作用による症状が現れた可能性もある。

☐ 高熱，黄色や緑色に濁った膿性（のうせい）の鼻汁・痰，喉（のど）の激しい痛みや腫れ，呼吸困難を伴う激しい咳といった症状がみられる場合は，一般用医薬品による自己治療ではなく，初めから医療機関での診療を受ける。

☐ 慢性呼吸器疾患，心臓病，糖尿病等の基礎疾患がある人では，基礎疾患の悪化や合併症の併発を避けるため，初めから医療機関の受診が望ましい。

☐ 小児のかぜでは，急性中耳炎を併発しやすい（症状が長引くような場合は受診勧奨）。

☐ 2歳未満の乳幼児は，医師の診断を受けることを優先し，止むを得ない場合にのみ服用させる。

p 244の知識確認問題問1〜問7にチャレンジしよう！

第3章

2. 解熱鎮痛薬

☐　解熱鎮痛薬は，発熱や痛みを緩和するため使用される医薬品（内服薬）の総称である。発熱や痛みの原因となっている**病気や外傷を根本的に治すものではない。**

1　痛みや発熱が起こる仕組み，解熱鎮痛薬の働き

☐　痛みは病気や外傷等に対する警告信号として，発熱は細菌やウイルス等の感染等に対する生体防御機能の一つとして引き起こされる。

　痛み，発熱，炎症には，プロスタグランジンという物質が関与しています。

☐　プロスタグランジン（ホルモンに似た働きをする物質）は，病気や外傷があるときに活発に産生され，以下の働きをする。
　・痛みのシグナルを増幅して痛みを増強する。
　・脳の温熱中枢に作用して，体温が高くなるように調節する。
　・炎症の発生に関与する。

☐　多くの解熱鎮痛薬には，**プロスタグランジンの産生を抑制する**成分が配合され，以下の作用を示す。
　・**鎮痛作用**：痛みのシグナルの増幅を防いで痛みを鎮める。
　・**解熱作用**：体温調節を正常状態に戻して熱を下げる。
　・**抗炎症作用**：炎症の発生部位に作用して腫れ等の症状を和らげる。

☐　月経痛（生理痛）は，月経の起こる過程にプロスタグランジンが関わっていることから，解熱鎮痛薬の効能・効果に含まれる。

☐　腹痛を含む痙攣性の内臓痛は発生の仕組みが異なるため，一部の漢方処方製剤を除き，解熱鎮痛薬の効果は期待できない。

2　代表的な配合成分等，主な副作用

(a) 解熱鎮痛成分

 アスピリン，サザピリン，エテンザミド，イブプロフェン，イソプロピルアンチピリン等は，非ステロイド性抗炎症薬と呼ばれNSAIDs（エヌセイズ）とも言います。

□　解熱に関しては，中枢神経系におけるプロスタグランジンの産生抑制作用のほか，腎臓における水分の再吸収を促して循環血流量を増し，発汗を促進する作用も寄与している。

□　末梢での痛みや炎症反応に対しては，局所のプロスタグランジンの産生を抑える働きにより，それらを鎮める。

□　循環血流量の増加は心臓の負担を増大させるため，心臓に障害がある場合は，その症状を悪化させるおそれがある。

□　末梢でのプロスタグランジンの産生抑制は，腎臓の血流量を低下させるため，腎機能に障害があると，その症状を悪化させる可能性がある。

□　肝臓においては，解熱鎮痛成分が代謝されて生じる物質がアレルゲンとなってアレルギー性の肝機能障害を誘発することがある。

□　プロスタグランジンには，胃酸分泌調節作用，胃腸粘膜保護作用もある。これらの働きが解熱鎮痛成分によって妨げられると，胃粘膜障害を起こしやすくなるため，なるべく空腹時を避けて服用する。
　　胃・十二指腸潰瘍があると，その症状を悪化させるおそれがある。

□　長期間にわたって解熱鎮痛薬が使用されると，自覚症状がないまま徐々に臓器の障害が進行するおそれがあり，長期連用は避ける。

□　アルコールが解熱鎮痛成分の吸収や代謝に影響を与え，肝機能障害等の副作用が起こりやすくなるおそれがあるため，解熱鎮痛薬の服用期間中は，飲酒を避ける。

□　まれに重篤な副作用としてショック（アナフィラキシー），皮膚粘膜眼症候群や中毒性表皮壊死融解症，喘息を生じる。
　　「アスピリン喘息」は，アスピリン特有の副作用ではなく，他の解熱鎮痛成分でも生じる。

□　胎児への影響を考慮して，妊婦又は妊娠していると思われる女性に関して，使用上の注意「相談すること」の項で注意喚起がなされている。アスピリン，サザピリン，サリチルアミド，イブプロフェン，イソプロピルアンチピリン等を，妊娠末期のラットに投与した実験において，胎児に弱い動脈管の収縮が見られたとの報告がある。

第3章

◆成分名と特徴

☐　化学的に合成された成分と生薬成分に大別される。

ⓐサリチル酸系解熱鎮痛成分

☐　アスピリン（別名：アセチルサリチル酸）
- 他の解熱鎮痛成分に比べて**胃腸障害が起こりやすい。**
- アスピリンアルミニウム：胃粘膜への悪影響が少ない。
- 血液を凝固しにくくさせる作用がある。胎児や出産時の母体への影響（妊娠期間の延長，子宮収縮の抑制，分娩時出血の増加）を考慮し，**出産予定日12週以内の使用を避ける。**
- 医療用医薬品では，血栓予防薬の成分としても用いられる。
- まれに重篤（じゅうとく）な副作用として肝機能障害を生じる。
- ライ症候群の発生が示唆されているため，アスピリン（アスピリンアルミニウムを含む。）は，**15歳未満の小児に対しては，いかなる場合も一般用医薬品として使用してはならない。**

☐　サザピリン，サリチル酸ナトリウム
- ライ症候群の発生が示唆されているため，15歳未満の小児に対しては，いかなる場合も一般用医薬品として使用してはならない。

☐　エテンザミド，サリチルアミド
- ほかの解熱鎮痛成分と比べて，痛みの発生を抑えるよりも，痛みの伝わりを抑える働きが強いため，他の解熱鎮痛成分と組み合わせて配合されることが多い。
アセトアミノフェン，カフェイン，エテンザミドの組合せは，それぞれの頭文字から「ACE処方」と呼ばれる。
- ライ症候群の発生が示唆されているため，**水痘（水疱瘡（みずぼうそう））又はインフルエンザにかかっている15歳未満の小児に対しては使用を避ける。**

> ライ症候群とは，主として小児が水痘（水疱瘡）やインフルエンザ等のウイルス性疾患にかかっているときに，激しい嘔吐や意識障害，痙攣等の急性脳症の症状を呈する症候群で，その発生はまれですが死亡率が高く，生存の場合も脳に重い障害を残す等，予後は不良です。

ⓑ他の解熱鎮痛成分

☐　アセトアミノフェン
- 主として**中枢**作用によって解熱・鎮痛をもたらすため，**末梢における抗炎症作用は期**

待できない。

- ・胃腸障害は少なく，空腹時に服用できる製品もあるが，食後の服用が推奨されている。
- ・重篤（じゅうとく）な副作用として，皮膚粘膜眼症候群，中毒性表皮壊死融解症（えし），急性汎発性発疹（はんぱつせい）性膿疱症（のうほう），間質性肺炎，腎障害，肝機能障害を生じる。
- ・定められた用量を超えて使用した場合や，日頃から酒類（アルコール）をよく摂取する人では，重篤（じゅうとく）な副作用が起こりやすい。
- ・小児の解熱に用いる内服薬，坐薬があるが，両者は併用しない。

□　イブプロフェン

- ・**アスピリン等に比べて胃腸への悪影響が少なく**，抗炎症作用も示す。
- ・**15歳未満の小児に対しては**，いかなる場合も一般用医薬品として**使用してはならない。**
- ・胃・十二指腸潰瘍（かいよう），潰瘍（かいよう）性大腸炎又はクローン病（口腔から肛門までの消化管全域にわたって不連続に炎症や潰瘍（かいよう）を生じる病気）の既往歴がある人では，再発を招くおそれがある。（プロスタグランジンの産生を抑える作用により，消化管粘膜の防御機能が低下するため。）
- ・**出産予定日12週以内の妊婦は使用しない。**
- ・重篤（じゅうとく）な副作用として，肝機能障害，腎障害，無菌性髄膜炎を生じる。
- ・**全身性エリテマトーデス，混合性結合組織病**のある人は，無菌性髄膜炎を生じやすい。

□　イソプロピルアンチピリン（ピリン系解熱鎮痛成分）

- ・解熱や鎮痛の作用は比較的強いが，抗炎症作用は弱いため，他の解熱鎮痛成分と組み合わせて配合される。
- ・**一般用医薬品で唯一のピリン系解熱鎮痛成分**である。
- ・ピリン系解熱鎮痛成分によって薬疹（ピリン疹と呼ばれる）等のアレルギー症状を起こしたことがある人では，使用を避ける。

 アスピリンやサザピリンはピリン系ではないので注意しましょう。

●生薬成分

□　生薬成分が解熱又は鎮痛をもたらす仕組みは，化学的に合成された成分（プロスタグランジンの産生を抑える作用）と異なるものと考えられており，アスピリン等の解熱鎮痛成分を避けなければならない場合にも使用できる。

□　ジリュウ

- ・**フトミミズ科**の*Pheretima aspergillum* Perrier 又はその近縁動物の内部を除いたもの。

・古くから「熱さまし」として用いられてきた。

・「感冒時の解熱」が効能・効果となっている。

・プロスタグランジンを抑えることはない。

 ジリュウは漢字で地竜と書くよ。

地面で竜のようにクネクネしているミミズ（フトミミズ科）を連想しよう。

☐　シャクヤク，ボタンピ

・シャクヤクはボタン科のシャクヤクの根。

・ボタンピはボタン科のボタンの根皮。

・鎮痛鎮痙作用，鎮静作用を示し，内臓の痛みにも用いられる。

☐　ボウイ

・ツヅラフジ科のオオツヅラフジの蔓性の茎及び根茎を，通例，横切したもの。

・鎮痛，尿量増加（利尿）等の作用がある。

・日本薬局方収載のボウイは，煎薬として筋肉痛，神経痛，関節痛に用いられる。

☐　カンゾウ

・抗炎症作用がある。

☐　ショウキョウ，ケイヒ等

・発汗を促して解熱を助ける。

ⓓその他

☐　コンドロイチン硫酸ナトリウム

・関節痛や肩こり痛等の改善を促す。

(b) その他の成分

◆成分名と特徴

ⓐ鎮静成分

☐　ブロモバレリル尿素，アリルイソプロピルアセチル尿素

・解熱鎮痛成分の鎮痛作用を助ける。

・依存性がある。

☐　カノコソウ

・生薬成分で鎮静作用がある。

❺制酸成分

□ ケイ酸アルミニウム，メタケイ酸アルミン酸マグネシウム，酸化マグネシウム，水酸化アルミニウムゲル等
・胃酸を中和し，解熱鎮痛成分（生薬成分を除く）による胃腸障害を軽減させる。
・解熱鎮痛薬では，胃腸症状に対する薬効を標榜することは認められていない。

❻骨格筋の緊張を鎮める成分

□ メトカルバモール
・骨格筋の緊張をもたらす脊髄反射を抑制する作用があり「筋肉のこり」を和らげる。
・鎮静作用を示し，眠気，めまい，ふらつきが現れることがあるため，乗物又は機械類の運転操作を避ける。
・消化器系の副作用として，悪心（吐きけ），嘔吐，食欲不振，胃部不快感が現れることがある。

❼カフェイン類

□ カフェイン，無水カフェイン，安息香酸ナトリウムカフェイン等
・解熱鎮痛成分の鎮痛作用を増強する。
・中枢神経系を刺激し頭をすっきりさせたり，疲労感・倦怠感を和らげる。
・鎮静成分の作用による眠気が解消されるわけではない。

❽ビタミン成分

□ ビタミンB$_1$，ビタミンB$_2$，ビタミンC等
・発熱等によって消耗されやすいビタミンを補給する。

3 漢方処方製剤

□ 呉茱萸湯以外は，いずれも構成生薬としてカンゾウを含む。
□ 芍薬甘草湯以外は，比較的長期間（1カ月位）服用することがある。

◆漢方処方名と特徴

□ 芍薬甘草湯
・体力に関わらず使用でき，筋肉の急激な痙攣を伴う痛みのあるものの**こむらがえり**，筋肉の痙攣，腹痛，腰痛に適す。

第3章

・**症状があるときのみの服用**にとどめ，連用を避ける。
・重篤な副作用として，肝機能障害，間質性肺炎，うっ血性心不全，心室頻拍を生じる。
・**心臓病**の診断を受けた人では**使用を避ける**。

☐ 薏苡仁湯，麻杏薏甘湯
・薏苡仁湯：体力中等度で，関節や筋肉のはれや痛みがあるものの関節痛，筋肉痛，神経痛に適す。
・麻杏薏甘湯：体力中等度なものの関節痛，神経痛，筋肉痛，いぼ，手足のあれ（手足の湿疹・皮膚炎）に適す。
・いずれも体の虚弱な人，胃腸の弱い人，発汗傾向の著しい人では，悪心・嘔吐，胃部不快感等の副作用が現れやすい等，不向き。
・いずれも構成生薬としてマオウを含む。

☐ 疎経活血湯
・体力中等度で，痛みがあり，ときに痺れがあるものの関節痛，神経痛，腰痛，筋肉痛に適す。
・胃腸が弱く下痢しやすい人では，消化器系の副作用（食欲不振，胃部不快感等）が現れやすい等，不向き。

☐ 釣藤散
・体力中等度で，慢性に経過する頭痛，めまい，肩こり等があるものの慢性頭痛，神経症，高血圧の傾向のあるものに適す。
・胃腸虚弱で冷え症の人では，消化器系の副作用が現れやすい等，不向き。

☐ 当帰四逆加呉茱萸生姜湯
・体力中等度以下で，手足の冷えを感じ，下肢の冷えが強く，下肢又は下腹部が痛くなりやすいものの冷え症，しもやけ，頭痛，下腹部痛，腰痛，下痢，月経痛に適す。
・胃腸の弱い人には不向き。

☐ 呉茱萸湯
・体力中等度以下で，手足が冷えて肩がこり，ときにみぞおちが膨満するものの頭痛，頭痛に伴う吐きけ・嘔吐，しゃっくりに適す。

☐ 桂枝加朮附湯，桂枝加苓朮附湯
・桂枝加朮附湯：体力虚弱で，汗が出，手足が冷えてこわばり，ときに尿量が少ないものの関節痛，神経痛に適す。
・桂枝加苓朮附湯：体力虚弱で，手足が冷えてこわばり，尿量が少なく，ときに動悸，めまい，筋肉のぴくつきがあるものの関節痛，神経痛に適す。
・いずれものぼせが強く赤ら顔で体力が充実している人では，動悸，のぼせ，ほてり等

の副作用 が現れやすい等，不向き。

4　相互作用，受診勧奨等

☐ 解熱鎮痛薬は，他の解熱鎮痛薬やかぜ薬，鎮静薬，外用消炎鎮痛薬等が併用されると，成分の重複摂取となり副作用が起こりやすくなる。

☐ 「痛み止め」と「熱さまし」は影響し合わないと誤って認識されている場合もある。適宜注意を促していくことが重要である。

☐ アルコールは，アスピリン，アセトアミノフェン，イブプロフェン，イソプロピルアンチピリン等による胃腸障害を増強（アルコールの作用によって胃粘膜が荒れるため）したり，アセトアミノフェンによる肝機能障害を起こりやすくする。

☐ 通常，体温が38℃以下であればひきつけや著しい体力消耗等のおそれはなく，解熱鎮痛薬を使用する必要はない。

☐ 解熱鎮痛薬は，頭痛の症状が軽いうちに服用するのが効果的だが，症状が現れないうちに予防的に使用することは適切ではない。解熱鎮痛薬を連用することにより，頭痛が常態化することがある。

☐ 発熱に，激しい腹痛や下痢等の消化器症状，息苦しい等の呼吸器症状，排尿時の不快感等の泌尿器症状，又は発疹や痒み等の皮膚症状等を伴っている場合，発熱が1週間以上続いている場合は，医療機関を受診する。

☐ 月経痛（生理痛）が，年月の経過に伴って次第に増悪していく場合は，子宮内膜症（子宮内膜やそれに類似した組織が，子宮内膜層以外の骨盤内の組織・臓器で増殖する病気）等の可能性がある。

☐ 頭痛が頻繁に現れて，24時間以上続く場合，一般用医薬品を使用しても痛みを抑えられない場合は，医療機関を受診する。
頭痛が次第に増してきて耐え難いような場合，これまで経験したことがない激しい突然の頭痛，手足の痺れや意識障害等の精神神経系の異常を伴う頭痛の場合は，くも膜下出血等，生命に関わる重大な病気である可能性がある。

☐ 解熱鎮痛薬を使用したときは症状が治まるが，しばらくすると頭痛が再発し，解熱鎮痛薬が常時手放せないような場合には，薬物依存が形成されている可能性がある。

 p 244の知識確認問題問8〜問11にチャレンジしよう！

3.　眠気を促す薬

☐　催眠鎮静薬は，睡眠を促したり，精神の昂（たか）ぶりを鎮めたりするために使用される。

1　代表的な配合成分等，主な副作用

☐　**ヒスタミン**は，睡眠・覚醒に関与する脳の神経細胞を刺激し，**覚醒の維持**に働くため，脳における**ヒスタミン刺激が低下すると**，**眠気**が促される（抗ヒスタミン成分）。

◆成分名と特徴

❶抗ヒスタミン成分

☐　ジフェンヒドラミン塩酸塩
- 抗ヒスタミン成分の中で中枢作用が強い。
- 睡眠改善薬として，**一時的な睡眠障害の緩和**に用いる。
- **慢性的**に不眠症状がある人，医療機関において不眠症の診断を受けている人を**対象とするものではない**。
- **妊娠中**の睡眠障害は，ホルモンのバランスや体型の変化等によるものであり，睡眠改善薬の**適用対象とならない**（使用を避ける）。
- **小児及び若年者**では，眠気とは正反対の作用を生じて，**神経過敏や中枢興奮**等が現れることがある。**15歳未満の小児**では神経過敏や興奮等が起きやすく，**使用を避ける**。
- 眠気が促されるため，乗物又は機械類の運転操作を避ける。
- 目が覚めたあとも，注意力の低下や寝ぼけ様症状，判断力の低下等の一時的な意識障害，めまい，倦怠感を起こすことがある。

❷鎮静成分

☐　ブロモバレリル尿素，アリルイソプロピルアセチル尿素
- 脳の興奮を抑え，痛み等を感じる感覚（痛覚）を鈍くする。
- **少量でも眠気**を催しやすく，乗物又は機械類の**運転操作を避ける**。
- 反復して摂取すると依存を生じるため，乱用されることがある。
- うつ病患者はときに自殺行動を起こすことがある。ブロモバレリル尿素の大量摂取に

よる自殺が日本で社会問題になった。
・**ブロモバレリル尿素**は，**胎児に障害を引き起こす**可能性があるため，**妊婦又は妊娠し
ていると思われる女性は使用を避ける。**

◉生薬成分

☐ 神経の興奮・緊張を和らげる作用がある。

☐ 生薬成分のみからなる鎮静薬でも，複数の鎮静薬の併用や，長期連用は避ける。

☐ **チョウトウコウ**
・アカネ科のカギカズラ，*Uncaria sinensis* Haviland 又は *Uncaria macrophylla*
Wallichの通例とげ。

☐ **サンソウニン**
・クロウメモドキ科のサネブトナツメの種子。

 サン（酸）ソウニンから，酸っぱいウメを連想しよう。

☐ **カノコソウ（別名：キッソウコン）**
・オミナエシ科のカノコソウの根及び根茎。

☐ **チャボトケイソウ（別名：パッシフローラ）**
・南米原産のトケイソウ科の植物，その開花期における茎及び葉。

☐ **ホップ**
・ヨーロッパ南部から西アジアを原産とするアサ科のホップの成熟した球果状の果穂(かすい)。

2 漢方処方製剤

☐ 漢方処方製剤は，症状の原因となる体質の改善を主眼としているため，比較的長期間
（1カ月位）服用されることが多い。

☐ 抑肝散(よくかんさん)，抑肝散加陳皮半夏(よくかんさんかちんびはんげ)，柴胡加竜骨牡蛎湯(さいこかりゅうこつぼれいとう)，桂枝加竜骨牡蛎湯(けいしかりゅうこつぼれいとう)は，小児の疳(かん)や夜
泣きにも用いられる。

☐ ほとんどが構成生薬としてカンゾウを含む。

◆漢方処方名と特徴

☐ 柴胡加竜骨牡蛎湯(さいこかりゅうこつぼれいとう)

・体力中等度以上で，精神不安があって，動悸，不眠，便秘等を伴う高血圧の随伴症状（動悸，不安，不眠），神経症，更年期神経症，小児夜なき，便秘に適す。

・体の虚弱な人，胃腸が弱く下痢しやすい人，瀉下薬（下剤）を服用している人では，腹痛，激しい腹痛を伴う下痢の副作用が現れやすい等，不向き。

・構成生薬にダイオウを含む。

・重篤な副作用として，まれに肝機能障害，間質性肺炎を生じる。

□ 抑肝散

・体力中等度をめやすとして，神経が昂ぶり，怒りやすい，イライラ等があるものの神経症，不眠症，小児夜なき，小児疳症（神経過敏），歯ぎしり，更年期障害，血の道症に適す。

・心不全を引き起こす可能性がある（動くと息が苦しい，疲れやすい，足がむくむ，急に体重が増えた等の症状に注意）。

 抑肝散は，神経の昂ぶりを抑えると覚えよう。

□ 抑肝散加陳皮半夏

・体力中等度をめやすとして，やや消化器が弱く，神経が昂ぶり，怒りやすい，イライラ等があるものの神経症，不眠症，小児夜なき，小児疳症（神経過敏），更年期障害，血の道症，歯ぎしりに適す。

□ 酸棗仁湯

・体力中等度以下で，心身が疲れ，精神不安，不眠等があるものの不眠症，神経症に適す。

・胃腸が弱い人，下痢又は下痢傾向のある人では，消化器系の副作用（悪心，食欲不振，胃部不快感等）が現れやすい等，不向き。

・1週間位服用して症状の改善がみられない場合には，漫然と服用を継続せず，医療機関を受診する。

□ 加味帰脾湯

・体力中等度以下で，心身が疲れ，血色が悪く，ときに熱感を伴うものの貧血，不眠症，精神不安，神経症に適す。

□ 桂枝加竜骨牡蛎湯

・体力中等度以下で疲れやすく，神経過敏で，興奮しやすいものの神経質，不眠症，小児夜なき，夜尿症，眼精疲労，神経症に適す。

3 相互作用，受診勧奨等

☐ ジフェンヒドラミン塩酸塩，ブロモバレリル尿素，アリルイソプロピルアセチル尿素は，催眠鎮静薬以外の医薬品にも配合されていることがあり，これらの成分を含有する医薬品と他の催眠鎮静薬が併用されると，効き目や副作用が増強されるおそれがある。

☐ 副作用が増強されるおそれがあるため，ジフェンヒドラミン塩酸塩，ブロモバレリル尿素又はアリルイソプロピルアセチル尿素を含む催眠鎮静薬の服用時には飲酒を避ける。

☐ 医療機関で不眠症（睡眠障害），不安症，神経症等の診断がなされ，治療を受けている場合には，一般用医薬品の催眠鎮静薬を自己判断で使用すると，その治療を妨げるおそれがあり，使用を避ける。

☐ 生薬成分のみからなる鎮静薬や漢方処方製剤の場合は，飲酒を避けることとはなっていないが，アルコールは睡眠の質を低下させ，医薬品の効果を妨げることがある。

☐ セントジョーンズワート，催眠鎮静薬に配合される生薬成分は，食品（ハーブ）としても流通しており，それらの食品との相互作用に注意する。

☐ ブロモバレリル尿素等の反復摂取によって依存を生じている場合は，自己の努力のみで依存からの離脱を図ることは困難であり，医療機関での診療が必要である。

p 244〜p 245の知識確認問題問12〜問15にチャレンジしよう！

4. 眠気を防ぐ薬

□　眠気防止薬は，眠気や倦怠感を除去することを目的とした医薬品である。主な有効成分としてカフェインが配合されている。

1　カフェインの働き，主な副作用

□　脳に軽い興奮を引き起こし，一時的に眠気や倦怠感を抑える。
脳が過剰に興奮すると，副作用として振戦（震え），めまい，不安，不眠，頭痛等を生じる。

□　反復摂取により**依存**を形成する性質があるため，短期間の服用にとどめ連用しないようにする。

□　血液－胎盤関門を通過して胎児に到達し，胎児の発達に影響を及ぼす可能性がある。

□　乳汁中に移行する。
乳児はカフェインの代謝に時間がかかるため，体内にカフェインの蓄積を生じ，頻脈，不眠等を起こす可能性がある。

□　カフェインのその他の作用
・**利尿**作用：腎臓におけるナトリウムイオン（同時に水分）の再吸収**抑制**があり，尿量の**増加**をもたらす。
・胃液分泌**亢進**作用：副作用として胃腸障害（食欲不振，悪心・嘔吐）が現れることがあるため，胃酸過多，胃潰瘍の人は服用を避ける。
・心筋を**興奮**させる：副作用として動悸が現れることがあるため，心臓病の人は服用を避ける。

2　相互作用，休養の勧奨等

□　眠気防止薬における1回摂取量はカフェインとして200mg，1日摂取量はカフェインとして500mgが上限とされている。

□　かぜ薬やアレルギー用薬等を使用したことによる眠気を抑えるために，眠気防止薬を

使用するのは適切ではない。

☐ 眠気防止薬は，一時的に精神的な集中を必要とするときに使用されるものであり，疲労を解消したり，睡眠が不要になるというものではない。

☐ 小児の発育には睡眠が重要であることから，小児用の眠気防止薬はない。

 p 245の知識確認問題問 16〜問 19にチャレンジしよう！

第3章

5.　鎮暈薬（乗物酔い防止薬）

□　乗物酔い防止薬は，乗物酔い（動揺病）によるめまい，吐きけ，頭痛を防止し，緩和することが目的である。つわりによる吐きけには使用しない。

1 　代表的な配合成分，主な副作用

□　抗めまい成分，抗ヒスタミン成分，抗コリン成分及び鎮静成分には，いずれも眠気を促す作用がある。抗コリン成分では，眠気を促すほかに，散瞳による目のかすみや異常なまぶしさを引き起こすことがある。乗物の運転操作をするときは，乗物酔い防止薬の使用を控える必要がある。

◆成分名と特徴

❷抗めまい成分

□　ジフェニドール塩酸塩
　・内耳にある**前庭**と脳を結ぶ神経（前庭神経）の調節作用のほか，**内耳への血流を改善**する。
　・抗ヒスタミン成分と共通する薬理作用を持つが，専ら**抗めまい成分**として使用される。
　・副作用として，抗ヒスタミン成分や抗コリン成分と同様な頭痛，排尿困難，眠気，散瞳，口渇のほか，浮動感や不安定感が現れる。
　・排尿困難の症状がある人や緑内障の診断を受けた人では，その症状を悪化させるおそれがある。

❸抗ヒスタミン成分

□　ジメンヒドリナート（ジフェンヒドラミンテオクル酸塩の一般名），メクリジン塩酸塩，プロメタジン塩酸塩，クロルフェニラミンマレイン酸塩，ジフェンヒドラミンサリチル酸塩等
　・延髄にある嘔吐中枢への刺激や内耳の前庭における自律神経反射を抑える。
　・抗ヒスタミン成分は抗コリン作用を示すものが多いが，抗コリン作用も乗物酔いによ

るめまい，吐きけ等の防止・緩和に寄与すると考えられる。

・**メクリジン**塩酸塩は，他の抗ヒスタミン成分と比べて作用が現れるのが**遅く**持続時間が**長い**。

・プロメタジンを含む成分は，外国において，乳児突然死症候群や乳児睡眠時無呼吸発作のような致命的な呼吸抑制を生じたとの報告があるため，15歳未満の小児では使用を避ける。

 メクリジンはゆっくりジワジワ効くと覚えよう。

ⓒ抗コリン成分

□ **スコポラミン臭化水素酸塩水和物**

・中枢に作用して自律神経系の**混乱を軽減**させるとともに，末梢では消化管の緊張を低下させる。

・**スコポラミン**臭化水素酸塩水和物は，消化管からよく**吸収され**，他の抗コリン成分と比べて脳内に移行しやすいが，肝臓で**速やかに**代謝されるため，抗ヒスタミン成分等と比べて作用の持続時間は**短い**。

・スコポラミンを含む成分としてロートエキス（ロートコン（ナス科のハシリドコロ，*Scopolia carniolica* Jacquin 又は *Scopolia parviflora* Nakai の根茎及び根を基原とする生薬）の抽出物）が配合されている場合もある。

 スコポラミンは少しの間効くと覚えよう。

ⓓ鎮静成分

□ **ブロモバレリル尿素，アリルイソプロピルアセチル尿素**

・乗物酔いの発現には不安や緊張等の心理的な要因による影響も大きく，それらを和らげることを目的として配合される。

ⓔキサンチン系成分

□ **ジプロフィリン，カフェイン，無水カフェイン，クエン酸カフェイン等**

・脳に軽い**興奮**を起こさせて平衡感覚の**混乱によるめまいを軽減**させる。

・カフェインは，乗物酔いに伴う頭痛を和らげる作用も期待できる。

・抗めまい成分，抗ヒスタミン成分，抗コリン成分又は鎮静成分の作用による**眠気が解消されるわけではない**。

❻局所麻酔成分

☐　アミノ安息香酸エチル
・胃粘膜への麻酔作用によって嘔吐刺激を和らげ，乗物酔いに伴う吐きけを抑える。
・6歳未満への使用は避ける（メトヘモグロビン血症のおそれ）。

 メトヘモグロビン血症は，赤血球中のヘモグロビンの一部がメトヘモグロビンに変化して，赤血球の酸素を運ぶ能力が低下し，貧血症状が現れる病気です。

❼ビタミン成分

☐　ピリドキシン塩酸塩，ニコチン酸アミド，リボフラビン等
・吐きけの防止に働くことを期待して，補助的に配合される。

2　相互作用，受診勧奨等

☐　同じ作用の成分が重複して，鎮静作用や副作用が強く現れるおそれがあるため，かぜ薬，解熱鎮痛薬，催眠鎮静薬，鎮咳去痰薬，胃腸鎮痛鎮痙薬，アレルギー用薬等との併用は避ける。

☐　3歳未満では乗物酔いが起こることはほとんどない。
乗物酔い防止薬に3歳未満の乳幼児向けの製品はない。

 p 245の知識確認問題問20〜問24にチャレンジしよう！

6. 小児の疳を適応症とする生薬製剤・漢方処方製剤（小児鎮静薬）

☐ 小児では，身体的な問題がなく，基本的な欲求が満たされていても，夜泣き，ひきつけ，疳の虫等の症状が現れる。

小児鎮静薬は，それらの症状を鎮めるほか，小児における虚弱体質，消化不良等の改善を目的とする医薬品（生薬製剤・漢方処方製剤）である。

1 代表的な配合生薬と特徴，主な副作用

☐ 症状の原因となる体質の改善を主眼としているものが多く，比較的長期間（1カ月位）継続して服用されることがある。

☐ 夜泣き，ひきつけ，疳の虫等は小児の発達段階の一時的な症状と保護者が達観することも重要であり，小児鎮静薬を保護者の安眠等を図ることを優先して使用することは適当でない。

☐ 小児の疳は，痩せて血が少ないことから生じると考えられており，**鎮静作用**のほか，**血液の循環を促す作用**があるとされる生薬成分を中心に配合される。

☐ 鎮静と中枢刺激のように相反する作用を期待する生薬成分が配合されている場合もあるが，身体の状態によってそれらに対する反応が異なり，総じて効果がもたらされると考えられている。

☐ 「作用が穏やかで小さな子供に使っても副作用が無い」等といった安易な考えでの使用は避ける。

◆成分名と特徴

☐ ゴオウ，ジャコウ
・緊張や興奮を鎮め，また，血液の循環を促す。

☐ レイヨウカク
・ウシ科のサイカレイヨウ（高鼻レイヨウ）等の角。
・緊張や興奮を鎮める。

第3章

「レイヨウカク，牛角，焼き肉食べてリラックス」と覚えると，
「ウシ・角・緊張や興奮を鎮める」が覚えられるよ。

☐ ジンコウ
- ジンチョウゲ科のジンコウ，その他同属植物の材，特にその辺材の材質中に黒色の樹脂が沈着した部分を採取したもの。
- 鎮静，健胃，強壮作用がある。

ジンコウは，ジンチョウゲ科だよ。

☐ カンゾウ
- 小児の疳を適応症とする生薬製剤では主として健胃作用を期待して用いられる。

2　漢方処方製剤

☐ 用法用量において適用年齢の下限が設けられていない場合にあっても，**生後３カ月未満の乳児には使用しない。**
カンゾウを含む漢方処方製剤を乳幼児に使用する場合，体格の個人差から体重当たりのグリチルリチン酸の摂取量が多くならないよう注意する。

☐ 柴胡加竜骨牡蛎湯を除くいずれも，構成生薬としてカンゾウを含む。

◆漢方処方名と特徴

☐ 柴胡加竜骨牡蛎湯，桂枝加竜骨牡蛎湯，抑肝散，抑肝散加陳皮半夏
- 小児の夜泣きに用いる場合，１週間位服用しても症状の改善がみられないときは，専門家に相談する。

☐ 小建中湯
- **体力虚弱**で疲労しやすく腹痛があり，血色がすぐれず，ときに動悸，手足のほてり，冷え，寝汗，鼻血，頻尿及び多尿等を伴うものの小児虚弱体質，疲労倦怠，慢性胃腸炎，腹痛，神経質，小児夜尿症，夜なきに適す。
- 構成生薬としてカンゾウを含む。
比較的長期間（１カ月位）服用することがあるため，特に注意する。

小建中湯は，小児に用いられるよ。

3 相互作用，受診勧奨等

☐ 一定期間又は一定回数服用させても症状の改善がみられない場合は，他の原因に起因する可能性が考えられるため，医療機関を受診する。

p 245の知識確認問題問25～問26にチャレンジしよう！

7. 咳止め・痰を出しやすくする薬 （鎮咳去痰薬）

□ 鎮咳去痰薬は，咳を鎮める，痰の切れを良くする，また，喘息症状を和らげることを目的とする医薬品である。口腔咽喉薬の目的を兼ねたトローチ剤やドロップ剤もある。

1 咳や痰が生じる仕組み，鎮咳去痰薬の働き

□ 気道に吸い込まれた異物が気道粘膜の線毛運動によって排出されないとき等，それらを排除しようとして，反射的に咳が出る。
　咳は，気管や気管支に何らかの異変が起こったときに，その刺激が中枢神経系に伝わり，延髄にある咳嗽中枢の働きによって引き起こされる反応である。

□ 気道粘膜に炎症を生じたときにも咳が誘発され，炎症に伴って気管や気管支が収縮して喘息（息が切れて，喉がゼーゼーと鳴る状態）を生じる。

□ 咳はむやみに抑え込むべきではないが，長く続く咳は体力の消耗等を招く。

□ 呼吸器官に感染を起こしたときや，空気が汚れた環境で過ごしたり，タバコを吸いすぎたとき等は，気道粘膜からの粘液分泌が増えるが，その粘液に気道に入り込んだ異物や粘膜上皮細胞の残骸等が混じって痰となる。

2 代表的な配合成分等，主な副作用

ⓐ鎮咳成分（中枢性の鎮咳作用）

□ 麻薬性鎮咳成分：コデインリン酸塩水和物，ジヒドロコデインリン酸塩
・中枢神経系（延髄の咳嗽中枢）に作用して咳を抑える。
・モルヒネと同じ基本構造を持ち，依存性がある（麻薬性鎮咳成分）。
・長期連用や大量摂取によって倦怠感や虚脱感，多幸感等が現れることがあり，薬物依存につながるおそれがある。
・内服液剤では，乱用されることがある。
・血液－胎盤関門を通過して胎児へ移行する。

・分娩時の服用により，新生児に呼吸抑制が現れたとの報告がある。
・乳汁中に移行し，乳児にモルヒネ中毒が生じたとの報告がある。
・胃腸の運動を低下させる作用も示し，副作用として**便秘**が現れることがある。
・呼吸抑制発生のリスクがあるため，**12歳未満の小児に使用しない**。

☐ 非麻薬性鎮咳成分：ノスカピン，ノスカピン塩酸塩水和物，デキストロメトルファン臭化水素酸塩水和物，チペピジンヒベンズ酸塩，チペピジンクエン酸塩，ジメモルファンリン酸塩，クロペラスチン塩酸塩，クロペラスチンフェンジゾ酸塩等
・**中枢神経系**（延髄の咳嗽中枢）に作用して咳を抑える。
・フェノールフタリン酸デキストロメトルファンは，主にトローチ剤，ドロップ剤に配合される。

☐ ハンゲ（生薬成分）
・サトイモ科のカラスビシャクの塊茎（コルク層を除いたもの）。
・**中枢神経系**（延髄の咳嗽中枢）に作用して咳を抑える。

❺気管支拡張成分

☐ アドレナリン作動成分：メチルエフェドリン塩酸塩，メチルエフェドリンサッカリン塩，トリメトキノール塩酸塩水和物，メトキシフェナミン塩酸塩等
・**交感神経系を刺激して気管支を拡張させる**作用を示し，呼吸を楽にして咳や喘息の症状を鎮める。
・交感神経系への刺激作用により，心臓血管系や肝臓でのエネルギー代謝にも影響する。
・心臓病，高血圧，糖尿病又は甲状腺機能亢進症の診断を受けた人では，症状を悪化させるおそれがある。
・高齢者では，心悸亢進（動悸）や血圧上昇，血糖値上昇を招きやすい。
・メチルエフェドリン塩酸塩，メチルエフェドリンサッカリン塩は，中枢神経系に対する**作用が強く，依存性がある**。
・メチルエフェドリン塩酸塩，メチルエフェドリンサッカリン塩は，一部が乳汁中に移行する。

☐ マオウ（エフェドリンを含む生薬成分）
・マオウ科の*Ephedra sinica* Stapf，*Ephedra intermedia* Schrenk et C. A. Meyer 又は*Ephedra equisetina* Bungeの地上茎。
・アドレナリン作動成分と同様の作用を示す。
・発汗促進，利尿等の作用もある。
・**中枢神経系**に対する**作用が強く，依存性がある**。

□　キサンチン系成分：ジプロフィリン等
・**自律神経系を介さずに**気管支の**平滑筋**に直接作用して**弛緩**させ，気管支を**拡張**させる。
・中枢神経系を興奮させる作用を示し，甲状腺機能障害又は**てんかん**の診断を受けた人では，症状の悪化を招くおそれがある。
・心臓刺激作用を示し，副作用として動悸が現れる。

●去痰成分

□　グアイフェネシン，グアヤコールスルホン酸カリウム，クレゾールスルホン酸カリウム等
・気道粘膜からの粘液の分泌を促進する。

□　エチルシステイン塩酸塩，メチルシステイン塩酸塩等
・痰の中の粘性タンパク質を溶解・低分子化して粘性を減少させる。

□　カルボシステイン
・痰の中の粘性タンパク質を溶解・低分子化して粘性を減少させる。
・粘液成分の含量比を調整し痰の切れを良くする。

□　ブロムヘキシン塩酸塩
・分泌促進作用，溶解低分子化作用，線毛運動促進作用を示す。

●抗炎症成分

□　トラネキサム酸等
・気道の炎症を和らげる。

□　カンゾウ（生薬成分）：（グリチルリチン酸，グリチルリチン酸二カリウムを含む）
・マメ科の*Glycyrrhiza uralensis* Fischer又は*Glycyrrhiza glabra* Linné の根及びストロンで，ときには周皮を除いたもの。
・抗炎症作用のほか，気道粘膜からの粘液分泌を促す。
・カンゾウを大量に摂取するとグリチルリチン酸の大量摂取につながり，**偽アルドステロン症**を起こすおそれがある。
・むくみ，心臓病，腎臓病又は高血圧のある人，高齢者では，偽アルドステロン症を生じるリスクが高いため，1日最大服用量がカンゾウ（原生薬換算）として1g以上（グリチルリチン酸として40mg以上）の製品については，使用する前にその適否を考慮し，使用する場合には，偽アルドステロン症の初期症状に留意する。
・どのような人でも1日最大服用量がカンゾウ（原生薬換算）として1g以上となる製品は，長期連用を避ける。

・医薬品では1日摂取量がグリチルリチン酸として200mgを超えないように用量が定められているが、カンゾウは、かぜ薬や鎮咳去痰薬以外の医薬品にも配合されていることがあり、甘味料として一般食品等にも広く用いられる。摂取されるグリチルリチン酸の総量が継続して多くならないよう注意する。

❷抗ヒスタミン成分

□ クロルフェニラミンマレイン酸塩、クレマスチンフマル酸塩、カルビノキサミンマレイン酸塩等
　　・アレルギーに起因する咳や喘息、気道の炎症に対して、鎮咳成分や気管支拡張成分、抗炎症成分の働きを助ける。
　　・気道粘膜での粘液分泌を抑制することで痰が出にくくなることがある。

❻殺菌消毒成分

□ セチルピリジニウム塩化物等
　　・口腔咽喉薬の効果を兼ねたトローチ剤やドロップ剤に配合される。
　　・口腔内及び咽頭部において局所的に作用する。

❼生薬成分

□ キョウニン
　　・バラ科のホンアンズ、アンズ等の種子。
　　・体内で分解されて生じた代謝物の一部が延髄の呼吸中枢、咳嗽中枢を鎮静させる。

□ ナンテンジツ
　　・メギ科のシロミナンテン（シロナンテン）又はナンテンの果実。
　　・知覚神経、末梢運動神経に作用して咳止めに効果がある。

□ ゴミシ
　　・マツブサ科のチョウセンゴミシの果実。
　　・鎮咳作用がある。

□ シャゼンソウ
　　・オオバコ科のオオバコの花期の全草。
　　・種子のみを用いたものはシャゼンシと呼ばれる。
　　・去痰作用がある。
　　・日本薬局方収載のシャゼンソウは、煎薬として咳に用いられる。

□ オウヒ

第3章

・バラ科のヤマザクラ又はカスミザクラの樹皮。
・去痰作用がある。

□ **キキョウ**
・キキョウ科のキキョウの根。
・痰又は痰を伴う咳に用いられる。

□ **セネガ，オンジ**
・セネガはヒメハギ科のセネガ又はヒロハセネガの根。
・オンジはヒメハギ科のイトヒメハギの根及び根皮。
・いずれも去痰作用がある。
・いずれも糖尿病の検査値に影響を生じることがある（糖尿病が改善したと誤認されるおそれがある）。

□ **セキサン**
・ヒガンバナ科のヒガンバナの鱗茎。
・去痰作用がある。
・セキサンのエキスは，白色濃厚セキサノールとも呼ばれる。

□ **バクモンドウ**
・ユリ科のジャノヒゲの根の膨大部。
・鎮咳，去痰，滋養強壮等の作用がある。

3　漢方処方製剤

□ **半夏厚朴湯**を除くいずれも，構成生薬としてカンゾウを含む。

□ **甘草湯**を除くいずれも，比較的長期間（1カ月位）服用されることがある。

◆漢方処方名と特徴

□ **甘草湯**
・体力に関わらず使用でき，激しい咳，咽喉痛，口内炎，しわがれ声に，外用では痔・脱肛の痛みに用いられる。
・構成生薬がカンゾウのみからなる漢方処方製剤。
・エキス製剤は乳幼児にも使用されるが，体格の個人差から体重あたりのグリチルリチン酸の摂取量が多くなることがあるため留意する。
・短期間の服用に止め，連用しない。

□ **五虎湯，麻杏甘石湯，神秘湯**

- ・五虎湯：体力中等度以上で，咳が強くでるものの咳，気管支喘息，気管支炎，小児喘息，感冒，痔の痛みに適す。
- ・麻杏甘石湯：体力中等度以上で，咳が出て，ときに喉が渇くものの咳，小児喘息，気管支喘息，気管支炎，感冒，痔の痛みに適す。
- ・神秘湯：体力中等度で，咳，喘鳴，息苦しさがあり，痰が少ないものの小児喘息，気管支喘息，気管支炎に適す。
- ・いずれも胃腸の弱い人，発汗傾向の著しい人等には不向き。
- ・いずれも構成生薬として**マオウを含む。**

□ **半夏厚朴湯**

- ・体力中等度をめやすとして，気分がふさいで，咽喉・食道部に異物感があり，ときに動悸，めまい，嘔気（吐きけ）等を伴う，不安神経症，神経性胃炎，つわり，咳，しわがれ声，喉のつかえ感に適す。

□ **柴朴湯（別名：小柴胡合半夏厚朴湯）**

- ・体力中等度で，気分がふさいで，咽喉，食道部に異物感があり，かぜをひきやすく，ときに動悸，めまい，嘔気等を伴うものの小児喘息，気管支喘息，気管支炎，咳，不安神経症，虚弱体質に適す。
- ・むくみの症状のある人には不向き。
- ・まれに重篤な副作用として間質性肺炎，肝機能障害を生じる。

□ **麦門冬湯**

- ・体力中等度以下で，痰が切れにくく，ときに強く咳こみ，又は咽頭の乾燥感があるものの空咳，気管支炎，気管支喘息，咽頭炎，しわがれ声に適す。
- ・**水様痰の多い人には不向き。**
- ・まれに重篤な副作用として間質性肺炎，肝機能障害を生じる。

4 **相互作用，受診勧奨等**

□ 鎮咳去痰薬は，他の鎮咳去痰薬，かぜ薬，抗ヒスタミン成分やアドレナリン作動成分を含有する医薬品が併用された場合，同作用成分が重複摂取となり，副作用が起こりやすくなる。

□ 医療機関を受診することが望ましいケース：
- ・咳がひどく痰に線状の血が混じる。
- ・黄色や緑色の膿性の痰を伴う。
- ・痰を伴わない乾いた咳が続く。（間質性肺炎等の初期症状である可能性がある。）
- ・咳や痰，息切れ等の症状が長期間にわたっている。（慢性気管支炎や肺気腫等の慢性

第3章

閉塞性肺疾患（COPD）の可能性がある。）

□ 喫煙は，COPDのリスク要因の一つとして指摘されており，喫煙に伴う症状のため鎮咳去痰薬を漫然と長期間にわたって使用することは適当でない。

□ 喘息は，一般用医薬品の鎮咳去痰薬で一時的に症状を抑えることができたとしても，しばらくすると発作が繰り返し現れる。喘息発作は生命に関わる呼吸困難につながることもあり，一般用医薬品の使用によって対処を図るのでなく，早期に医療機関での診療を受けることが望ましい。

□ 医薬品の反復摂取によって依存を生じている場合は，自己努力のみで依存からの離脱を図ることは困難であるため，医療機関での診療が必要である。

 p 245〜p 246の知識確認問題問27〜問30にチャレンジしよう！

8. 口腔咽喉薬，うがい薬（含嗽薬）

☐ 口腔咽喉薬・含嗽薬は，口腔内や咽頭における局所的な作用を目的とする医薬品である。
成分の一部が口腔や咽頭の粘膜から吸収されて循環血流中に入りやすく，全身的な影響を生じることがある。

1 代表的な配合成分と特徴，主な副作用

☐ 口腔咽喉薬は，口腔内又は咽頭部の粘膜に局所的に作用して，それらの部位の炎症による痛み，腫れ等の症状の緩和を主たる目的とする。
口腔咽喉薬には，トローチ剤やドロップ剤，口腔内に噴霧又は塗布して使用する外用液剤がある。
殺菌消毒成分が配合され，口腔及び咽頭の殺菌・消毒等を目的とする製品もある。
鎮咳成分や気管支拡張成分，去痰成分は配合されていない。

☐ 含嗽薬は，口腔及び咽頭の殺菌・消毒・洗浄，口臭の除去等を目的として，用時水に希釈又は溶解してうがいに用いる，又は患部に塗布した後，水でうがいする外用液剤である。

☐ トローチ剤やドロップ剤は，噛まずにゆっくり溶かすようにして使用する。**噛み砕いて飲み込んでしまうと効果は期待できない。**

☐ 噴射式の液剤では，気管支や肺に入らないよう，**軽く息を吐きながら噴射する。**

☐ 含嗽薬は，水で用時希釈又は溶解して使用するものが多いが，調製した濃度が**濃すぎても薄すぎても効果が十分得られない。**
含嗽薬の使用後すぐに食事を摂ると，殺菌消毒効果が薄れやすい。

◆成分名と特徴

ⓐ抗炎症成分

☐ グリチルリチン酸二カリウム，トラネキサム酸等
・声がれ，喉の荒れ，喉の不快感，喉の痛み又は喉の腫れの症状を鎮める。

□　アズレンスルホン酸ナトリウム（水溶性アズレン）
　・炎症を生じた粘膜組織の修復を促す。

❺殺菌消毒成分

□　セチルピリジニウム塩化物，デカリニウム塩化物，ベンゼトニウム塩化物，チモール等
　・口腔内や喉に付着した細菌等の微生物を死滅させたり，その増殖を抑える。

 殺菌消毒成分は語尾が「～ニウム塩化物」が多いよ。

□　クロルヘキシジングルコン酸塩，クロルヘキシジン塩酸塩
　・まれにショック（アナフィラキシー）のような全身性の重篤な副作用を生じることがある。
　・クロルヘキシジングルコン酸塩が配合された含嗽薬については，口腔内に傷やひどいただれのある人では，強い刺激を生じるおそれがあるため，使用を避ける必要がある。

□　ヨウ素系殺菌消毒成分：ポビドンヨード，ヨウ化カリウム，ヨウ素
　・まれにショック（アナフィラキシー）のような全身性の重篤な副作用を生じる。
　・ヨウ素の摂取により，甲状腺におけるホルモン産生に影響を及ぼす可能性があるため，甲状腺疾患の診断を受けた人では，その治療に悪影響を生じるおそれがある。

 ヨウ素は甲状腺ホルモンの原料です。

　・血液－胎盤関門を通過して胎児に移行し，胎児に甲状腺機能障害を生じるおそれがある。
　・乳汁中に移行する。
　・口腔粘膜の荒れ，しみる，灼熱感，悪心（吐きけ），不快感の副作用を生じる。
　・ポビドンヨードが配合された含嗽薬（イソジン等）では，銀を含有する歯科材料（義歯等）が変色することがある。

❻局所保護成分

□　グリセリン
　・喉の粘膜を刺激から保護する。

❼抗ヒスタミン成分

□　クロルフェニラミンマレイン酸塩等

・咽頭の粘膜に付着したアレルゲンによる喉の不快感等の症状を鎮める。

❷生薬成分

☐ ラタニア
・クラメリア科のクラメリア・トリアンドラ及びその同属植物の根。
・咽頭粘膜をひきしめる（収斂）作用により炎症の寛解を促す。

 寛解とは，症状が落ち着いて，安定した状態のことです。

☐ ミルラ
・カンラン科のミルラノキ等の植物の皮部の傷口から流出して凝固した樹脂。
・咽頭粘膜をひきしめる（収斂）作用，抗菌作用がある。

☐ 精油成分：ハッカ，ウイキョウ，チョウジ，ユーカリ
・ハッカはシソ科のハッカの地上部。
・ウイキョウはセリ科のウイキョウの果実。
・チョウジはフトモモ科のチョウジの蕾。
・ユーカリはフトモモ科のユーカリノキ又はその近縁植物の葉。
・いずれも芳香による清涼感等を目的として配合されている場合がある。

2 漢方処方製剤

☐ いずれも構成生薬としてカンゾウを含む。

◆漢方処方名と特徴

☐ 桔梗湯
・体力に関わらず使用でき，喉が腫れて痛み，ときに咳がでるものの扁桃炎，扁桃周囲炎に適す。
・胃腸が弱く下痢しやすい人では，食欲不振，胃部不快感等の副作用が現れやすい等，不向き。

☐ 駆風解毒散，駆風解毒湯
・体力に関わらず使用でき，喉が腫れて痛む扁桃炎，扁桃周囲炎に適す。
・体の虚弱な人，胃腸が弱く下痢しやすい人では，食欲不振，胃部不快感等の副作用が現れやすい等，不向き。

☐ 響声破笛丸

・体力に関わらず使用できる。**しわがれ声**，咽喉不快に適す。

・胃腸が弱く下痢しやすい人では，食欲不振，胃部不快感等の副作用が現れやすい等，不向き。

・構成生薬として**ダイオウ**を含む場合がある。

□ 白虎加人参湯

・体力中等度以上で，**熱感と口渇が強いものの喉の渇き**，ほてり，湿疹・皮膚炎，皮膚の痒みに適す。

・体の虚弱な人，胃腸虚弱で冷え症の人では，食欲不振，胃部不快感等の副作用が現れやすい等，不向き。

3 相互作用，受診勧奨等

□ **ヨウ素**は，レモン汁やお茶等に含まれる**ビタミンC**等の成分と反応すると脱色を生じて殺菌作用が**失われる**ため，ヨウ素系殺菌消毒成分が配合された含嗽薬では，そうした食品を摂取した直後の使用や混合は避ける。

p 246の知識確認問題問31～問35にチャレンジしよう！

9. 胃の薬（制酸薬，健胃薬，消化薬）

- [ ] 胃の薬は，胸やけや胃の不快感，消化不良，胃もたれ，食欲不振等の症状に用いられる医薬品である。制酸薬，健胃薬，消化薬，総合胃腸薬に分けられる。

1 胃の不調，薬が症状を抑える仕組み

- [ ] 制酸薬は，胃液の分泌亢進による胃酸過多や，それに伴う胸やけ，腹部の不快感，吐きけ等の症状を緩和することを目的とする医薬品である。胃酸の働きを弱める成分，胃液の分泌を抑える成分等が用いられる。暴飲暴食による胸やけ，吐きけ，嘔吐等を予防するものではない。

- [ ] 健胃薬は，弱った胃の働きを高めること（健胃）を目的とする医薬品である。配合される生薬成分は独特の味や香りを有し，唾液や胃液の分泌を促して胃の働きを活発にする。

- [ ] 消化薬は，炭水化物，脂質，タンパク質等の分解に働く酵素を補う等により，胃や腸の内容物の消化を助けることを目的とする医薬品である。

- [ ] 総合胃腸薬とは，様々な胃腸の症状に幅広く対応できるよう，制酸，胃粘膜保護，健胃，消化，整腸，鎮痛鎮痙，消泡等，それぞれの作用を目的とする成分を組み合わせた製品である。制酸と健胃のように相反する作用を期待するものが配合されている場合もあるが，胃腸の状態によりそれら成分に対する反応が異なり，総じて効果がもたらされると考えられている。

- [ ] 消化不良，胃痛，胸やけ等症状がはっきりしている場合は，症状に合った成分のみが配合された製品を選択する。

- [ ] 健胃薬，消化薬，整腸薬又はそれらの目的を併せ持つものには，医薬部外品として製造販売されている製品もあるが，人体に対する作用が緩和なものとして，配合できる成分やその上限量が定められており，効能・効果の範囲も限定されている。

- [ ] 消化を助け，胃もたれを改善し，胃をすっきりさせる効果を主とする製剤は，食後服用のものが多い。
  空腹時や就寝時の胸やけ，ストレスによる胃酸の出すぎ等を抑える効果を主とする製剤

は，食間や就寝前の服用のものが多い。

どちらの効果も有する製剤では，食後又は食間の服用指示のものが多い。

症状により製剤を選択する場合は，その症状のひどい時間を確認し，製剤の服用方法も参考にして選択すると良い。

2　代表的な配合成分等と特徴，主な副作用，相互作用

ⓐ制酸成分

☐　中和反応によって胃酸の働きを弱める。

☐　酸度の高い食品と一緒に使用すると胃酸に対する中和作用が低下するため，炭酸飲料等での服用は適当でない。

☐　**腎臓病**の診断を受けた人は，ナトリウム，カルシウム，マグネシウム，アルミニウム等の無機塩類の**排泄（はいせつ）が遅れたり，体内に貯留しやすくなる**ため，主治医等に相談する。

☐　制酸成分は他の医薬品（かぜ薬，解熱鎮痛薬等）にも配合されていることが多く，併用によって制酸作用が強くなりすぎる可能性がある。

> 下記の制酸成分の他に，炭酸水素ナトリウム（重曹）が配合されていることもあります。

☐　乾燥水酸化アルミニウムゲル，ジヒドロキシアルミニウムモノアセテート等，アルミニウムを含む成分
- ・透析療法を受けている人が長期間服用した場合に，アルミニウム脳症及びアルミニウム骨症を引き起こしたとの報告があるため，**透析療法を受けている人は使用を避ける。**
- ・透析治療を受けていない人でも，長期連用は避ける。
- ・止瀉薬（ししゃ）にも使用される成分であり，便秘に注意する。

☐　ケイ酸マグネシウム，酸化マグネシウム，炭酸マグネシウム等，マグネシウムを含む成分
- ・高マグネシウム血症を生じるおそれがある。
- ・瀉下薬（しゃげ）にも使用される成分であり，下痢に注意する。

☐　合成ヒドロタルサイト，メタケイ酸アルミン酸マグネシウム等，アルミニウムとマグネシウムの両方を含む成分
- ・メタケイ酸アルミン酸マグネシウムは，胃粘膜にゼラチン状の皮膜を形成して保護する作用もある。

□ **沈降炭酸カルシウム，リン酸水素カルシウム等，カルシウムを含む成分**
　・高カルシウム血症を生じるおそれがある。
　・止瀉薬にも使用される成分であり，便秘に注意する。

□ **ボレイ（生薬成分）等**
　・イタボガキ科のカキの貝殻。
　・含まれる炭酸カルシウムによる作用を期待して用いられる。

❺健胃成分（生薬成分）

□ 味覚（苦味等）や嗅覚（芳香）を刺激して反射的な唾液や胃液の分泌を促し，弱った胃の働きを高める。

□ 生薬成分が配合された健胃薬は，散剤をオブラートで包む等，**味や香りを遮蔽する（さえぎる）方法で服用されると効果が期待できない。**

□ **苦味健胃生薬：オウバク，オウレン**
　・オウバクは，ミカン科キハダ又は*Phellodendron chinense* Schneiderの周皮を除いた樹皮。
　・オウレンは，キンポウゲ科のオウレン，*Coptis chinensis* Franchet，*Coptis deltoidea* C.Y. Cheng et Hsiao又は*Coptis teeta* Wallichの根をほとんど除いた根茎。
　・日本薬局方収載のオウバク末（オウバクを粉末にしたもの），オウレン末は，止瀉薬としても用いられる。
　・いずれも苦味による健胃作用がある。

□ **苦味健胃生薬：センブリ**
　・リンドウ科のセンブリの開花期の全草。
　・日本薬局方収載のセンブリ末は，健胃薬のほか止瀉薬としても用いられる。

 センブリは千回（センかい）振り出して（フリだして）も苦いと覚えよう。

□ **苦味健胃生薬：ゲンチアナ，リュウタン**
　・ゲンチアナは，リンドウ科の*Gentiana lutea* Linnéの根及び根茎。
　・リュウタンは，リンドウ科のトウリンドウ等の根及び根茎。

 リュウタンはリンドウ科だよ。

□ **苦味健胃生薬：ユウタン**

・クマ科の*Ursus arctos* Linné又はその他近縁動物の胆汁<ruby>胆汁<rt>たんじゅう</rt></ruby>を乾燥したもの。

・苦味による健胃作用を期待，消化補助成分として配合される場合もある。

・同様の作用を期待して，ウシ等に由来する動物胆が用いられることもある。

□　芳香性健胃生薬：ケイヒ，コウボク，ショウキョウ，チョウジ，チンピ，ソウジュツ，ビャクジュツ，ウイキョウ，オウゴン等

・ケイヒは，クスノキ科の*Cinnamomum cassia* J. Preslの樹皮又は周皮の一部を除いた樹皮。

・コウボクは，モクレン科のホオノキ，*Magnolia officinalis* Rehder et Wilson又は*Magnolia officinalis* Rehder et Wilson var. *biloba* Rehder et Wilsonの樹皮。

・ショウキョウは，ショウガ科のショウガの根茎。

・チョウジは，フトモモ科のチョウジの<ruby>蕾<rt>つぼみ</rt></ruby>。

・チンピは，ミカン科のウンシュウミカンの成熟した果皮。

・ソウジュツは，キク科のホソバオケラ，シナオケラ，又はそれらの種間雑種の根茎。

・ビャクジュツは，キク科のオケラの根茎（和ビャクジュツ）又はオオバナオケラの根茎（唐ビャクジュツ）。

・いずれも香りによる健胃作用がある。

ⓒ健胃成分（生薬成分以外）

□　乾燥酵母

・胃腸の働きに必要な栄養素を補給することにより胃の働きを高める。

□　カルニチン塩化物

・胃液分泌を促す，胃の運動を高める，胃壁の循環血流を増すことにより，胃の働きや食欲不振を改善するとされる。

ⓓ消化成分

□　ジアスターゼ，プロザイム，ニューラーゼ，リパーゼ，セルラーゼ，ビオジアスターゼ（複合酵素），タカヂアスターゼ（複合酵素）等

・炭水化物，脂質，タンパク質，繊維質等の分解に働く酵素を補う。

□　<ruby>胆汁<rt>たんじゅう</rt></ruby>末，動物胆（ユウタンを含む），ウルソデオキシコール酸，デヒドロコール酸

・<ruby>胆汁<rt>たんじゅう</rt></ruby>の分泌を促して（利胆作用），消化を助ける。

・肝臓の働きを高める作用もあるとされるが，肝臓病の診断を受けた人では症状を悪化させるおそれがあるため，主治医等に相談する。

肝臓病で肝臓が弱っているのに無理やり働かせると負担がかかってしまいます。

❺胃粘膜保護・修復成分

☐ **アズレンスルホン酸ナトリウム（別名：水溶性アズレン），ゲファルナート，セトラキサート塩酸塩，トロキシピド，銅クロロフィリンカリウム，銅クロロフィリンナトリウム，メチルメチオニンスルホニウムクロライド等**
　・胃粘液の分泌を促す，胃粘膜を覆って胃液による消化から保護する，荒れた胃粘膜の修復を促す等の作用がある。

☐ **アルジオキサ，スクラルファート**
　・アルジオキサは，アラントインと水酸化アルミニウムの複合体である。
　・**アルミニウムを含むため，透析を受けている人では使用を避ける。**
　・透析治療を受けていない人でも，長期連用は避ける。
　・腎臓病の診断を受けた人は，アルミニウムが体内に貯留しやすいため，主治医等に相談する。

☐ **ソファルコン，テプレノン**
　・まれに重篤な副作用として肝機能障害を生じる。
　・テプレノンは，その他の副作用として腹部膨満感，吐きけ，腹痛，頭痛，皮下出血，便秘，下痢，口渇が現れることがある。

☐ **セトラキサート塩酸塩**
　・代謝によりトラネキサム酸を生じて血栓が分解されにくくなることがあるため，血栓のある人は，主治医等に相談する。

☐ **アカメガシワ等**
　・トウダイグサ科のアカメガシワの樹皮。
　・胃粘膜保護作用がある。

❻抗炎症成分

☐ **グリチルリチン酸，カンゾウ**
　・胃粘膜の炎症を和らげる。

❼消泡成分

☐ **ジメチルポリシロキサン（別名：ジメチコン）**
　・消化管内容物中に発生した気泡の分離を促すこと（消泡）により，気体の吸収，排出が容易となり，腹部膨満感等を改善する。

第3章

ⓗ胃液分泌抑制成分

☐　ロートエキス
・副交感神経の伝達物質である**アセチルコリン**の働きを**抑え**，過剰な胃液の分泌を抑える（**抗コリン作用**）。
・胃腸鎮痛鎮痙薬，乗物酔い防止薬との併用を避ける。

☐　ピレンゼピン塩酸塩
・副交感神経の伝達物質である**アセチルコリン**の働きを**抑え**，過剰な胃液の分泌を抑える（**抗コリン作用**）。
・消化管の運動にはほとんど影響を与えずに胃液の分泌を抑える。
・消化管以外では一般的な抗コリン作用のため，排尿困難，動悸，目のかすみの副作用を生じる。
・**排尿困難**の症状がある人，**緑内障**の診断を受けた人では，症状の悪化を招くおそれがある。
・使用後は乗物又は機械類の運転操作を避ける。
・まれに重篤な副作用としてアナフィラキシーを生じる。
・胃腸鎮痛鎮痙薬，乗物酔い防止薬との併用を避ける。

3　漢方処方製剤

☐　平胃散
・体力中等度以上で，胃がもたれて消化が悪く，ときに吐きけ，食後に腹が鳴って下痢の傾向のあるものの食べすぎによる胃のもたれ，急・慢性胃炎，消化不良，食欲不振に適す。
・構成生薬にカンゾウを含む。
・急性胃炎に用いる場合，5〜6回使用しても症状の改善がみられないときは専門家に相談する。

☐　安中散
・**体力中等度以下**で，腹部は力がなくて，胃痛又は腹痛があって，ときに胸やけ，げっぷ，胃もたれ，食欲不振，吐きけ，嘔吐等を伴うものの神経性胃炎，慢性胃炎，胃腸虚弱に適す。
・構成生薬にカンゾウを含む。

☐　六君子湯
・体力中等度以下で，胃腸が弱く，食欲がなく，みぞおちがつかえて，疲れやすく，貧血性で手足が冷えやすいものの胃炎，胃腸虚弱，胃下垂，消化不良，食欲不振，胃

痛，嘔吐に適す。

・まれに重篤な副作用として，肝機能障害を生じる。

・構成生薬にカンゾウを含む。

□ **人参湯（理中丸）**

・体力虚弱で，疲れやすくて手足等が冷えやすいものの胃腸虚弱，下痢，嘔吐，胃痛，腹痛，急・慢性胃炎に適す。

・構成生薬にカンゾウを含む。

・下痢又は嘔吐に用いる場合，1週間位使用しても症状の改善がみられないときは専門家に相談する。

4 相互作用，受診勧奨等

□ 慢性的に症状が現れる場合，医薬品が手放せないような場合は，食道裂孔ヘルニア，胃・十二指腸潰瘍，胃ポリープ等を生じている可能性もある。

> 食道裂孔ヘルニアとは，胃の一部が横隔膜の上に飛び出して，胃液が食道に逆流しやすくなる状態です。

□ 乳幼児や高齢者で嘔吐が激しい場合は，脱水症状を招きやすく，吐瀉物が気道に入り込んで呼吸困難を生じることもあるため，医師の診療を受けることが優先される。

p 246の知識確認問題問36～問40にチャレンジしよう！

第3章

10. 腸の薬（整腸薬，止瀉薬，瀉下薬）

☐ 腸の薬は，腸の不調を改善する医薬品である。整腸薬，止瀉薬，瀉下薬に分けられる。

1 腸の不調，薬が症状を抑える仕組み

☐ 整腸薬は，腸の調子や便通を整える（整腸），腹部膨満感，軟便，便秘に用いられることを目的とする医薬品である。

☐ 止瀉薬（下痢止め）は，下痢，食あたり，吐き下し，水あたり，下り腹，軟便等に用いられること（瀉はお腹を下す意味）を目的とする医薬品である。

☐ 瀉下薬（下剤）は，便秘症状及び便秘に伴う肌荒れ，頭重（頭が重い），のぼせ，吹き出物，食欲不振，腹部膨満，腸内異常発酵，痔の症状の緩和，又は腸内容物の排除に用いられることを目的とする医薬品である。

☐ 水分の吸収は大半が小腸で行われ，大腸では適切な水分量に調整がなされる。
腸の働きは自律神経系により制御されており，腸以外の病気等が自律神経系を介して腸の働きに異常を生じさせる場合もある。

☐ 下痢が起こる主な要因：
　・急性の下痢：体の冷え，消化不良，細菌やウイルス等の消化器感染（食中毒等），緊張等の精神的なストレス
　・慢性の下痢：腸自体に病変を生じている可能性がある場合

☐ 便秘が起こる主な要因：
　・一過性の便秘：環境変化等のストレス，医薬品の副作用
　・慢性の便秘：加齢や病気による腸の働きの低下，便意を繰り返し我慢し続けること等による腸管の感受性の低下

☐ 整腸薬，瀉下薬では，医薬部外品として製造販売されている製品もある。
下痢・便秘の繰り返し等の場合における整腸については，医薬品においてのみ認められている。

2　代表的な配合成分等，主な副作用

ⓐ整腸成分

☐　**生菌成分：アシドフィルス菌，ラクトミン，乳酸菌，酪酸菌，ビフィズス菌等**
・腸内細菌のバランスを整える。

☐　**生薬成分：ケツメイシ，ゲンノショウコ，アセンヤク**
・ケツメイシは，マメ科のエビスグサ又は *Cassia tora* Linné の種子。
・ゲンノショウコは，フウロソウ科ゲンノショウコの地上部。
・アセンヤクは，アカネ科 *Uncaria gambir* Roxburgh の葉及び若枝から得た水製乾燥エキス。
・いずれも整腸作用がある。
・ケツメイシ，ゲンノショウコは，煎薬として整腸，腹部膨満感等に用いる。

☐　**トリメブチンマレイン酸塩**
・**胃及び腸の平滑筋に直接作用**して，消化管の運動を調整する（消化管運動が低下しているときは亢進的に，運動が亢進しているときは抑制的に働く）。
・まれに重篤な副作用として肝機能障害を生じる（肝臓病の人は相談）。

ⓑ止瀉成分

☐　**収斂成分：次没食子酸ビスマス，次硝酸ビスマス等**
・腸粘膜のタンパク質と結合して**不溶性の膜**を形成し，**腸粘膜をひきしめる**（収斂）ことにより，腸粘膜を保護する。
・細菌性の下痢や食中毒のときに腸の運動を鎮めると，状態を悪化させるおそれがある。
　急性の激しい下痢又は腹痛・腹部膨満・吐きけ等の症状を伴う人では，細菌性の下痢や食中毒が疑われるため，安易な使用を避けることが望ましい。
・ビスマスは，腸内で発生した**有毒物質を分解**する作用も持つ。
・海外において長期連用した場合に**精神神経症状**が現れたとの報告があるため，**1週間以上継続して使用しない**。
・アルコールと一緒に摂取されると，循環血液中への移行が高まって精神神経症状を生じるおそれがあるため，服用時は飲酒を避ける。
・胃潰瘍や十二指腸潰瘍の診断を受けた人では，損傷した粘膜からビスマスの吸収が高まるおそれがあるため，主治医等に相談する。
・血液－胎盤関門を通過するため，妊娠中は使用を避ける。

☐　**収斂成分：タンニン酸アルブミン等**

・まれに重篤な副作用としてショック（アナフィラキシー）を生じる。

・アルブミンは，牛乳に含まれるタンパク質（カゼイン）から精製された成分であるため，牛乳にアレルギーがある人では使用を避ける。

☐ **生薬成分：ゴバイシ，オウバク，オウレン等**

・ゴバイシは，ウルシ科のヌルデの若芽や葉上にアブラムシ科のヌルデシロアブラムシが寄生し，その刺激によって葉上に生成したのう状虫こぶ。

・オウバク，オウレンは，収斂作用のほか，抗菌作用，抗炎症作用もある。

☐ **ロペラミド塩酸塩**

・**食べ過ぎ・飲み過ぎ**による下痢，寝冷えによる下痢に用いられる。

・**食あたりや水あたり**による下痢は適用対象でない。

・発熱を伴う下痢，血便，粘液便の続く人は，症状の悪化，治療期間の延長を招くおそれがあるため適用対象でない。

・使用は短期間（2〜3日間）にとどめる。

・**腸管**の運動を低下させる作用を示すため，胃腸鎮痛鎮痙薬の併用は避ける。

・水分や電解質の分泌も抑える作用もある。

・効き目が強すぎて**便秘**が現れることがあり，まれに重篤な副作用として**イレウス様症状**を生じる。

・便秘を避けなければならない肛門疾患がある人は，使用を避ける。

・重篤な副作用として，まれにショック（アナフィラキシー），皮膚粘膜眼症候群，中毒性表皮壊死融解症を生じる。

・中枢神経系を**抑制**するため，副作用としてめまいや眠気が現れる。

・中枢抑制作用が増強するおそれがあるため，服用時は飲酒しない。

・乳汁中に移行するため，母乳を与える女性では使用を避ける。

・一般用医薬品では，**15歳未満**の小児には適用がない。

☐ **腸内殺菌成分：アクリノール等**

・細菌感染による下痢の症状を鎮める。

・腸内細菌に対しても抗菌作用を示すが，ブドウ球菌や大腸菌等に対する抗菌作用の方が優位であるため，結果的に腸内細菌のバランスを正常に近づける。

・下痢の予防で服用したり，漫然と服用したりすると，腸内細菌のバランスを崩し，腸内環境を悪化させることもある。下痢の症状がある時，その症状を改善する必要のある間のみの服用にとどめる。

☐ **ベルベリン塩化物，タンニン酸ベルベリン**

・ベルベリンは，生薬の**オウバク**や**オウレン**の中に存在する物質のひとつである。

・抗菌作用のほか，抗炎症作用も併せ持つ。

・タンニン酸ベルベリンは，消化管内でタンニン酸（**収斂作用**）とベルベリン（**抗菌**

作用）に分かれ，それぞれに止瀉作用が期待できる。

☐　生薬成分：木クレオソート

 ＜「正露丸」の主成分です。

- ・過剰な腸管の（蠕動）運動を正常化し，あわせて水分や電解質の分泌も抑える止瀉作用がある。
- ・歯に使用の場合，局所麻酔作用もあるとされる。
- ・医薬品として使用されるのは木材を原料とする木クレオソートである。

☐　吸着成分：炭酸カルシウム，沈降炭酸カルシウム，乳酸カルシウム，リン酸水素カルシウム，天然ケイ酸アルミニウム，ヒドロキシナフトエ酸アルミニウム等
- ・腸管内の異常発酵等によって生じた有害な物質を吸着させる。

☐　生薬成分：カオリン，薬用炭
- ・有害な物質を吸着させる。

●刺激性瀉下成分

☐　腸管を刺激して反射的な腸の運動を引き起こすことによる瀉下作用を目的として配合される。

☐　腸管粘膜への刺激が大きくなり，激しい腹痛や腸管粘膜に炎症を引き起こすため，大量に使用することは避ける。

☐　妊婦では腸の急激な動きに刺激されて流産・早産を誘発するおそれがある。

☐　小腸刺激性瀉下成分：ヒマシ油，加香ヒマシ油
- ・ヒマシ（トウダイグサ科のトウゴマの種子）を圧搾して得られた脂肪油。
- ・小腸でリパーゼの働きによって生じる分解物が，小腸を刺激する。
- ・急激で強い瀉下作用（峻下作用）を示すため，激しい腹痛又は悪心・嘔吐の症状がある人，妊婦又は妊娠していると思われる女性，3歳未満の乳幼児では使用を避ける。
- ・主に誤食・誤飲等による中毒の場合等，腸管内の物質をすみやかに体外に排除させなければならない場合に用いる。
- ・脂溶性の物質（防虫剤や殺鼠剤）を誤って飲み込んだ場合は使用を避ける（ナフタレンやリン等がヒマシ油に溶け出し，中毒症状を増悪させるおそれがある）。
- ・乳汁中に移行し，乳児に下痢を引き起こすおそれがある。

 「トイレにこもるのは，ヒマでしょう」と覚えよう。
ヒマ⇒ヒマシ油，しょう⇒小腸

□　**大腸刺激性瀉下成分：センナ（生薬成分），センノシド**
- ・センナは，マメ科の*Cassia angustifolia* Vahl又は*Cassia acutifolia* Delileの小葉。
- ・センノシドは，センナから抽出された成分である。
- ・センノシドは，**大腸**に生息する腸内細菌によって分解され，分解生成物が**大腸**を刺激して瀉下作用をもたらす。
- ・妊婦又は妊娠していると思われる女性では，使用を避ける。
- ・乳汁中に移行し，乳児に下痢を引き起こすおそれがある。

□　**大腸刺激性瀉下成分（生薬成分）：ダイオウ**
- ・タデ科の*Rheum palmatum* Linné, *Rheum tanguticum* Maximowicz, *Rheum officinale* Baillon, *Rheum coreanum* Nakai又はそれらの種間雑種の通例，根茎。
- ・センノシドを含む。
- ・構成生薬にダイオウを含む漢方処方製剤では，腹痛，激しい腹痛を伴う下痢等の副作用が現れやすくなるため，瀉下薬の併用に注意する。
- ・乳汁中に移行し，乳児に下痢を引き起こすおそれがある。

□　**大腸刺激性瀉下成分：ビサコジル**
- ・大腸のうち特に結腸や直腸の粘膜を刺激して，排便を促す。
- ・結腸での水分の吸収を抑えて，糞便のかさを増大させる働きもある。
- ・内服薬の他，浣腸薬（坐剤）として用いる（「12. その他の消化器官用薬」を参照）。
- ・内服薬は，胃内で分解されて効果が低下したり，胃粘膜に刺激をもたらすのを避けるため，**腸溶性**製剤が多い。胃内でビサコジルが溶け出すおそれがあるため，服用前後1時間以内は**制酸成分**を含む胃腸薬や**牛乳**の摂取を避ける。

□　**大腸刺激性瀉下成分：ピコスルファートナトリウム**
- ・**大腸**に生息する腸内細菌により分解され，**大腸**への刺激作用を示す。

□　**大腸刺激性瀉下成分（生薬成分）：アロエ，ジュウヤク，ケンゴシ等**
- ・アロエは，ユリ科の*Aloe ferox* Miller又はこれと*Aloe africana* Miller又は*Aloe spicata* Bakerとの種間雑種の葉から得た液汁を乾燥したもの。
- ・ジュウヤクは，ドクダミ科のドクダミの花期の地上部。
- ・ケンゴシは，ヒルガオ科のアサガオの種子。

ⓓ無機塩類

□　**酸化マグネシウム，水酸化マグネシウム，硫酸マグネシウム，硫酸ナトリウム**
- ・腸内容物の**浸透圧を高める**ことで糞便中の水分量を増し，大腸を刺激して排便を促す。
- ・マグネシウムを含む成分は，一部は腸で吸収されて尿中に排泄される。**腎臓病**の診断

を受けた人は，**高マグネシウム血症**を生じるおそれがある。

・硫酸ナトリウムには，血液中の電解質のバランスが損なわれ，心臓の負担が増加し，**心臓病**を悪化させるおそれがある。

❷膨潤性瀉下成分

☐ カルメロースナトリウム（別名：カルボキシメチルセルロースナトリウム），カルメロースカルシウム（別名：カルボキシメチルセルロースカルシウム），プランタゴ・オバタの種子又は種皮（生薬成分）
・腸管内で水分を吸収して腸内容物に浸透し，糞便のかさを増やすとともに糞便を柔らかくする。
・膨潤性瀉下成分は，効果を高めるため，使用と併せて十分な水分摂取が重要である。

❸その他の成分

☐ ジオクチルソジウムスルホサクシネート（DSS）
・腸内容物に水分を浸透しやすくする作用があり，糞便中の水分量を増して柔らかくする。

☐ マルツエキス
・主成分の**麦芽糖**が腸内細菌によって分解して生じる**ガスによって便通を促す**。
・比較的作用が**穏やか**であるため，主に**乳幼児の便秘**に用いる。
・乳児の便秘は母乳不足又は調整乳希釈方法の誤りによって起こることもあるが，**水分不足**に起因する便秘にはマルツエキスの効果は期待できない。
・麦芽糖を含んでおり水飴状で甘く，乳幼児の発育不良時の栄養補給にも用いられる。

3　漢方処方製剤

☐ 大黄甘草湯
・体力に関わらず使用できる。便秘，便秘に伴う頭重，のぼせ，湿疹・皮膚炎，ふきでもの（にきび），食欲不振（食欲減退），腹部膨満，腸内異常発酵，痔等の症状の緩和に適す。
・体の虚弱な人，胃腸が弱く下痢しやすい人では，激しい腹痛を伴う下痢等の副作用が現れやすい等，不向き。
・本剤を使用している間は，他の瀉下薬の使用を避ける。
・5〜6日間服用しても症状の改善がみられない場合は，専門家に相談する。
・構成生薬として**ダイオウ，カンゾウ**を含む。

第3章

□　**大黄牡丹皮湯**
・体力中等度以上で，下腹部痛があって，便秘しがちなものの月経不順，月経困難，月経痛，便秘，痔疾に適す。
・体の虚弱な人，胃腸が弱く下痢しやすい人では，激しい腹痛を伴う下痢等の副作用が現れやすい等，不向き。
・本剤を使用している間は，他の瀉下薬の使用を避ける。
・便秘，痔疾に用いる場合，1週間位服用しても症状の改善がみられないときは，専門家に相談する。
・月経不順，月経困難に対して用いる場合は，比較的長期間（1カ月位）服用されることがある。
・構成生薬として**ダイオウ**を含む。

□　**桂枝加芍薬湯**
・体力中等度以下で，腹部膨満感のあるものの**しぶり腹**，腹痛，下痢，便秘に適す。
・1週間位服用して症状の改善がみられない場合は，専門家に相談する。
・構成生薬としてカンゾウを含む。

□　**麻子仁丸**
・体力中等度以下で，ときに便が硬く**塊状**なものの便秘，便秘に伴う頭重，のぼせ，湿疹・皮膚炎，ふきでもの（にきび），食欲不振（食欲減退），腹部膨満，腸内異常醗酵，痔等の症状の緩和に適す。
・胃腸が弱く下痢しやすい人では，激しい腹痛を伴う下痢等の副作用が現れやすい等，不向き。
・本剤を使用している間は，他の瀉下薬の使用を避ける。
・5〜6日間服用しても症状の改善がみられない場合は，専門家に相談する。
・構成生薬として**ダイオウ**を含む。

4　相互作用，受診勧奨等

□　駆虫薬は駆除した寄生虫の排出を促すため瀉下薬が併用されることがあるが，ヒマシ油を使用した場合，駆虫成分が腸管内にとどまらず吸収されやすくなり，全身性の副作用を生じる危険性が高まるため，ヒマシ油と駆虫薬の併用は避ける。（「12．その他の消化器官用薬」を参照）

□　生菌成分が配合された整腸薬に，腸内殺菌成分が配合された止瀉薬が併用された場合，生菌成分の働きが腸内殺菌成分によって弱められる。
例）ビフィズス菌と木クレオソート

☐ 複数の瀉下薬を併用すると，激しい腹痛を伴う下痢や下痢に伴う脱水症状等を生じるおそれがあるため，瀉下薬を使用している間は，他の瀉下薬の使用を避ける。

☐ 微量のセンノシドを含有するセンナの茎を用いた製品（食品）についても，瀉下薬と同時期に摂取しないよう注意する。

☐ 医薬品の副作用として下痢や便秘が現れることもあり，医薬品の使用中に原因が明確でない下痢や便秘を生じた場合は，専門家に相談する。

☐ 下痢は，腸管内の有害な物質を排出するために起こる防御反応でもあり，止瀉薬によって下痢を止めることで症状の悪化を招くことがある。下痢に伴って脱水症状を招きやすいため，水分・電解質の補給も重要である。

☐ 便秘の場合，瀉下薬の使用は一時的なものにとどめる。刺激性瀉下成分を主体とする瀉下薬は，繰り返し使用されると腸管の感受性が低下して効果が弱くなる。

☐ 大腸刺激性瀉下成分配合の瀉下薬は，服用してから数時間後に効果のあるものが多いので，就寝前に服用して起床時に効果を求めると，排便のリズムも付きやすい。ただ，毎日漫然と同じ瀉下薬を連続して服用していると，腸の運動が緩慢になり，服用する薬の量を増やさないと効果が出なくなることが多い。

☐ 大腸刺激性瀉下成分配合の瀉下薬は，便秘時の頓服として使用すべきで，毎日の排便が滞るような時は，無機塩類や膨潤性瀉下成分の製剤を使用する，ビフィズス菌や乳酸菌等の整腸成分の製剤を並行して使用する，食物繊維を積極的に摂る等，大腸刺激性瀉下成分のみに依存しない方法を指導することが必要である。

☐ 便秘の時に腹痛が著しい場合や便秘に伴って吐きけや嘔吐が現れた場合は，急性腹症（腸管の狭窄，閉塞，腹腔内器官の炎症等）の可能性があるため，安易に瀉下薬を使用しない。

☐ 下痢と便秘が繰り返し現れるものや症状が長引く場合，慢性の便秘の場合は，医療機関を受診する。

☐ 下痢に発熱を伴う場合は，食中毒菌等による腸内感染症の可能性，虫垂炎や虚血性大腸炎のような重大な疾患に起因する可能性がある。

☐ 便に血が混じっている場合は，赤痢や腸管出血性大腸菌（O157等），潰瘍性大腸炎，大腸癌等による腸管出血の可能性がある。

☐ 粘液便が続いている場合は，腸の炎症性疾患の可能性がある。

第3章

●瀉下薬（便秘薬）の分類

分類	目的	主な成分	その他
刺激性瀉下成分	腸管を刺激して反射的な腸の運動を引き起こす。		
・小腸刺激性	小腸を刺激して排便を促す。	ヒマシ油	小腸でリパーゼの働きによって生じる分解物が小腸を刺激し瀉下作用。【妊婦・3歳未満は×】【授乳婦は×】
・大腸刺激性	大腸を刺激して排便を促す。	センナ センノシド ダイオウ	センノシド（センナ，ダイオウにも含まれる）は大腸に生息する腸内細菌で分解され，分解生成物が大腸を刺激して瀉下作用。【妊婦：流産・早産を誘発するおそれ】【授乳婦は×】
		ビサコジル	結腸や直腸の粘膜を刺激して，排便を促す。結腸での水分の吸収を抑えて，糞便のかさを増大させる。胃内で溶けないように腸溶性製剤（服用前後1時間以内は，制酸剤，牛乳の摂取を避ける）。
		ピコスルファートナトリウム	胃や小腸では分解されないが，大腸に生息する腸内細菌で分解され，分解生成物が大腸を刺激して瀉下作用。
無機塩類	腸内容物の浸透圧を高めることで糞便中の水分量を増し，大腸を刺激して排便を促す。	酸化マグネシウム 水酸化マグネシウム 硫酸マグネシウム	マグネシウムを含む成分は腎臓病，硫酸ナトリウムを含む成分は心臓病の診断を受けた人は相談。
膨潤性瀉下成分	腸管内で水分を吸収して腸内容物に浸透し，糞便のかさを増やすとともに，糞便を柔らかくすることで瀉下作用。	カルメロースナトリウム カルメロースカルシウム プランタゴ・オバタの種子，種皮	効果を高めるため十分な水分摂取が重要。
浸潤性瀉下成分	腸内容物に水分が浸透しやすくなることで，糞便中の水分量が増し柔らかくなり，瀉下作用。	ジオクチルソジウムスルホサクシネート（DSS）	
マルツエキス	麦芽糖が腸内細菌により分解（発酵）して生じるガスによって便通を促す。	麦芽糖	作用が緩和で乳幼児の便秘に用いる。水分不足の便秘には効果は期待できない。乳幼児の発育不良時の栄養補給に。

p 246〜p 247の知識確認問題問41〜問45にチャレンジしよう！

11. 胃腸鎮痛鎮痙薬

☐ 胃腸鎮痛鎮痙薬は，胃痛，腹痛，さしこみ（疝痛，癪）を鎮めるほか，胃酸過多や胸やけに対する効果も期待して用いられる医薬品である。

1 代表的な鎮痙成分，症状を抑える仕組み，主な副作用

☐ 急な胃腸の痛みは，主として胃腸の過剰な動き（痙攣）によって生じる。

☐ 消化管運動や胃液分泌は，副交感神経系の刺激により亢進する。

◆成分名と特徴

❷抗コリン成分

☐ メチルベナクチジウム臭化物，ジサイクロミン塩酸塩，オキシフェンサイクリミン塩酸塩，チキジウム臭化物等
  ・副交感神経の伝達物質であるアセチルコリンと受容体の反応を妨げることで，その働きを抑える。
  ・胃痛，腹痛，さしこみ（疝痛，癪）を鎮めること（鎮痛鎮痙）のほか，胃酸過多や胸やけに対する効果も期待できる。
  ・散瞳による目のかすみや異常な眩しさ，顔のほてり，頭痛，眠気，口渇，便秘，排尿困難等の副作用が現れる。
  ・乗物又は機械類の運転操作を避ける（散瞳，眠気による）。
  ・排尿困難の症状がある人，心臓病又は緑内障の診断を受けた人では，症状の悪化を招くおそれがあるため，主治医等に相談する。
  ・高齢者では，一般的に口渇や便秘の副作用が現れやすい。

☐ ブチルスコポラミン臭化物
  ・まれに重篤な副作用としてショック（アナフィラキシー）を生じる。

☐ メチルオクタトロピン臭化物
  ・吸収された成分の一部が母乳中に移行する。

□ ロートエキス
 ・母乳中に移行して乳児の脈が速くなる（頻脈）おそれがある。
 ・母乳が出にくくなることがある。

ⓑその他の鎮痙作用をもつ成分

□ パパベリン塩酸塩
 ・消化管の平滑筋に直接働いて胃腸の痙攣を鎮める。
 ・胃液分泌を抑える作用はない。
 ・自律神経系を介した作用ではないが，眼圧を上昇させる。

ⓒ局所麻酔成分

□ 消化管の粘膜及び平滑筋に対する麻酔作用による鎮痛鎮痙の効果が期待できる。

□ 痛みが感じにくくなることで重大な消化器疾患や状態の悪化等を見過ごすおそれがあるため，長期間使用しない。

□ アミノ安息香酸エチル
 ・メトヘモグロビン血症を起こすおそれがあるため，**6歳未満の小児への使用は避ける**。

□ オキセサゼイン
 ・局所麻酔作用のほか，**胃液分泌を抑える**作用もあり，**胃腸鎮痛鎮痙薬と制酸薬の両方**の目的で使用される。
 ・精神神経系の副作用として，頭痛，眠気，めまい，脱力感が現れる。
 ・妊婦又は妊娠していると思われる女性，15歳未満の小児は，使用を避ける。

 オキセサゼインは胃液分泌を抑（オサ）えると覚えよう。

ⓓ生薬成分

□ エンゴサク
 ・ケシ科の*Corydalis turtschaninovii* Besser forma *yanhusuo* Y. H. Chou et C. C. Hsuの塊茎を，通例，湯通ししたもの。
 ・鎮痛鎮痙作用がある。

□ シャクヤク（「2. 解熱鎮痛薬」を参照）

2 相互作用，受診勧奨等

☐ 抗コリン成分は，胃腸鎮痛鎮痙薬以外の医薬品（かぜ薬，乗物酔い防止薬，鼻炎用内服薬等）にも配合されている場合があり，一部の抗ヒスタミン成分のように抗コリン作用を併せ持つものが配合されている場合もある。

抗コリン作用を有する成分を含有する医薬品どうしが併用された場合，排尿困難，目のかすみや異常な眩しさ，頭痛，眠気，口渇，便秘等の副作用が現れやすくなる。

☐ 痛みが次第に強くなる，痛みが周期的に現れる，嘔吐や発熱を伴う，下痢や血便・血尿を伴う，原因不明の痛みが30分以上続く等の場合は，医療機関を受診する。

☐ 痛みの原因の特定が困難になるため，原因不明の腹痛に胃腸鎮痛鎮痙薬を使用することは好ましくない。

☐ 腹部の痛みには，胃腸以外の臓器に起因する場合があるため，胃腸鎮痛鎮痙薬の使用が適切でない場合がある。

☐ 血尿を伴って側腹部に痛みが生じた時は，腎臓や尿路の病気が疑われる。

☐ 下痢に伴う腹痛については，基本的に下痢への対処が優先され，胃腸鎮痛鎮痙薬の適用となる症状でない。

p 247の知識確認問題問46〜問48にチャレンジしよう！

第3章

12. その他の消化器官用薬

1　浣腸薬

- □　便秘の場合に排便を促すことを目的として，**直腸内に適用される医薬品**である。剤形には注入剤（肛門から薬液を注入するもの）のほか，坐剤もある。

- □　繰り返し使用すると直腸の感受性の**低下**（いわゆる慣れ）が生じて効果が**弱くなり**，医薬品の使用に頼りがちになるため，連用しない。

- □　便秘以外のときに直腸内容物の排除を目的として用いることは適当でない。

- □　乳幼児への安易な使用や，直腸の急激な動きに刺激されて**流産・早産**を誘発するおそれがあるため，**妊婦又は妊娠していると思われる女性**には**使用を避ける**。

- □　腹痛が著しい場合，便秘に伴って吐きけや嘔吐が現れた場合は，急性腹症の可能性があり，配合成分の刺激によって症状を悪化させるおそれがある。

- □　排便時に出血を生じる場合は，痔出血のほか，直腸ポリープや直腸癌等に伴う出血である可能性がある。

- □　注入剤の用法
  - ・注入するときはゆっくりと押し込み，注入が終わったら放出部をゆっくりと抜き取る。
  注入する薬液を**人肌程度に温めておく**と，不快感を生じることが少ない。
  - ・薬液の注入後は，**便意が強まるまでしばらく我慢**してから排便する。
  - ・半量等を使用する場合，**残量を再利用すると感染のおそれ**があるため使用後は**廃棄**する。

- □　坐剤の用法
  - ・薬が柔らかい場合は，しばらく冷やした後に使用する。硬すぎる場合には，柔らかくなった後に使用する。無理に挿入すると直腸粘膜を傷つけるおそれがある。
  - ・肛門に挿入後は，便意が強まるまでしばらく我慢してから排便する。

◆成分名と特徴

❶注入剤

□ グリセリン，ソルビトール
　・**浸透圧の差**によって腸管壁から水分を取り込み直腸粘膜を刺激し，排便を促す。
　・直腸内の浸透圧変化に伴って，体調によっては肛門部に熱感を生じる。
　・グリセリンが配合された浣腸薬では，排便時に血圧低下を生じて，立ちくらみの症状が現れるとの報告がある。そうした症状は高齢者や心臓病の人で特に現れやすい。
　・痔出血の症状がある人は，グリセリンが傷口から血管内に入ると赤血球の破壊（溶血）や腎不全を起こすおそれがあるため，医師等に相談する。

❷坐剤

□ ビサコジル
　・誤って坐剤を服用することのないよう留意する。

□ 炭酸水素ナトリウム
　・直腸内で徐々に分解して**炭酸ガスの微細な気泡**を発生することで直腸を刺激する。
　・まれに重篤な副作用としてショックを生じる。

2　駆虫薬

□ 腸管内の寄生虫を駆除するために用いられる医薬品で，局所作用を目的としているため，腸管内に生息する**虫体にのみ**作用し，**虫卵**や腸管内以外に潜伏した幼虫（回虫の場合）は駆虫**作用が及ばない**。再度駆虫を必要とする場合，1カ月以上間隔を置いて服用する。

□ 一般用医薬品の駆虫薬が対象とする寄生虫は，**回虫**と**蟯虫**のみである。いずれも手指や食物に付着した虫卵が口から入ることで感染する。
条虫や吸虫，鈎虫，旋毛虫，鞭虫等を駆除する一般用医薬品はない。

□ 回虫は，孵化した幼虫が腸管壁から体組織に入り込んで体内を巡り，肺に達した後に気道から再び消化管内に入って成虫となる。そのため腹痛や下痢，栄養障害等の消化器症状のほか，呼吸器等にも障害を引き起こす。

□ 蟯虫は，肛門から這い出してその周囲に産卵するため，肛門部の痒みやそれに伴う不眠，神経症を引き起こす。

□ 回虫や蟯虫の感染は，衣食を共にする家族全員にその可能性があり，感染が確認され

た場合は，家族一緒に駆虫を図る。

☐ 駆虫薬は，一度に多く服用しても駆虫効果が高まることはなく，副作用が現れやすくなる。

☐ 消化管からの駆虫成分の吸収は好ましくない全身作用（頭痛，めまい等）を生じる原因となる。食後使用すると，消化管内容物の消化・吸収に伴って駆虫成分の吸収が高まることから，空腹時に使用することとされているものが多い。

☐ **複数**の駆虫薬を**併用**しても駆虫効果が**高まることはなく**，組合せによっては駆虫作用が**減弱**することもある。

☐ 駆除した虫体や腸管内に残留する駆虫成分の排出を促すため瀉下薬が併用されることがあるが，ヒマシ油を使用すると腸管内で駆虫成分が吸収されやすくなり，副作用を生じる危険性が高まるため，ヒマシ油との併用は避ける。

◆成分名と特徴

☐ サントニン
  ・回虫の自発運動を抑える作用を示し，虫体を排便とともに排出させる。
  ・消化管から吸収されたサントニンは主に**肝臓**で代謝されるが，**肝臓病**の診断を受けた人では，**肝機能障害**を悪化させるおそれがある。
  ・服用後，一時的に物が黄色く見えたり，耳鳴り，口渇が現れることがある。

☐ カイニン酸，マクリ（カイニン酸を含む生薬成分）
  ・マクリは，フジマツモ科のマクリの全藻。
  ・回虫に痙攣を起こさせる作用を示し，虫体を排便とともに排出させる。
  ・日本薬局方収載のマクリは，煎薬として回虫の駆除に用いられる。

 「解散しまくり」と覚えよう。

解⇒ 回虫，散⇒ サントニン，解散⇒ カイニン酸，まくり⇒ マクリ

☐ ピペラジンリン酸塩
  ・**アセチルコリン**伝達を妨げて，**回虫**及び**蟯虫**の運動筋を麻痺させる作用を示し，虫体を排便とともに排出させる。
  ・副作用として痙攣，倦怠感，眠気，食欲不振，下痢，便秘等が現れる。痙攣の症状のある人，貧血，著しい栄養障害の診断を受けた人は，主治医等に相談する。
  ・肝臓病，腎臓病の診断を受けた人は，吸収されて循環血液中に移行したピペラジンが滞留して副作用を生じやすくなるおそれがある。

☐ パモ酸ピルビニウム

・<ruby>蟯虫<rt>ぎょうちゅう</rt></ruby>の呼吸や栄養分の代謝を抑えて**殺虫作用**を示す。

・赤〜赤褐色の成分で，**尿**や**糞便**が**赤く着色**する。

・水に溶けにくいため消化管からの吸収は少ないが，**ヒマシ油との併用は避ける**。

・空腹時に服用することとなっていないが，脂質分の多い食事やアルコール摂取は避ける。

 パモ酸ピルビニウム⇒　ルビー⇒　赤と連想しよう。

 「ピー子とパー子がいたからギョっとした。ピー子ピカピカだな。」と覚えよう。

ピー子⇒　ピペラジン，パー子⇒　パモ酸ピルビニウム，

ギョ⇒　<ruby>蟯虫<rt>ぎょうちゅう</rt></ruby>　ピカ⇒　ピペラジン回虫

第3章

 p 247の知識確認問題問49〜問52にチャレンジしよう！

13. 強心薬

☐　強心薬は，疲労やストレス等による軽度の心臓の働きの乱れについて，心臓の働きを整えて，動悸や息切れ等の症状の改善を目的とする医薬品である。

1　動悸，息切れ等を生じる原因と強心薬の働き

☐　動悸は，心臓の働きが低下して十分な血液を送り出せなくなり，脈拍数を増やすことによってその不足を補おうとして起こる。心臓の拍動が強く若しくは速くなり，又は脈拍が乱れ，それが不快に感じられる。

☐　息切れは，心臓から十分な血液が送り出されないと体の各部への酸素の供給が低下するため，呼吸運動によって取り込む空気の量を増やすことでそれを補おうとして起こる。息をすると胸苦しさや不快感があり，意識的な呼吸運動を必要とする。

☐　気つけとは，心臓の働きの低下による一時的なめまい，立ちくらみ等の症状に対して，意識をはっきりさせたり，活力を回復させる効果のことである。

2　代表的な配合成分等，主な副作用

ⓐ強心成分（生薬成分）

☐　心筋に直接刺激を与え，**収縮力を高める**作用（強心作用）を期待して用いられる。

☐　センソ
・**ヒキガエル科のアジアヒキガエル等の耳腺の分泌物**を集めたもの。
・微量で強い強心作用を示す。皮膚や粘膜に触れると局所麻酔作用を示し，センソが配合された丸薬，錠剤等の内服固形製剤は，口中で噛み砕くと舌等が麻痺することがあるため，**噛まずに服用**する。
・有効域が比較的狭く，1日用量中セ**ンソ5mgを超える**医薬品は**劇薬**に指定されている。
・一般用医薬品では，1日用量が5mg以下となるよう用法・用量が定められているが，通常用量においても，悪心，嘔吐の副作用が現れることがある。

□ ジャコウ

- シカ科のジャコウジカの雄の麝香腺分泌物。

- 強心作用のほか，呼吸中枢を刺激して**呼吸機能を高めたり**，意識をはっきりさせる等の作用がある。

 麝香腺分泌物とは，メスを引きつけるフェロモンと考えられているものです。

□ ゴオウ

- **ウシ科のウシの胆嚢中に生じた結石。**

- 強心作用のほか，末梢血管の拡張による血圧降下，**興奮を静める**等の作用がある。

□ ロクジョウ

- シカ科の*Cervus nippon* Temminck，*Cervus elaphus* Linné，*Cervus canadensis* Erxleben 又はその他同属動物の**雄鹿の角化していない幼角。**

- 強心作用のほか，強壮，**血行促進**等の作用がある。

❺強心成分以外の配合成分

□ 強心薬には，鎮静，強壮等を目的とする生薬成分も配合される。

□ リュウノウ

- **中枢神経系**の刺激作用による**気つけの効果**がある。

- リュウノウ中に存在する物質として，ボルネオールが配合される場合もある。

□ シンジュ

- **ウグイスガイ科のアコヤガイ，シンジュガイ又はクロチョウガイ**等の外套膜組成中に病的に形成された顆粒状物質。

- **鎮静作用**等がある。

□ レイヨウカク，ジンコウ（「6. 小児の疳を適応症とする生薬製剤・漢方処方製剤」を参照）

□ 動物胆（ユウタンを含む。）（「9. 胃の薬」を参照）

□ サフラン（「19. 婦人薬」を参照）

□ ニンジン，インヨウカク（「27. 滋養強壮保健薬」を参照）

3 漢方処方製剤

☐　比較的長期間（1カ月位）服用されることがある。

◆漢方処方名と特徴

☐　苓桂朮甘湯
　りょうけいじゅつかんとう

・体力中等度以下で，めまい，ふらつきがあり，ときにのぼせや動悸があるものの立ちくらみ，めまい，頭痛，耳鳴り，動悸，息切れ，神経症，神経過敏に適す。

・**強心作用が期待される生薬は含まれず**，利尿作用により，水毒（体の水分が停滞したり偏在して，その循環が悪いことを意味する。）の排出を促すことを主眼とする。

・構成生薬として**カンゾウ**を含む。

 苓桂朮甘湯の甘からカンゾウ（甘草）を含んでいると覚えよう。
　りょうけいじゅつかんとう

4 相互作用，受診勧奨等

☐　滋養強壮保健薬は，強心薬と同じ生薬成分が配合されていることが多い。

☐　強心薬を5〜6日間使用して症状の改善がみられない場合，ほかの原因に起因する可能性が考えられる。

☐　激しい運動をしていないにもかかわらず突発的に動悸や息切れが起こり，意識が薄れてきたり，脈が十分触れなくなったり，胸部の痛み又は冷や汗を伴うような場合は，早めに医師の診療を受ける。

 p 247の知識確認問題問53〜問55にチャレンジしよう！

14. 高コレステロール改善薬

□ 高コレステロール改善薬は，血中コレステロール異常の改善，血中コレステロール異常に伴う末梢血行障害（手足の冷え，痺れ）の緩和等を目的として使用される医薬品である。

1 血中コレステロールと高コレステロール改善成分の働き

□ コレステロールは細胞の構成成分で，胆汁酸や副腎皮質ホルモン等の生理活性物質の産生に重要な物質でもある等，生体に不可欠な物質である。

□ コレステロールの産生及び代謝は，主として肝臓で行われる。

□ コレステロールは水に溶けにくい物質であるため，血液中では血漿タンパク質と結合したリポタンパク質として存在する。

□ リポタンパク質は比重によっていくつかの種類に分類される。
　・低密度リポタンパク質（**LDL**）：コレステロールを**肝臓**から**末梢組織**へと運ぶ。
　　LDLコレステロールを**悪玉**コレステロールと呼ぶ。
　・高密度リポタンパク質（**HDL**）：**末梢組織**のコレステロールを取り込んで**肝臓**へと運ぶ。
　　HDLコレステロールを**善玉**コレステロールと呼ぶ。

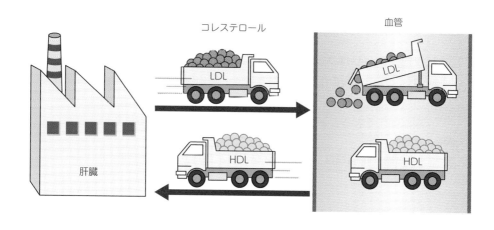

コレステロール　　　　　血管

LDL　　LDL

HDL　　HDL

肝臓

□　血液中のLDLが**多く**，HDLが**少ない**と，コレステロールの運搬が末梢組織側に偏って蓄積を招き，心臓病や肥満，動脈硬化症等の生活習慣病につながる危険性が高くなる。

□　血漿中のリポタンパク質のバランスの乱れは，自覚症状を伴うものでないため，自分で気付いて医療機関の受診がなされるより，偶然又は生活習慣病を生じて指摘されることが多い。

コレステロール値が高く，血液がドロドロでも，自分では気付かないですよね。

□　医療機関で測定する検査値として，LDL**140**mg/dL以上，HDL**40**mg/dL未満，中性脂肪**150**mg/dL以上のいずれかである状態を，脂質異常症という。

2　代表的な配合成分，主な副作用

ⓐ高コレステロール改善成分

□　悪心（吐きけ），胃部不快感，胸やけ，下痢等の消化器系の副作用が現れる。

□　大豆油不けん化物（ソイステロール）
　　・腸管におけるコレステロールの**吸収**を抑える。

□　リノール酸，ポリエンホスファチジルコリン
　　・コレステロールと結合して**代謝**されやすいコレステロールエステルを形成し，肝臓におけるコレステロールの**代謝**を促す。

□　パンテチン
　　・LDL等の異化排泄（分解・排泄）を促進し，リポタンパクリパーゼ活性を高めて，HDL産生を高める。

ⓑビタミン成分

□　ビタミンB_2（リボフラビン酪酸エステル等）
　　・コレステロールの生合成抑制と排泄・異化促進作用，中性脂肪抑制作用，過酸化脂質分解作用を有する。
　　・尿が黄色くなることがあるが，**中止を要する副作用ではない**。

過酸化脂質は，血管の壁をボロボロにする悪者です。

□ ビタミンE（トコフェロール酢酸エステル），ガンマ-オリザノール

・コレステロールからの過酸化脂質の**生成を抑える**ほか，末梢血管における**血行を促進する**。

血中コレステロール異常に伴う末梢血行障害（手足の冷え，痺れ）の緩和等を目的に使用される。

3 生活習慣改善へのアドバイス，受診勧奨等

□ コレステロールは，食事から摂取された糖及び脂質から主に産生される。

□ 高コレステロール改善薬による対処は，食事療法，運動療法の補助的な位置づけである。

□ 目安としてウエスト周囲径（腹囲）が，男性なら85cm，女性なら90cm以上である場合には生活習慣病を生じるリスクが高まるとされており，メタボリックシンドロームの予防では，血中コレステロール値に留意することが重要である。

□ 高コレステロール改善薬は，ウエスト周囲径（腹囲）を減少させる等の痩身効果（やせること）を目的とする医薬品ではない。

□ 生活習慣の改善を図りつつ，1～3カ月，高コレステロール改善薬の使用を続けても検査値に改善がみられない場合は，医療機関を受診する。

p 247～p 248の知識確認問題問56～問63にチャレンジしよう！

15. 貧血用薬（鉄製剤）

□ 貧血用薬（鉄製剤）は，鉄欠乏性貧血に対して不足している鉄分を補充することにより，造血機能の回復を図る医薬品である。予防的に使用することは適当でない。

1 貧血症状と鉄製剤の働き

□ 貧血の症状として，疲労，動悸，息切れ，血色不良，頭痛，耳鳴り，めまい，微熱，皮膚や粘膜の蒼白（青白くなること），下半身のむくみ等が現れる。

□ 貧血は原因によりビタミン欠乏性貧血，鉄欠乏性貧血等に分類される。
・ビタミン欠乏性貧血：ビタミンB_{12}が不足して生じる巨赤芽球貧血は悪性貧血と呼ばれる。
ビタミンB_{12}は，胃腺から出る粘液に含まれる内因子（タンパク質）と結合することで，小腸から吸収されやすくなるので，胃粘膜の異常によりビタミンB_{12}が不足する。
・鉄欠乏性貧血：赤血球に含まれる色素であるヘモグロビンの生合成に必要な鉄分が不足して生じる貧血である。

□ 鉄分は，赤血球が酸素を運搬する上で重要なヘモグロビンの産生に不可欠なミネラルである。

> 鉄がないと，ヘモグロビンが作れなくなり，酸素が運べなくなります。

□ 鉄分の摂取不足を生じても，**初期**には貯蔵鉄（肝臓等に蓄えられている鉄）や血清鉄（ヘモグロビンを産生するために，貯蔵鉄が赤血球へと運ばれている状態）が減少するのみでヘモグロビン量自体は**変化せず**，ただちに貧血の症状は**現れない**。
持続的に鉄が欠乏すると，ヘモグロビンが**減少**して貧血症状が**現れる**。

> 体に貯めてあった鉄を使ってヘモグロビンを作るので，すぐに貧血症状は現れません。体内の鉄を使い切ると，ヘモグロビンが作れなくなり，貧血症状が現れます。

□ 鉄欠乏状態を生じる要因としては，日常の食事からの鉄分の摂取不足及び鉄の消化管か

らの吸収障害による鉄の供給量の不足，消化管出血等がある。

☐ 体の成長が著しい年長乳児や幼児，月経血損失のある女性，鉄要求量の増加する妊婦・母乳を与える女性では，鉄欠乏状態を生じやすい。

2 代表的な配合成分，主な副作用

❶鉄分

☐ フマル酸第一鉄，溶性ピロリン酸第二鉄，可溶性含糖酸化鉄，クエン酸鉄アンモニウム等
　・不足した鉄分を補充する。
　・服用すると便が**黒く**なることがあるが，使用中止を要する副作用等の異常ではない（鉄製剤の服用前から便が黒い場合は消化管出血が原因とも考えられる）。
　・主な副作用は，悪心，嘔吐，食欲不振，胃部不快感，腹痛，便秘，下痢等の胃腸障害である。
　・鉄分の吸収は空腹時のほうが高いが，消化器系への副作用を軽減するには，**食後**に服用することが望ましい。胃への負担を軽減するため，腸溶性とした製品もある。

❷鉄以外の金属成分

☐ 銅
　・ヘモグロビンの産生過程で，鉄の代謝や輸送に働く。
　・硫酸銅は，ヘモグロビンの産生を助ける。

☐ コバルト
　・赤血球ができる過程で必要不可欠なビタミンB_{12}の構成成分である。
　・硫酸コバルトは，骨髄での造血機能を高める。

☐ マンガン
　・糖質，脂質，タンパク質の代謝をする際に働く酵素の構成物質である。
　・硫酸マンガンは，エネルギー合成を促す。

❸ビタミン成分

☐ ビタミンB_6（ピリドキシン塩酸塩等）
　・ヘモグロビン産生に必要である。

☐ ビタミンB_{12}（シアノコバラミン），葉酸

・正常な赤血球の形成に働く。

□　ビタミンC（アスコルビン酸等）
・消化管内で鉄が吸収されやすい状態に保つ。

3　相互作用，受診勧奨等

□　複数の貧血用薬を併用すると，鉄分の過剰摂取となり，胃腸障害や便秘等の副作用が起こりやすい。

□　鉄製剤服用の前後30分に**タンニン酸**を含む飲食物（緑茶，紅茶，コーヒー，ワイン，柿等）を摂取すると，鉄の吸収が**悪くなる**ことがある。

□　貧血のうち鉄製剤で改善ができるのは，鉄欠乏性貧血のみである。

□　食生活を改善し，かつ鉄製剤の使用を2週間程度続けても症状の改善がみられない場合は，医療機関を受診する。

p 248の知識確認問題問64〜問68にチャレンジしよう！

16. その他の循環器用薬

1 代表的な配合成分等，主な副作用

□ **コウカ**（生薬成分）
- ・キク科のベニバナの管状花をそのまま又は黄色色素の大部分を除いたもので，ときに圧搾して板状としたもの。
- ・**末梢の血行を促してうっ血を除く**作用がある。
- ・煎薬として，**冷え症及び血色不良**に用いる。

 コウカは紅花と書くのでベニバナを連想しよう。

□ **ユビデカレノン**（別名：コエンザイムQ10）
- ・肝臓や心臓等の臓器に存在し，エネルギー代謝に関与する酵素の働きを助ける。摂取された栄養素からエネルギーが産生される際に**ビタミンB群**とともに働く。
- ・心筋の酸素利用効率を**高めて**収縮力を高めることによって血液循環を改善する。軽度な心疾患により日常生活の身体活動を少し超えたときに起こる動悸，息切れ，むくみの症状に用いる。
- ・**2週間位**使用して症状の改善がみられない場合は，漫然と使用を継続しない。
- ・副作用として，胃部不快感，食欲減退，吐きけ，下痢，発疹・痒みが現れる。
- ・15歳未満の**小児向け**の製品は**ない**。
- ・動悸，息切れ，むくみの症状は，高血圧症，呼吸器疾患，腎臓病，甲状腺機能の異常，貧血等が原因となって起こることもあるため，基礎疾患がある人は主治医に相談する。

 ユビーデカレノンはビタミンB群とともに働くよ。

□ **ヘプロニカート，イノシトールヘキサニコチネート**
- ・**ニコチン酸**が遊離し，その**ニコチン酸**の働きによって末梢の血液循環を改善する。ビタミンEと組み合わせて用いられる場合が多い。

ヘプロニカート，イノシトールヘキサニコチネートからニコチン酸を連想しよう。

☐ ルチン
・ビタミン様物質の一種で，高血圧等における**毛細血管の補強，強化**の効果を期待して用いられる。

 ルチンは，蕎麦やアスパラガス等に含まれています。

2 漢方処方製剤

☐ 三黄瀉心湯（さんおうしゃしんとう）
・体力中等度以上で，**のぼせ気味で顔面紅潮**し，精神不安，みぞおちのつかえ，**便秘傾**向等のあるものの**高血圧の随伴症状**（のぼせ，肩こり，耳鳴り，頭重，不眠，不安），鼻血，痔出血，便秘，更年期障害，血の道症に適す。
・体の虚弱な人，胃腸が弱く下痢しやすい人，だらだら出血が長引いている人では，激しい腹痛を伴う下痢等の副作用が現れやすい等，不向き。
・構成生薬として**ダイオウ**を含む。瀉下薬（しゃげ）の使用を避ける。
・鼻血に用いる場合は，5〜6回使用しても症状の改善がみられないときは中止し専門家に相談する。
　痔出血，便秘に用いる場合は，1週間位使用しても症状の改善がみられないときは中止し専門家に相談する。
　その他の適応に対しては，比較的長期間（1カ月位）服用されることがある。

☐ 七物降下湯（しちもつこうかとう）
・体力中等度以下で，**顔色が悪くて疲れやすく**，胃腸障害のないものの**高血圧**に伴う随伴症状（のぼせ，肩こり，耳鳴り，頭重）に適す。
・胃腸が弱く下痢しやすい人では，胃部不快感等の副作用が現れやすい等，不向き。
・小児向けの漢方処方ではなく，15歳未満の小児への使用は避ける。
・比較的長期間（1カ月位）服用されることがある。

3 相互作用，受診勧奨等

☐ コエンザイムQ10（ユビデカレノン）は，食品（いわゆる健康食品）の素材としても流通しており，それらの食品との相互作用に注意する。また，作用が増強されて心臓に負担を生じたり副作用が現れやすくなるため，**強心薬等の併用は避ける**。

☐　高血圧や心疾患に伴う諸症状を改善する一般用医薬品は，補助的なものであり，高血圧や心疾患そのものの治療を目的とするものではない。高血圧や心疾患そのものへの対処については，医療機関を受診する。

 p 248の知識確認問題問69〜問72にチャレンジしよう！

第3章

17. 痔の薬

□　外用痔疾用薬と内用痔疾用薬がある。
　　・外用痔疾用薬は，痔核又は裂肛による痛み，痒み，腫れ，出血等の緩和，患部の消毒
　　　を目的とする坐剤，軟膏剤（注入軟膏を含む）又は外用液剤である。
　　・内用痔疾用薬は，比較的緩和な抗炎症作用，血行改善作用を目的とする成分のほか，
　　　瀉下・整腸成分等が配合されたもので，外用痔疾用薬と併せて用いると効果的である。

1　痔の発症と対処，痔疾用薬の働き

□　痔は，肛門付近の血管がうっ血し，肛門に負担がかかることによって生じる肛門の病気
　　の総称で，主な病態として，痔核（内痔核，外痔核），裂肛，痔瘻がある。

□　痔核は，肛門に存在する細かい血管群が部分的に拡張し，肛門内にいぼ状の腫れが生じ
　　たもので，一般に「いぼ痔」と呼ばれる。
　　・**内痔核**は，歯状線より上部の，直腸粘膜にできた痔核である。
　　　直腸粘膜には知覚神経が通っていないため，**自覚症状が少ない**。排便時に，肛門から
　　　成長した痔核がはみ出る脱肛，出血等の症状が現れる。
　　・外痔核は，歯状線より下部の，肛門の出口側にできた痔核である。
　　　排便と関係なく，出血や患部の痛みを生じる。

 内痔核は少ない自覚と覚えよう。

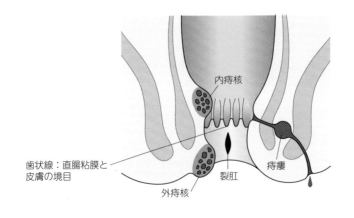

歯状線：直腸粘膜と
皮膚の境目

内痔核

痔瘻

裂肛

外痔核

□ 裂肛は，肛門の出口からやや内側の上皮に傷が生じた状態であり，一般に「切れ痔」（又は「裂け痔」）と呼ばれる。

□ 痔瘻は，肛門内部に存在する肛門腺窩と呼ばれる小さなくぼみに糞便の滓が溜まって炎症・化膿を生じた状態である。
進行すると，肛門周囲の皮膚部分から膿が溢れ，その膿により周辺部の皮膚がかぶれ，赤く腫れて激痛を生じる。

□ 痔は，肛門部に過度の負担をかけることやストレス等により生じる生活習慣病である。
痔の予防には，
・長時間座るのを避ける
・軽い運動によって血行を良くする
・食物繊維の摂取を心がける等便秘を避ける
・香辛料等の刺激性のある食べ物を避ける
こと等が効果的である。

第3章

2 代表的な配合成分等，主な副作用

（a）外用痔疾用薬

□ 局所に適用されるものであるが，坐剤及び注入軟膏では，成分の一部が直腸粘膜から吸収されて，全身的な影響を生じる。

◆成分名と特徴

❶局所麻酔成分

□ リドカイン，リドカイン塩酸塩，アミノ安息香酸エチル，ジブカイン塩酸塩，プロカイン塩酸塩等
・知覚神経に作用して刺激の神経伝導を可逆的に遮断する。
・痔に伴う痛み・痒みを和らげる。
・リドカイン，リドカイン塩酸塩，アミノ安息香酸エチル又はジブカイン塩酸塩が配合された坐剤及び注入軟膏は，まれに重篤な副作用としてショック（アナフィラキシー）を生じる。

 局所麻酔成分は「～カイン」とつくものが多いよ。

ⓑ鎮痒成分

☐　抗ヒスタミン成分：ジフェンヒドラミン塩酸塩，ジフェンヒドラミン，クロルフェニラミンマレイン酸塩等
  ・痔に伴う痒みを和らげる。

☐　局所刺激成分：【熱感刺激成分】クロタミトン
　　　　　　　　　　【冷感刺激成分】カンフル，ハッカ油，メントール等
  ・ハッカ油は，シソ科ハッカの地上部を水蒸気蒸留して得た油を冷却，固形分を除去した精油である。
  ・いずれも局所への穏やかな刺激によって痒みを抑える。

 クロいミトン（クロタミトン）はあたたかい（熱感）と覚えよう。

ⓒ抗炎症成分

☐　ステロイド性抗炎症成分：ヒドロコルチゾン酢酸エステル，プレドニゾロン酢酸エステル等
  ・痔による肛門部の**炎症や痒み**を和らげる。
  ・ステロイド性抗炎症成分が配合された坐剤及び注入軟膏は，含有量によらず**長期連用を避ける**。

☐　グリチルレチン酸
  ・比較的緩和な抗炎症作用を示す。
  ・グリチルレチン酸はグリチルリチン酸が分解されてできる成分で，グリチルリチン酸と同様に作用する。

ⓓ組織修復成分

☐　アラントイン，アルミニウムクロルヒドロキシアラントイネート（別名：アルクロキサ）
  ・痔による肛門部の**創傷の治癒**を促す。

 アラントインは「新たに組織を修復する」と覚えよう。

ⓔ止血成分

☐　アドレナリン作動成分：テトラヒドロゾリン塩酸塩，メチルエフェドリン塩酸塩，エ

フェドリン塩酸塩，ナファゾリン塩酸塩等

・血管**収縮**作用による**止血**効果がある。

・**心臓病，高血圧，糖尿病，甲状腺機能障害**の診断を受けた人は，その症状が悪化する おそれがあるため，メチルエフェドリン塩酸塩が配合された坐剤及び注入軟膏を使用 する前に医師等に相談する（交感神経系に対する刺激作用によって心臓血管系や肝臓 でのエネルギー代謝等にも影響を生じる）。

☐ 収斂保護止血成分：タンニン酸，酸化亜鉛，卵黄油，硫酸アルミニウムカリウム等

・粘膜表面に不溶性の膜を形成することによる，粘膜の保護・**止血**を目的としている。

・タンニン酸は，鎮痛鎮痙作用を示すロートエキスと組み合わせて用いられることも ある。

❻殺菌消毒成分

☐ クロルヘキシジン塩酸塩，セチルピリジニウム塩化物，ベンザルコニウム塩化物，デカ リニウム塩化物，イソプロピルメチルフェノール等

・痔疾患に伴う局所の**感染**を**防止**する。

❼生薬成分

☐ シコン

・ムラサキ科のムラサキの根。

・新陳代謝促進，殺菌，抗炎症等の作用がある。

 シコンは紫根と書くのでムラサキの根と覚えよう。

☐ セイヨウトチノミ（セイヨウトチノキ種子）

・トチノキ科のセイヨウトチノキ（マロニエ）の種子。

・血行促進，抗炎症等の作用がある。

❽ビタミン成分

☐ ビタミンE（トコフェロール酢酸エステル）

・肛門周囲の末梢血管の血行を改善する。

☐ ビタミンA油等

・傷の治りを促す。

(b) 内用痔疾用薬

◆成分名と特徴

ⓐ生薬成分

☐　**オウゴン，セイヨウトチノミ**
・オウゴンはシソ科のコガネバナの周皮を除いた根。
・セイヨウトチノミはトチノキ科のセイヨウトチノキ（マロニエ）の種子。
・いずれも主に抗炎症作用を期待して用いられる。

☐　**カイカ，カイカク**
・カイカはマメ科のエンジュの蕾^{つぼみ}。
・カイカクはマメ科のエンジュの成熟果実。
・いずれも主に止血効果を期待して用いられる。

ⓑ止血成分

☐　**カルバゾクロム**
・毛細血管を補強，強化して出血を抑える。

ⓒビタミン成分

☐　**ビタミンE（トコフェロール酢酸エステル，トコフェロールコハク酸エステル等）**
・肛門周囲の末梢血管の血行を促して，うっ血を改善する。

3　漢方処方製剤

☐　いずれも比較的長期間（1カ月位）服用されることがある。

◆漢方処方名と特徴

☐　**乙字湯**（おつじとう）
・体力中等度以上で，大便がかたく，便秘傾向のあるものの痔核（いぼ痔），切れ痔，便秘，軽度の脱肛に適す。
・体の虚弱な人，胃腸が弱く下痢しやすい人では，悪心（おしん）・嘔吐，激しい腹痛を伴う下痢等の副作用が現れやすい等，不向き。
・構成生薬としてダイオウ，カンゾウを含む。
・まれに重篤（じゅうとく）な副作用として，肝機能障害，間質性肺炎を生じる。

・切れ痔，便秘に用いる場合，5～6日間服用して症状の改善がみられないときは，専門家に相談する。

□ 芎帰膠艾湯
　　<ruby>きゅう<rt></rt></ruby>　き きょうがいとう

・体力中等度以下で冷え症，出血傾向があり胃腸障害のないものの痔出血，貧血，月経異常・月経過多・不正出血，皮下出血に適す。

・胃腸が弱く下痢しやすい人では，胃部不快感，腹痛，下痢等の副作用が現れやすい等，不向き。

・構成生薬としてカンゾウを含む。

・1週間位服用して症状の改善がみられないときは，専門家に相談する。

4　相互作用，受診勧奨等

□ 肛門部は，肛門の括約筋によって外部からの細菌の侵入を防いでおり，血流量も豊富なため，感染症を生じることはあまりない。

□ 膿瘍（組織が化膿して局部に膿が溜まった状態），痔瘻の場合は，治療に手術を要することがあるため，医療機関を受診する。

□ 痔の原因となる生活習慣の改善を図るとともに，一定期間，痔疾用薬を使用しても症状が続く場合は，肛門癌等の重大な病気の可能性があるため，医療機関を受診する。

p 248の知識確認問題問73～問75にチャレンジしよう！

第3章

18. その他の泌尿器用薬

1　代表的な配合成分等，主な副作用

ⓐ尿路消毒成分

☐　ウワウルシ
- ツツジ科のクマコケモモの葉。
- 利尿作用のほかに，経口摂取後，尿中に排出される分解代謝物が抗菌作用を示し，**尿路の殺菌消毒**効果を期待して用いられる。
- 煎薬として残尿感，排尿に際して不快感のあるものに用いる。

ⓑ利尿成分

☐　カゴソウ
- シソ科のウツボグサの花穂(かすい)。
- 煎薬として残尿感，排尿に際して不快感のあるものに用いる。

☐　キササゲ
- ノウゼンカズラ科のキササゲ等の果実。
- 煎薬として尿量減少に用いる。

☐　サンキライ
- ユリ科の*Smilax glabra* Roxburghの塊茎(かいけい)。
- 煎薬として尿量減少に用いる。

☐　ソウハクヒ
- クワ科のマグワの根皮。
- 煎薬として尿量減少に用いる。

☐　モクツウ
- **アケビ科のアケビ又はミツバアケビの蔓性(つるせい)の茎**を，通例，横切りしたもの。

☐　ブクリョウ
- サルノコシカケ科のマツホドの菌核で，通例，外層をほとんど除いたもの。

・利尿，健胃，鎮静作用がある。

2 漢方処方製剤

□ 猪苓湯

・**体力に関わらず**使用でき，排尿異常があり，ときに口が渇くものの排尿困難，排尿痛，残尿感，頻尿，むくみに適す。

□ 竜胆瀉肝湯

・**体力中等度以上**で，下腹部に熱感や痛みがあるものの排尿痛，残尿感，尿の濁り，こしけ（おりもの），頻尿に適す。

・胃腸が弱く下痢しやすい人では，胃部不快感，下痢等の副作用が現れやすい等，不向き。

・構成生薬として**カンゾウ**を含む。

□ 牛車腎気丸

・体力中等度以下で，疲れやすくて，四肢が冷えやすく尿量減少し，むくみがあり，ときに口渇があるものの下肢痛，腰痛，痺れ，高齢者のかすみ目，痒み，排尿困難，頻尿，むくみ，高血圧に伴う随伴症状の改善（肩こり，頭重，耳鳴り）に適す。

・胃腸が弱く下痢しやすい人，のぼせが強く赤ら顔で体力の充実している人では，胃部不快感，腹痛，のぼせ，動悸等の副作用が現れやすい等，不向き。

・まれに重篤な副作用として，肝機能障害，間質性肺炎を生じる。

□ 八味地黄丸

・体力中等度以下で，疲れやすくて，四肢が冷えやすく，尿量減少又は多尿でときに口渇があるものの下肢痛，腰痛，痺れ，高齢者のかすみ目，痒み，排尿困難，残尿感，夜間尿，頻尿，むくみ，高血圧に伴う随伴症状の改善（肩こり，頭重，耳鳴り），軽い尿漏れに適す。

・胃腸の弱い人，下痢しやすい人では，食欲不振，胃部不快感，腹痛，下痢の副作用が現れやすい，また，のぼせが強く赤ら顔で体力の充実している人では，のぼせ，動悸等の副作用が現れやすい等，不向き。

□ 六味丸

・体力中等度以下で，疲れやすくて尿量減少又は多尿で，ときに手足のほてり，口渇があるものの排尿困難，残尿感，頻尿，むくみ，痒み，夜尿症，痺れに適す。

・胃腸が弱く下痢しやすい人では，胃部不快感，腹痛，下痢等の副作用が現れやすい等，不向き。

3　相互作用，受診勧奨等

□　膀胱炎や前立腺肥大等による残尿感や尿量減少の場合，一般用医薬品によって対処することは適当でない。

 p 249の知識確認問題問76〜問78にチャレンジしよう！

19. 婦人薬

☐ 婦人薬は，月経及び月経周期に伴って起こる症状を中心として，女性に現れる特有な諸症状の緩和と，保健を主たる目的とする医薬品である。
血の道症，更年期障害，月経異常及びそれらに随伴する冷え症，月経痛，腰痛，頭痛，のぼせ，肩こり，めまい，動悸，息切れ，手足の痺れ，こしけ（おりもの），血色不良，便秘，むくみ等に用いられる。

1　適用対象となる体質・症状

☐ 月経は，子宮内膜（子宮内壁を覆っている膜）が剥がれ落ち，血液（経血）と共に排出される生理現象である。一生のうち妊娠可能な期間に，妊娠期間中等を除き，ほぼ毎月，周期的に起こる。

☐ 月経周期は，個人差があり，約21日〜40日と幅がある。視床下部や下垂体で産生されるホルモンと，卵巣で産生される女性ホルモンが月経周期に関与する。

☐ 閉経とは，加齢とともに卵巣からの女性ホルモンの分泌が減少し，やがて月経が停止して，妊娠可能な期間が終了することである。閉経の前後には，更年期（閉経周辺期）と呼ばれる移行的な時期があり，体内の女性ホルモンの量が大きく変動する。

☐ 更年期においては，
・月経周期が不規則になる
・不定愁訴として血の道症（臓器・組織の形態的異常がなく，抑うつや寝つきが悪くなる，神経質，集中力の低下等の精神神経症状が現れる病態）の症状
・冷え症，腰痛，頭痛，頭重，ほてり，のぼせ，立ちくらみ等の症状
が起こる。こうした症候群を更年期障害という。

☐ 血の道症は，月経，妊娠，分娩，産褥（分娩後，母体が通常の身体状態に回復するまでの期間），更年期等の生理現象や，流産，人工妊娠中絶，避妊手術等を原因とする異常生理によって起こるとされ，範囲が更年期障害よりも広く，年齢的に必ずしも更年期に限らない。

☐ 月経の約10〜3日前に現れ，
・月経開始と共に消失する腹部膨満感，頭痛，乳房痛等の身体症状

・感情の不安定，抑^{よく}うつ等の精神症状

を主体とするものを，月経前症候群という。

2　代表的な配合成分等，主な副作用

ⓐ女性ホルモン成分

☐　**エチニルエストラジオール，エストラジオール**
  ・人工的に合成された女性ホルモンを補充するもので，膣粘膜又は外陰部に適用され，適用部位から吸収されて循環血液中に移行する。
  ・胎児の先天性異常の発生が報告されているため，**妊婦又は妊娠していると思われる女性**では**使用を避ける。**
  ・乳^{にゅうじゅう}汁中に移行することが考えられ，**母乳を与える女性**では**使用を避ける。**
  ・長期連用により**血栓症**や乳癌，脳卒中が現れやすくなる。

ⓑ生薬成分

☐　**サフラン，コウブシ等**
  ・サフランは，アヤメ科のサフランの柱頭。
  ・コウブシは，カヤツリグサ科のハマスゲの根茎。
  ・いずれも鎮静，鎮痛のほか，**女性の滞っている月経を促す。**
  ・サフランを煎じて服用する製品は，冷え症，血色不良に用いられる。

☐　**センキュウ，トウキ，ジオウ**
  ・センキュウは，セリ科のセンキュウの根茎を，通例，湯通ししたもの。
  ・トウキは，セリ科のトウキ又はホッカイトウキの根を，通例，湯通ししたもの。
  ・ジオウは，ゴマノハグサ科のアカヤジオウ等の根又はそれを蒸したもの。
  ・いずれも**血行を改善し，血色不良や冷えの症状を緩和する**ほか，強壮，鎮静，鎮痛等の作用がある。

☐　**シャクヤク，ボタンピ等**
  ・鎮痛，鎮痙作用がある。

☐　**サンソウニン，カノコソウ等**
  ・鎮静作用がある。

☐　**カンゾウ**
  ・抗炎症作用がある。

□ オウレン，ソウジュツ，ビャクジュツ，ダイオウ等
　・胃腸症状に対する効果がある。

□ モクツウ，ブクリョウ等
　・利尿作用がある。

❸ビタミン成分

□ ビタミンB$_1$，ビタミンB$_2$，ビタミンB$_6$，ビタミンB$_{12}$，ビタミンC
　・疲労時に消耗しがちなビタミンを補給する。

□ ビタミンE
　・血行を促進する。

❹その他

□ アミノエチルスルホン酸（別名：タウリン），グルクロノラクトン，ニンジン等
　・滋養強壮作用がある。

3　漢方処方製剤

□ 温経湯，加味逍遙散，五積散，柴胡桂枝乾姜湯，桃核承気湯は構成生薬として**カンゾ
ウを含む**。

◆漢方処方名と特徴

□ 桂枝茯苓丸
　・**比較的体力があり**，ときに下腹部痛，肩こり，頭重，めまい，のぼせて足冷え等を訴
　　えるものの，月経不順，月経異常，月経痛，更年期障害，血の道症，肩こり，めま
　　い，頭重，打ち身（打撲症），しもやけ，しみ，湿疹・皮膚炎，にきびに適す。
　・体の虚弱な人（体力の衰えている人，体の弱い人）では，不向き。
　・まれに重篤な副作用として，肝機能障害を生じる。
　・構成生薬にカンゾウを含まない。

□ 桃核承気湯
　・体力中等度以上で，のぼせて**便秘**しがちなものの月経不順，月経困難症，月経痛，月
　　経時や産後の精神不安，腰痛，便秘，高血圧の随伴症状（頭痛，めまい，肩こり），
　　痔疾，打撲症に適す。
　・体の虚弱な人（体力の衰えている人，体の弱い人），胃腸が弱く下痢しやすい人では，

激しい腹痛を伴う下痢等の副作用が現れやすい等，不向き。

・構成生薬に**ダイオウ**，カンゾウを含む。

☐ 温清飲
　うんせいいん

・体力中等度で，皮膚はかさかさして色つやが悪く，のぼせるものの月経不順，月経困難，血の道症，更年期障害，神経症，湿疹・皮膚炎に適す。

・胃腸が弱く下痢しやすい人では，胃部不快感，下痢等の副作用が現れやすい等，不向き。

・まれに重篤な副作用として，肝機能障害を生じる。

・構成生薬にカンゾウを含まない。

☐ 温経湯
　うんけいとう

・体力中等度以下で，手足がほてり，唇が乾くものの月経不順，月経困難，こしけ（おりもの），更年期障害，不眠，神経症，湿疹・皮膚炎，足腰の冷え，しもやけ，手あれ（手の湿疹・皮膚炎）に適す。

・胃腸の弱い人では，不向き。

☐ 加味逍遙散
　か み しょうようさん

・体力中等度以下で，のぼせ感があり，肩がこり，疲れやすく，精神不安やいらだち等の精神神経症状，ときに便秘の傾向のあるものの冷え症，虚弱体質，月経不順，月経困難，更年期障害，血の道症，不眠症に適す。

・胃腸の弱い人では，悪心（吐きけ），嘔吐，胃部不快感，下痢等の副作用が現れやすい等，不向き。

・まれに重篤な副作用として，肝機能障害，腸間膜静脈硬化症を生じる。

☐ 柴胡桂枝乾姜湯
　さい こ けい し かんきょうとう

・体力中等度以下で，冷え症，貧血気味，神経過敏で，動悸，息切れ，ときに寝汗，頭部の発汗，口の渇きがあるものの更年期障害，血の道症，不眠症，神経症，動悸，息切れ，かぜの後期の症状，気管支炎に適す。

・まれに重篤な副作用として，間質性肺炎，肝機能障害を生じる。

☐ 五積散
　ご しゃくさん

・体力中等度又はやや虚弱で，冷えがあるものの胃腸炎，腰痛，神経痛，関節痛，月経痛，頭痛，更年期障害，感冒に適す。

・体の虚弱な人（体力の衰えている人，体の弱い人），胃腸の弱い人，発汗傾向の著しい人では，不向き。

・構成生薬に**マオウ**，カンゾウを含む。

☐ 四物湯
　し もつとう

・体力虚弱で，冷え症で皮膚が乾燥，色つやの悪い体質で胃腸障害のないものの月経不

順，月経異常，更年期障害，血の道症，冷え症，しもやけ，しみ，貧血，産後あるいは流産後の疲労回復に適す。
- 体の虚弱な人（体力の衰えている人，体の弱い人），胃腸の弱い人，下痢しやすい人では，胃部不快感，腹痛，下痢等の副作用が現れやすい等，不向き。
- 構成生薬にカンゾウを含まない。

□ 当帰芍薬散
- 体力虚弱で，冷え症で貧血の傾向があり疲労しやすく，ときに下腹部痛，頭重，めまい，肩こり，耳鳴り，動悸等を訴えるものの月経不順，月経異常，月経痛，更年期障害，産前産後あるいは流産による障害（貧血，疲労倦怠，めまい，むくみ），めまい・立ちくらみ，頭重，肩こり，腰痛，足腰の冷え症，しもやけ，むくみ，しみ，耳鳴りに適す。
- 胃腸の弱い人では，胃部不快感等の副作用が現れやすい等，不向き。
- 構成生薬にカンゾウを含まない。

4 相互作用，受診勧奨等

□ 内服で用いられる婦人薬は，複数の生薬成分が配合されている場合が多く，生薬成分を含有する医薬品が併用された場合，同作用成分が重複し，副作用が起こりやすくなる。

□ 内服で用いられる婦人薬は，比較的作用が穏やかで，ある程度長期間使用することによって効果が得られる。1カ月位使用して症状の改善がみられず，日常生活に支障を来すようであれば，医療機関を受診する。

□ 月経痛が年月の経過に伴って次第に増悪していく場合や大量の出血を伴う場合は，子宮内膜症等の病気の可能性がある。

□ 月経不順は，月経前症候群を悪化させる要因となる。

□ おりものは女性の生殖器からの分泌物で，卵巣が働いている間は，ほとんどの女性にみられる。おりものの量が急に増えたり，膿のようなおりもの，血液が混じったおりものが生じたような場合は，膣や子宮に炎症や感染症を起こしている可能性がある。

□ 月経以外の不規則な出血（不正出血）がある場合は，すみやかに医療機関を受診する。

□ 更年期障害とされる症状であっても，別の病気（うつ病，心疾患，高血圧等）が原因と判明した場合は，その治療が優先される。

 p 249の知識確認問題問79〜問81にチャレンジしよう！

20. 内服アレルギー用薬（鼻炎用内服薬を含む）

☐ 内服アレルギー用薬は，蕁麻疹や湿疹，かぶれ及びそれらに伴う皮膚の痒み又は鼻炎に用いられる内服薬の総称で，ヒスタミンの働きを抑える作用を示す成分（抗ヒスタミン成分）を主体として配合されている。

☐ 鼻炎用内服薬は，急性鼻炎，アレルギー性鼻炎又は副鼻腔炎による諸症状の緩和を目的として，抗ヒスタミン成分，アドレナリン作動成分，抗コリン成分等を組み合わせて配合されたものである。

1　アレルギーの症状，薬が症状を抑える仕組み

☐ どのような物質がアレルゲン（抗原）となってアレルギーを生じるかは，人によって異なる。主なものは，食品（小麦，卵，乳等），ハウスダスト，化学物質，金属，花粉等である。

☐ アレルギーが起こる仕組み：
アレルゲンが皮膚や粘膜から体内に入ると，その物質を特異的に認識した**免疫グロブリン**（抗体）によって**肥満細胞**が刺激される。

↓

細胞間の刺激の伝達を担う生理活性物質である**ヒスタミン**やプロスタグランジン等の物質が遊離する。

↓

肥満細胞から遊離した**ヒスタミン**は，周囲の器官や組織の表面に分布する特定のタンパク質（受容体）と反応することで，**血管拡張**（血管の容積が拡張する），**血管透過性亢進**（血漿タンパク質が組織中に漏出する）等の作用を示す。

☐ 蕁麻疹についてはアレルゲンとの接触以外に，皮膚への物理的な刺激等によってヒスタミンが肥満細胞から遊離して生じるものも知られている。また，食品が傷むとヒスタミンやヒスタミンに類似した物質が生成することがあり，そうした食品を摂取することによって生じる蕁麻疹もある。

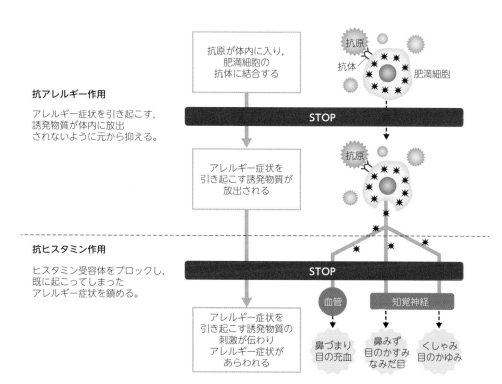

抗アレルギー作用

アレルギー症状を引き起こす，誘発物質が体内に放出されないように元から抑える。

抗ヒスタミン作用

ヒスタミン受容体をブロックし，既に起こってしまったアレルギー症状を鎮める。

〔グラクソ・スミスクライン・コンシューマー・ヘルスケア・ジャパン株式会社：ザジテン AL シリーズホームページを参考に作成〕

---

2 代表的な配合成分と特徴，主な副作用，相互作用

❶抗ヒスタミン成分

☐ クロルフェニラミンマレイン酸塩，カルビノキサミンマレイン酸塩，クレマスチンフマル酸塩，ジフェニルピラリン塩酸塩，ジフェニルピラリンテオクル酸塩，トリプロリジン塩酸塩，アゼラスチン，エメダスチン，ケトチフェンフマル酸塩，エピナスチン塩酸塩，フェキソフェナジン塩酸塩，ロラタジン等

・**肥満細胞から遊離したヒスタミンが受容体と反応するのを妨げる**ことにより，ヒスタミンの働きを抑える。

・**眠気**を生じるため，乗物又は機械類の運転操作を避ける。

・抗ヒスタミン成分は，**抗コリン作用も示す**ため，排尿困難や口渇，便秘等の副作用が現れる。

・**排尿困難**の症状がある人，**緑内障**の診断を受けた人では，症状の悪化を招くおそれがある。

☐ ジフェンヒドラミン塩酸塩，ジフェンヒドラミンサリチル酸塩等

・**乳汁に移行して乳児に昏睡**を生じるおそれがあるため，授乳婦は使用を避ける。

□ メキタジン
・まれに重篤な副作用としてショック（アナフィラキシー），肝機能障害，血小板減少を生じる。

❺抗炎症成分

□ グリチルリチン酸，グリチルリチン酸二カリウム，グリチルリチン酸モノアンモニウム，カンゾウ（生薬成分），トラネキサム酸等
・皮膚や鼻粘膜の炎症を和らげる。

❻アドレナリン作動成分

□ フェニレフリン塩酸塩，メチルエフェドリン塩酸塩
・交感神経系を刺激して鼻粘膜の血管を収縮させることによって鼻粘膜の充血や腫れを和らげる。
・メチルエフェドリン塩酸塩は，血管収縮作用により痒みを鎮める効果も期待できる。
・メチルエフェドリン塩酸塩は，**依存性がある。**

□ プソイドエフェドリン塩酸塩
・他のアドレナリン作動成分に比べて中枢神経系に対する作用が強く，副作用として**不眠**や**神経過敏**が現れる。
・めまいや頭痛，排尿困難が現れることがある。
・**心臓病，高血圧，糖尿病**又は**甲状腺機能障害**の診断を受けた人，**前立腺肥大による排尿困難**の症状がある人は，**使用を避ける。**
・セレギリン塩酸塩等のモノアミン酸化酵素阻害剤（パーキンソン病治療薬）を服用している人では，副作用が現れやすいため，使用を避ける。
・**依存性がある。**

❼抗コリン成分

□ ベラドンナ総アルカロイド，ヨウ化イソプロパミド等
・鼻腔内の粘液分泌腺からの粘液の分泌を抑えるとともに，鼻腔内の刺激を伝達する**副交感神経系の働きを抑える**ことにより，鼻汁分泌やくしゃみを抑える。
・ベラドンナはナス科の草本で，その葉や根に，副交感神経系から放出されるアセチルコリンの働きを抑える作用を示すアルカロイドを含む。

❽ビタミン成分

□ ビタミンB_6，ビタミンB_2，パンテノール，ビタミンC，ニコチン酸アミド等

・皮膚や粘膜の健康維持，回復に重要なビタミンを補給する。

❶生薬成分

☐ **シンイ**
  ・モクレン科の*Magnolia biondii* Pampanini，ハクモクレン，*Magnolia sprengeri* Pampanini，タムシバ又はコブシの蕾。
  ・鎮静，鎮痛作用がある。

☐ **サイシン**
  ・ウマノスズクサ科のケイリンサイシン又はウスバサイシンの根及び根茎。
  ・鎮痛，鎮咳，利尿等の作用，鼻閉への効果がある。

☐ **ケイガイ**
  ・シソ科のケイガイの花穂。
  ・発汗，解熱，鎮痛等の作用，鼻閉への効果がある。

3 漢方処方製剤

☐ **茵蔯蒿湯，辛夷清肺湯を除き**，いずれも構成生薬としてカンゾウを含む。

☐ いずれも比較的長期間（1カ月以上）服用されることがある。

◆**漢方処方名と特徴**

☐ **葛根湯加川芎辛夷**
  ・比較的体力があるものの鼻づまり，蓄膿症（副鼻腔炎），慢性鼻炎に適す。
  ・体の虚弱な人，胃腸が弱い人，発汗傾向の著しい人では，悪心，胃部不快感等の副作用が現れやすい等，不向き。
  ・構成生薬に**マオウ**，カンゾウを含む。

☐ **茵蔯蒿湯**
  ・体力中等度以上で，口渇があり，尿量少なく，**便秘**するものの蕁麻疹，**口内炎**，湿疹・皮膚炎，皮膚の痒みに適す。
  ・体の虚弱な人（体力の衰えている人，体の弱い人），胃腸が弱く下痢しやすい人では，激しい腹痛を伴う下痢等の副作用が現れやすい等，不向き。
  ・構成生薬に**ダイオウ**を含む。

☐ **消風散**
  ・体力中等度以上の人の皮膚疾患で，**痒みが強くて分泌物が多く**，ときに局所の熱感が

あるものの湿疹・皮膚炎，蕁麻疹，水虫，あせもに適す。

・体の虚弱な人，胃腸が弱く下痢をしやすい人では，胃部不快感，腹痛等の副作用が現れやすい等，不向き。

□ 辛夷清肺湯

・体力中等度以上で，濃い鼻汁が出て，ときに熱感を伴うものの鼻づまり，慢性鼻炎，蓄膿症（副鼻腔炎）に適す。

・体の虚弱な人，胃腸虚弱で冷え症の人では，胃部不快感等の副作用が現れやすい等，不向き。

・まれに重篤な副作用として肝機能障害，間質性肺炎，腸間膜静脈硬化症を生じる。

□ 荊芥連翹湯

・体力中等度以上で，皮膚の色が浅黒く，ときに手足の裏に脂汗をかきやすく腹壁が緊張しているものの蓄膿症（副鼻腔炎），慢性鼻炎，慢性扁桃炎，にきびに適す。

・胃腸の弱い人では，胃部不快感等の副作用が現れやすい等，不向き。

・まれに重篤な副作用として肝機能障害，間質性肺炎を生じる。

□ 十味敗毒湯

・体力中等度なものの皮膚疾患で，発赤があり，ときに化膿するものの**化膿性皮膚疾患**・急性皮膚疾患の初期，蕁麻疹，湿疹・皮膚炎，水虫に適す。

・体の虚弱な人，胃腸が弱い人では，不向き。

・1週間位使用して症状の改善がみられないときは，使用を中止して専門家に相談する。

□ 当帰飲子

・体力中等度以下で，冷え症で，皮膚が乾燥するものの湿疹・皮膚炎（分泌物の少ないもの），痒みに適す。

・胃腸が弱く下痢をしやすい人では，胃部不快感，腹痛等の副作用が現れやすい等，不向き。

4   相互作用，受診勧奨等

□ アレルギー用薬と他の抗ヒスタミン成分，アドレナリン作動成分又は抗コリン成分が配合された医薬品（かぜ薬，睡眠補助薬，乗物酔い防止薬，鎮咳去痰薬，口腔咽喉薬，胃腸鎮痛鎮痙薬等）が併用された場合，同作用成分が重複摂取となり，副作用が起こりやすくなる。

□ アレルギー用薬（鼻炎用内服薬を含む）と鼻炎用点鼻薬のように，内服薬と外用薬でも同じ成分又は同種の作用を有する成分が重複することもあり，相互に影響し合わないと

の誤った認識に基づいて併用されることのないよう注意が必要である。

☐ 一般用医薬品のアレルギー用薬（鼻炎用内服薬を含む）は，一時的な症状の緩和に用いられるものである。5～6日間使用しても症状の改善がみられない場合は，医師の診療を受ける。

☐ アレルゲンに対して徐々に体を慣らしていく治療法（減感作療法）は，医師の指導のもとで行う。

☐ 種々のアレルギー症状が連鎖的に現れる場合は，医療機関を受診する。

☐ 一般用医薬品には，アトピー性皮膚炎に用いることを目的とするものはない。

☐ 皮膚感染症（たむし，疥癬等）により，湿疹やかぶれ等に似た症状が現れることがあるが，皮膚感染症そのものに対する対処を優先する（アレルギー用薬の使用は適当ではない）。

☐ 医薬品が原因となってアレルギー症状を生じることもあり，使用中に症状が悪化・拡大したような場合には，医薬品の副作用である可能性を考慮し，その医薬品の服用を中止して，医療機関を受診する。

☐ 高熱を伴う鼻炎症状は，重大な病気が原因である可能性があるため，医療機関を受診する。

 p 249の知識確認問題問82～問86にチャレンジしよう！

21. 鼻に用いる薬

☐ 鼻炎用点鼻薬は，急性鼻炎，アレルギー性鼻炎又は副鼻腔炎による諸症状のうち，鼻づまり，鼻みず（鼻汁過多），くしゃみ，頭重の緩和を目的として，鼻腔内に適用される外用液剤である。

1　適用対象となる症状

☐ 急性鼻炎は，鼻腔内に付着したウイルスや細菌が原因となって生じる鼻粘膜の炎症で，かぜの随伴症状として現れることが多い。

☐ アレルギー性鼻炎は，アレルゲンに対する過敏反応によって引き起こされる鼻粘膜の炎症で，花粉がアレルゲンとなって生じるものは「花粉症」と呼ばれる。

☐ 副鼻腔炎は，鼻粘膜の炎症が副鼻腔にも及んだもので，慢性のものは「蓄膿症」と呼ばれる。

2　代表的な配合成分，主な副作用

☐ アドレナリン作動成分（鼻粘膜の充血を和らげる）を主体とし，抗ヒスタミン成分や抗炎症成分を組み合わせて配合されている。
局所的な作用を目的とし，剤形はスプレー式で鼻腔内に噴霧するものが多い。

☐ スプレー式鼻炎用点鼻薬に関する一般的な注意事項
・噴霧後に鼻汁とともに逆流する場合があるので，使用前に鼻をよくかんでおく。
・使用後は鼻に接した部分を清潔なティッシュペーパー等で拭き，必ずキャップを閉めた状態で保管する。
・汚染を防ぐために容器はなるべく直接鼻に触れないようにする。
・他人と点鼻薬を共有しない。

◆成分名と特徴

❶アドレナリン作動成分

☐ ナファゾリン塩酸塩，フェニレフリン塩酸塩，テトラヒドロゾリン塩酸塩等
- 交感神経系を刺激して鼻粘膜を通っている**血管を収縮**させることにより，鼻粘膜の充血や腫れを和らげる（鼻づまり（鼻閉）の緩和）。
- **過度に使用**されると鼻粘膜の血管が反応しなくなり，逆に**血管が拡張**して二次充血を招き，鼻づまり（鼻閉）が**ひどくなりやすい**。
- 鼻粘膜を通っている血管から吸収されて，全身的な影響を生じることがある。

❷抗ヒスタミン成分

☐ クロルフェニラミンマレイン酸塩，ケトチフェンフマル酸塩等
- ヒスタミンの働きを抑えることにより，くしゃみや鼻汁の症状を緩和する。

❸抗アレルギー成分

☐ クロモグリク酸ナトリウム
- 肥満細胞から**ヒスタミンの遊離**を抑える。
- 花粉，ハウスダスト（室内塵）等による鼻アレルギー症状を緩和する。
- 通常，**抗ヒスタミン成分と組み合わせて配合**される。
- **アレルギー性でない鼻炎や副鼻腔炎**に対しては**無効**である。
- 3日間使用して症状の改善がみられないような場合には，アレルギー以外の原因による可能性が考えられる。
- 医療機関において減感作療法等のアレルギーの治療を受けている人では，治療の妨げとなるおそれがあるため，主治医等に相談する。
- まれに重篤な副作用として，アナフィラキシーを生じることがある。
- その他の副作用として，鼻出血や頭痛が現れる。
- 2週間を超えて使用する場合は，使用の適否につき専門家に相談する。

❹局所麻酔成分

☐ リドカイン，リドカイン塩酸塩等
- 鼻粘膜の過敏性や**痛み**や**痒み**を抑える。

❺殺菌消毒成分

☐ 陽性界面活性成分：ベンザルコニウム塩化物，ベンゼトニウム塩化物，セチルピリジニ

ウム塩化物
- 鼻粘膜を清潔に保ち，細菌による二次感染を防止する。
- 結核菌やウイルスには効果がない。

❻抗炎症成分

☐ グリチルリチン酸二カリウム
- 鼻粘膜の炎症を和らげる。

☐ ステロイド性抗炎症成分：ベクロメタゾンプロピオン酸エステル等
- 長期連用を避ける。

3 相互作用，受診勧奨等

☐ 鼻炎用点鼻薬と他の医薬品（鎮咳去痰薬，外用痔疾用薬，点眼薬，かぜ薬，睡眠改善薬，乗物酔い防止薬）を併用した場合，アドレナリン作動成分や抗ヒスタミン成分が重複し，副作用が現れやすくなる。

☐ 一般用医薬品の鼻炎用点鼻薬の対応範囲は，急性又はアレルギー性の鼻炎及びそれに伴う副鼻腔炎であり，蓄膿症等の慢性のものは対象となっていない。

☐ 長期連用は避けることとされており，3日位使用しても症状の改善がみられない場合には，医療機関を受診する。

☐ かぜ症候群等に伴う鼻炎症状の場合，鼻炎が続くことで副鼻腔炎や中耳炎等につながることもある。中耳炎が発生した場合は医療機関を受診する。

☐ 鼻粘膜が腫れてポリープ（鼻茸）となっている場合には，医療機関における治療が必要となる。

 p249～p250の知識確認問題問87～問90にチャレンジしよう！

22. 眼科用薬

□ 眼科用薬は，目の疲れやかすみ，痒み等の症状の緩和を目的として，結膜嚢（結膜で覆われた眼瞼の内側と眼球の間の空間）に適用する外用薬（点眼薬，洗眼薬，コンタクトレンズ装着液）である。

1 眼科用薬の分類と注意点

□ 一般用医薬品の点眼薬は，その主たる配合成分から，人工涙液，一般点眼薬，抗菌性点眼薬，アレルギー用点眼薬に大別される。

- **人工涙液**：涙液成分を補うことを目的とし，目の疲れや乾き，コンタクトレンズ装着時の不快感等に用いる。
- **一般点眼薬**：目の疲れや痒み，結膜充血等の症状を抑える。
- **抗菌性点眼薬**：抗菌成分が配合され，結膜炎（はやり目）やものもらい（麦粒腫），眼瞼炎（まぶたのただれ）等に用いる。
- **アレルギー用点眼薬**：花粉，ハウスダスト等のアレルゲンによる目のアレルギー症状（流涙，目の痒み，結膜充血等）の緩和を目的とし，抗ヒスタミン成分や抗アレルギー成分が配合される。

□ 洗眼薬は，目の洗浄，眼病予防（水泳のあと，埃や汗が目に入ったとき等）に用いる。涙液成分，抗炎症成分，抗ヒスタミン成分等が配合される。

□ コンタクトレンズ装着液は，配合成分として予め定められた範囲内の成分のみを含む等の基準に当てはまる製品は，医薬部外品として認められている。

□ 点眼方法に関する注意：
- 点眼薬は，通常，**無菌的**に製造されている。
- 容器の先端が**眼瞼**（まぶた）や**睫毛**（まつげ）に触れると，雑菌が薬液に入るため，**触れないように点眼**する。
- 1滴の薬液の量は約 $50\,\mu$L であるのに対して，結膜嚢の容積は $30\,\mu$L 程度とされており，**一度に何滴も点眼しても効果が増すわけではなく**，むしろ薬液が鼻腔内へ流れ込み，鼻粘膜や喉から吸収されて，**副作用を起こしやすくなる**。
- 点眼後は，しばらく**眼瞼**（まぶた）を閉じて，薬液を結膜嚢内に行き渡らせる。その際，**目頭を押さえると**，薬液が**鼻腔内へ流れ込むのを防ぐ**ことができ，効果的とさ

れる。

- □ コンタクトレンズ使用時の点眼法：
  - ・コンタクトレンズをしたままでの点眼は，ソフト，ハードに関わらず，**添付文書に使用可能と記載されてない限り行わない。**
  - ・**ソフトコンタクトレンズ**は水分を含みやすく，防腐剤等の配合成分がレンズに吸着されて，**角膜に障害**を引き起こす原因となるため，**装着したままの点眼は避ける**こととされている製品が多い。(1回使い切りタイプとして防腐剤を含まない製品は，装着時にも使用できるものがある。)

- □ 保管及び取扱い上の注意：
  - ・別の人が使用している点眼薬は，共用を避ける。
  - ・点眼薬の容器に記載されている使用期限は，未開封の状態におけるものであり，開封されてから長期間を経過した製品は，使用を避ける。

2　自律神経系と目への作用

効果器	交感神経系	副交感神経系
目	瞳孔散大	瞳孔収縮
血管	収縮	拡張

3　代表的な配合成分等，主な副作用

❺目の調節機能を改善する成分

- □ ネオスチグミンメチル硫酸塩
  - ・コリンエステラーゼの働きを抑える作用を示し，毛様体における**アセチルコリンの働きを助ける**ことで，目の調節機能を改善する。

> コリンエステラーゼは，アセチルコリンを分解する酵素です。アセチルコリンは，水晶体の周りを囲んでいる毛様体に作用して，目のピント調節機能等に関与しています。

ⓑアドレナリン作動成分

- □ ナファゾリン塩酸塩，ナファゾリン硝酸塩，エフェドリン塩酸塩，テトラヒドロゾリン塩酸塩等

・結膜を通っている血管を**収縮**させて**目の充血を除去**する。

・緑内障と診断された人では，眼圧の上昇を招き，緑内障を悪化させるおそれがあるため，主治医等に相談する。

・5〜6日間使用して症状の改善がみられない場合は，医療機関を受診する。

❸抗炎症成分

□　グリチルリチン酸二カリウム，ベルベリン硫酸塩

・比較的緩和な抗炎症作用を示す成分として，グリチルリチン酸二カリウムが用いられる。

・ベルベリンによる抗炎症作用を期待して，ベルベリン硫酸塩が配合されている場合もある。

□　イプシロン-アミノカプロン酸

・炎症の原因となる物質の生成を抑える作用を示し，目の炎症を改善する。

□　プラノプロフェン

・**非ステロイド性抗炎症成分**。

・炎症の原因となる物質の生成を抑える作用を示し，目の炎症を改善する。

❹組織修復成分

□　アズレンスルホン酸ナトリウム（別名：水溶性アズレン），アラントイン

・炎症を生じた眼粘膜の組織修復を促す。

❺収斂成分

□　硫酸亜鉛水和物

・眼粘膜のタンパク質と結合して皮膜を形成し，外部の刺激から保護する。

❻目の乾きを改善する成分

□　コンドロイチン硫酸ナトリウム，精製ヒアルロン酸ナトリウム，ヒドロキシプロピルメチルセルロース，ポリビニルアルコール

・角膜の**乾燥**を防ぐ。

❼抗ヒスタミン成分

□　ジフェンヒドラミン塩酸塩，クロルフェニラミンマレイン酸塩，ケトチフェンフマル酸塩等

第3章

・ヒスタミンの働きを抑えることにより，目の痒みを和らげる。
・鼻炎用点鼻薬と併用した場合には，眠気が現れることがあるため，乗物又は機械類の運転操作は避ける。

ⓗ抗アレルギー成分

☐　クロモグリク酸ナトリウム
・肥満細胞からのヒスタミン遊離を抑える作用を示し，花粉，ハウスダスト等による目のアレルギー症状を緩和する。通常，抗ヒスタミン成分と組み合わせて配合される。

 クロモグリク酸ナトリウムには抗ヒスタミン作用がありません。

・**アレルギー性でない結膜炎等に対しては無効**である。
・2日間使用して症状の改善がみられない場合は，アレルギー以外の原因による可能性がある。
・点眼薬として使用した場合であっても，まれに重篤_{じゅうとく}な副作用として，アナフィラキシーを生じる。

ⓘ抗菌作用を有する成分

☐　サルファ剤（スルファメトキサゾール，スルファメトキサゾールナトリウム）等
・**細菌感染**（ブドウ球菌や連鎖球菌）による結膜炎やものもらい（麦粒腫），眼瞼炎_{がんけん}等の化膿性の症状を改善する。
・**ウイルス，真菌には効果がない。**
・3〜4日使用しても症状の改善がみられない場合は，眼科専門医の診療を受ける。
・サルファ剤によるアレルギー症状を起こしたことがある人は，使用を避ける。

 「スルファ〜」は，サルファ剤と覚えよう。

☐　ホウ酸
・洗眼薬として用時水に溶解し，結膜嚢_{けつまくのう}の洗浄・消毒に用いる。また，抗菌作用による防腐効果を期待して，点眼薬の添加物（防腐剤）としても配合される。

ⓙ無機塩類

☐　塩化カリウム，塩化カルシウム，塩化ナトリウム，硫酸マグネシウム，リン酸水素ナトリウム，リン酸二水素カリウム等
・涙液の主成分であるナトリウムやカリウム等の電解質を補う。

❿ビタミン成分

☐ ビタミンA（パルミチン酸レチノール等）
・視力調整等を改善する。

☐ パンテノール，パントテン酸カルシウム等
・目の**調節機能**の回復を促す。

> ビタミン，アミノ酸成分はこのあとの表を参照してください。

4 相互作用，受診勧奨等

☐ 局所性の副作用として，目の充血や痒み，腫れが現れることがある。
点眼薬が適応とする症状と区別することが難しい場合があり，点眼用薬を一定期間使用して症状の改善がみられない場合には，専門家に相談する。

☐ 全身性の副作用として，皮膚に発疹，発赤，痒み等が現れることがある。
原因が眼科用薬によるものと思い至らず，アレルギー用薬や外皮用薬が使用されることがないよう適切に助言する。

☐ 一般用医薬品の点眼薬には，**緑内障の症状を改善できるものはない**。

☐ 目の痛みが激しい場合は，医療機関を受診する。

☐ 視力の異常，目の外観の変化，目の感覚の変化等は，脳の病気による可能性もある。

【一般用医薬品の点眼薬分類　まとめ】

分類	説　明
人工涙液	涙液成分の補充（疲れ・乾き・コンタクトレンズ装着時の不快感）
一般点眼薬	疲れ・痒み・結膜充血
アレルギー用点眼薬	アレルゲンによるアレルギー症状の緩和（流涙・痒み・結膜充血）
抗菌性点眼薬	結膜炎（はやり目），ものもらい（麦粒腫），眼瞼炎（まぶたのただれ）
洗眼薬	目の洗浄，眼病予防（水泳の後，埃・汗が目に入ったとき）

第3章

【一般用医薬品の点眼薬　配合成分　まとめ】

薬効分類	成分名	配合目的
コリンエステラーゼ阻害成分	ネオスチグミンメチル硫酸塩	コリンエステラーゼの働きを抑える作用を示し，毛様体におけるアセチルコリンの働きを助けることにより，目の調節機能を改善
アドレナリン作動成分	ナファゾリン塩酸塩 ナファゾリン硝酸塩 エフェドリン塩酸塩 テトラヒドロゾリン塩酸塩	結膜の血管を収縮させ，目の充血を除去
抗炎症成分	グリチルリチン酸二カリウム ベルベリン硫酸塩	目の炎症を抑える
	イプシロン-アミノカプロン酸 プラノプロフェン	炎症原因物質の生成抑制
組織修復成分	アズレンスルホン酸ナトリウム（水溶性アズレン） アラントイン	炎症を生じた眼粘膜の組織修復を促す
収斂成分	硫酸亜鉛水和物	眼粘膜のタンパク質と結合して皮膜を作り，外部刺激から保護
乾きの改善成分	コンドロイチン硫酸ナトリウム 精製ヒアルロン酸ナトリウム ヒドロキシプロピルメチルセルロース ポリビニルアルコール	角膜の乾燥を防ぐ
抗ヒスタミン成分	ジフェンヒドラミン塩酸塩 クロルフェニラミンマレイン酸塩 ケトチフェンフマル酸塩	ヒスタミンの働きを抑えることにより，目の痒みを和らげる
抗アレルギー成分	クロモグリク酸ナトリウム	肥満細胞からのヒスタミンの遊離を抑え，目のアレルギー症状を緩和。通常，抗ヒスタミン成分と組み合わせて配合。
抗菌成分	サルファ剤 　スルファメトキサゾール 　スルファメトキサゾールナトリウム	細菌感染による化膿性の症状改善
	ホウ酸	洗眼薬として結膜嚢の洗浄・消毒に用いられる。抗菌作用による防腐効果を期待し添加物（防腐剤）としても用いられる。
無機塩類	塩化カリウム 塩化カルシウム 塩化ナトリウム 硫酸マグネシウム リン酸水素ナトリウム リン酸二水素カリウム	涙液の電解質の補充

薬効分類	成分名	配合目的
ビタミン成分	ビタミンA 　レチノール	視力調整の改善
	ビタミンB$_2$ 　フラビンアデニンジヌクレオチド	ビタミンB$_2$欠乏が関与する角膜炎の改善
	(ビタミンB$_5$) 　パンテノール 　パントテン酸カルシウム	目の調節機能の回復促進
	ビタミンB$_6$ 　ピリドキシン	目の疲れの改善
	ビタミンB$_{12}$ 　シアノコバラミン	目の調節機能を助ける
	ビタミンE 　トコフェロール	微小循環を促進し，結膜充血，疲れ目の改善
アミノ酸成分	アスパラギン酸カリウム アスパラギン酸マグネシウム	新陳代謝を促し，目の疲れの改善

p 250の知識確認問題問91〜問95にチャレンジしよう！

第3章

23. 皮膚に用いる薬

☐ 外皮用薬は，皮膚表面に生じた創傷や症状，又は皮膚の下にある毛根，血管，筋組織，関節等の症状を改善・緩和するため，外用局所に直接適用される医薬品である。

1 剤形別の注意点等

☐ 外皮用薬を使用する際は，汚れや皮脂が付着していると有効成分の浸透性が低下するため，患部を清浄にしてから使用する（水洗，又は清浄綿を用いて患部を清拭する等）。また，表皮の角質層が柔らかくなることで有効成分が浸透しやすくなるため，入浴後に用いると効果的である。

☐ 塗り薬（軟膏剤，クリーム剤）の使用上の注意：
・容器内への雑菌混入を防ぐため，いったん手の甲等に必要量を取ってから患部に塗布する。

☐ 貼付剤（テープ剤，パップ剤）の使用上の注意：
・患部に汗や汚れ等が付着した状態で貼付すると，薬剤の浸透性が低下するほか，剥がれやすくなる。
・同じ部位に連続して貼付すると，かぶれ等を生じやすくなる。

☐ スプレー剤，エアゾール剤の使用上の注意：
・強い刺激を生じるおそれがあるため，目の周囲や粘膜（口唇等）への使用は避ける。
・凍傷を起こすことがあるため，患部から十分離して噴霧し，連続して噴霧する時間は**3秒以内**とする。

☐ 局所性の副作用として，適用部位に発疹・発赤，痒み等が現れることがある。外皮用薬が適応とする症状と区別することが難しいため，一定期間使用しても症状の改善がみられない場合は，専門家に相談する。

2 きず口等の殺菌消毒成分

☐ 殺菌消毒薬は，比較的小さな切り傷，擦り傷，掻き傷等の創傷面の化膿を防止すること，又は手指・皮膚の消毒を目的として使用される。

☐ 配合成分やその濃度，効能・効果等が予め定められた範囲内である製品は，医薬部外品（きず消毒保護剤等）として製造販売される。

☐ 火傷や化膿した創傷面の消毒，口腔内の殺菌・消毒等を併せて目的とする製品は，医薬品としてのみ認められる。

◆成分名と特徴

☐ アクリノール
  ・一般細菌類の一部（連鎖球菌，黄色ブドウ球菌等の化膿菌）に対する殺菌消毒作用を示すが，**真菌，結核菌，ウイルスには効果がない。**
  ・**黄色**の色素で，衣類等に付着すると黄色く着色し，脱色しにくくなる。
  ・比較的刺激性が低く，創傷患部にしみにくい。
  ・腸管内における殺菌消毒作用を期待して，止瀉薬にも配合される。

☐ オキシドール（別名：過酸化水素水）
  ・一般細菌類の一部（連鎖球菌，黄色ブドウ球菌等の化膿菌）に対する殺菌消毒作用を示す。
  ・**過酸化水素**の分解に伴って発生する活性酸素による酸化，及び発生する酸素による泡立ちによる物理的な洗浄効果がある。作用の持続性は**乏しく**，組織への浸透性も**低い。**
  ・刺激性があるため，目の周りへの使用は避ける。

☐ ヨウ素系殺菌消毒成分（ポビドンヨード，ヨードチンキ)
  ・ヨウ素による酸化作用により，**結核菌を含む一般細菌類，真菌類，ウイルスに対して殺菌消毒作用を示す。**ヨウ素の殺菌力は**アルカリ性**になると**低下**するため，石けん等と併用する場合は，**石けん分をよく洗い落として**から使用する。
  ・外用薬として用いた場合でも，まれにショック（アナフィラキシー）のような全身性の重篤な副作用を生じる。ヨウ素に対するアレルギーの既往がある人では，使用を避ける。
  ・ポビドンヨードは，ヨウ素をポリビニルピロリドン（PVP）に結合させて水溶性とし，徐々にヨウ素が遊離して殺菌作用を示すように工夫されたものである。口腔咽喉薬や含嗽薬（うがい薬）として用いられる場合より高濃度で配合されているため，誤って原液を口腔粘膜に適用しない。
  ・ヨードチンキは，ヨウ素及びヨウ化カリウムをエタノールに溶解させたものである。皮膚刺激性が**強く**，粘膜（口唇等）や目の周りへの使用は**避ける**。化膿している部位では，症状を悪化させるおそれがある。

☐ 陽性界面活性成分（ベンザルコニウム塩化物，ベンゼトニウム塩化物，セチルピリジニ

ウム塩化物，セトリミド）

- 結核菌，ウイルスには効果がない。
- 石けんとの混合によって殺菌消毒効果が**低下**するため，石けんで洗浄した後に使用する場合には，**石けんを十分に洗い流す**。

☐ **クロルヘキシジングルコン酸塩，クロルヘキシジン塩酸塩**

- 一般細菌類，真菌類に対して比較的広い殺菌消毒作用を示すが，**結核菌，ウイルスには効果がない**。

☐ **エタノール（消毒用エタノール）**

- 結核菌を含む一般細菌類，真菌類，ウイルスに対して殺菌消毒作用を示す。
- 刺激性が強いため，粘膜（口唇等）や目の周りへの使用は避ける。

☐ **イソプロピルメチルフェノール，チモール，レゾルシン，フェノール（液状フェノール）**

- 細菌や真菌類のタンパク質を変性させることにより殺菌消毒作用を示し，患部の化膿を防ぐ。
- レゾルシンは，角質層を軟化させる作用もあり，にきび用薬やみずむし・たむし用薬等に配合される。

◆アドバイス，受診勧奨等

☐ 出血している場合：
創傷部に清潔なガーゼやハンカチ等を当てて圧迫（5分程度）し，止血する。創傷部を心臓より高くして圧迫すると，止血効果が高い。

☐ 火傷（熱傷）の場合：
できるだけ早く，水道水等で熱傷部を冷やす。軽度の熱傷であれば，痛みを感じなくなるまで（15～30分間）冷やすことで，症状の悪化を防ぐことができる。冷やした後は，水疱（水ぶくれ）を破らないようにガーゼ等で軽く覆う（水疱が破れると，そこから感染を起こして化膿することがある）。

☐ 低温火傷（使い捨てカイロ，コタツ等が原因）は，表面上は軽症に見えても，組織の損傷が深部に達している場合があり，医師の診療が必要である。

☐ 出血が著しい場合，患部が広範囲な場合，ひどい火傷の場合は，医療機関を受診する。

☐ 創傷面が汚れている場合：
水道水等きれいな水でよく洗い流す。水洗が不十分で創傷面の内部に汚れが残ったまま，創傷表面を乾燥させるタイプの医薬品が使用されると，内部で雑菌が増殖して化膿することがある。

□ 人間の外皮表面には「皮膚常在菌」が存在し，化膿の原因となる細菌の増殖を防いでいる。殺菌消毒薬を繰り返し適用すると，皮膚常在菌が殺菌され，かえって状態を悪化させる。

□ 5～6日経過して痛みが強くなってくる，又は傷の周囲が赤く，化膿しているような場合は，医療機関を受診する。

【消毒薬　まとめ】

	ウイルス	結核菌	真　　菌	一般細菌
ヨウ素系，アルコール，塩素系	○	○	○	○
クレゾール		○	○	○
グルコン酸クロルヘキシジン，陽性界面活性剤			○	○
その他消毒薬（試験範囲内）				○

○印は，有効

3　痒み，腫れ，痛み等を抑える配合成分

◆成分名と特徴

ⓐステロイド性抗炎症成分

□ デキサメタゾン，プレドニゾロン吉草酸エステル酢酸エステル，プレドニゾロン酢酸エステル，ヒドロコルチゾン，ヒドロコルチゾン酪酸エステル，ヒドロコルチゾン酢酸エステル等

 ステロイド性抗炎症成分は語尾が「～ゾン，～ゾロン」と覚えよう。

・副腎皮質ホルモン（ステロイドホルモン）と共通する化学構造（ステロイド骨格）を持つ化合物を人工的に合成したもの。外用の場合，局所における炎症を抑える作用を示し，痒みや発赤等の皮膚症状を抑える。**広範囲**に生じた皮膚症状や，**慢性**の湿疹・皮膚炎は**対象としない**。

・末梢組織の**免疫機能を低下**させる作用を示すため，細菌，真菌，ウイルス等による皮膚感染（みずむし・たむし等の白癬症，にきび，化膿症状）や持続的な刺激感の副作用が現れる。

水痘（水疱瘡），みずむし，たむし等又は化膿している患部は症状を**悪化**させるおそれがあるため，使用を避ける。

・ステロイド性抗炎症成分をコルチゾンに換算して1g又は1mL中0.025mgを超えて含有する製品では，特に長期連用を避ける。

❺非ステロイド性抗炎症成分（皮膚炎症に使用）

☐ ステロイド骨格を持たず，プロスタグランジンの産生を抑える（抗炎症作用）。皮膚の炎症によるほてりや痒みの緩和に用いられる。

> 非ステロイド性抗炎症薬はNSAIDs（エヌセイズ）とも言います。

☐ ウフェナマート

・副作用として，刺激感，熱感，乾燥感が現れる。

❻非ステロイド性抗炎症成分（鎮痛に使用，その他）

☐ 筋肉痛，関節痛，打撲，捻挫等による鎮痛等を目的として用いられる。

☐ インドメタシン，ケトプロフェン，フェルビナク，ピロキシカム，ジクロフェナクナトリウム

・過度に使用しても鎮痛効果が増すことはなく，安全性は確認されていない。塗り薬又はエアゾール剤は1週間あたり**50g**（又は50mL）を超えての使用，貼付剤は連続して**2週間**以上の使用は避ける。

・痛みや腫れを鎮めることで皮膚感染が自覚されにくくなるおそれがあるため，みずむし，たむし等又は化膿している患部への使用は避ける。

・喘息の副作用を引き起こす可能性があるため，**喘息**を起こしたことがある人では，使用を避ける。

・ラットの胎児に高度～中等度の動脈管の収縮が報告されているため，妊婦等は使用してはいけない。

・小児への使用については有効性・安全性が確認されていないため，インドメタシンを主薬とする外皮用薬では，**11歳未満**の小児（インドメタシン含量1%の貼付剤では**15歳未満**の小児），その他の成分を主薬とする外用鎮痛薬では，**15歳未満**の小児向けの製品はない。

☐ インドメタシン

・ヒリヒリ感等を生じるため，皮膚が弱い人が貼付剤を使用する際は，予め1～2cm角の小片を腕の内側等に半日以上貼ってみて，皮膚に異常を生じないことを確認する

ことが推奨される。

☐ **ケトプロフェン**

・チアプロフェン酸，スプロフェン，フェノフィブラート（いずれも医療用医薬品）又はオキシベンゾン，オクトクリレン（紫外線吸収剤）でアレルギー症状を起こしたことがある人は使用を避ける。

・まれに重篤な副作用として，アナフィラキシー，接触皮膚炎，**光線過敏症**を生じる。重篤な光線過敏症が現れることがあるため，ケトプロフェンを使用している間及び使用後も当分の間は，戸外活動を避けるとともに，日常の外出時も塗布部を衣服，サポーター等で覆い，紫外線に当たるのを避ける。
その他の副作用として，腫れ，刺激感，水疱・ただれ，色素沈着，皮膚乾燥が現れる。

☐ **ピロキシカム**

・**光線過敏症**の副作用を生じる。

☐ **サリチル酸メチル，サリチル酸グリコール**

・皮膚から吸収された後，サリチル酸に分解されて作用を発現する。

・局所刺激により患部の血行を促し，末梢の知覚神経に軽い麻痺を起こすことにより，鎮痛作用をもたらす。

☐ **イブプロフェンピコノール**

・**にきび治療薬**として用いられる。イブプロフェンの誘導体であるが，外用での鎮痛作用はほとんど期待できない。

❹その他の抗炎症成分

☐ **グリチルレチン酸，グリチルリチン酸二カリウム，グリチルリチン酸モノアンモニウム等**

・比較的穏やかな抗炎症作用を示す。

❺局所麻酔成分

☐ **ジブカイン塩酸塩，リドカイン，アミノ安息香酸エチル，テシットデシチン等**

・切り傷，擦り傷，掻き傷等の創傷面の痛みや，湿疹，皮膚炎，かぶれ，あせも，虫さされ等による皮膚の痒みを和らげる。

☐ **アンモニア**

・皮下の知覚神経に麻痺を起こし，主に虫さされによる痒みに用いられる。

・皮膚刺激性が強いため，粘膜（口唇等）や目の周りへの使用は避ける。

第3章

❺抗ヒスタミン成分

☐　ジフェンヒドラミン，ジフェンヒドラミン塩酸塩，クロルフェニラミンマレイン酸塩，ジフェニルイミダゾール，イソチペンジル塩酸塩等
　　・湿疹，皮膚炎，かぶれ，あせも，虫さされ等による皮膚症状を緩和する。

❻局所刺激成分

☐　目や目の周り，粘膜面には刺激が強すぎるため，使用を避ける。

☐　冷感刺激成分（メントール，カンフル，ハッカ油，ユーカリ油等）
　　・皮膚表面に冷感刺激を与え，軽い炎症を起こして反射的な血管の拡張による患部の血行を促す。また，知覚神経を麻痺させることによる鎮痛・鎮痒の効果が期待できる。
　　・打撲や捻挫等の急性の腫れや熱感を伴う症状に適する。

☐　温感刺激成分（カプサイシン，ノニル酸ワニリルアミド，ニコチン酸ベンジルエステル等）
　　・皮膚に温感刺激を与え，末梢血管を拡張させて患部の血行を促す。
　　・カプサイシンを含む生薬成分として，トウガラシも同様に用いられる。
　　・貼付剤では，貼付部位をコタツや電気毛布等の保温器具で温めると強い痛みを生じやすくなるほか，低温火傷を引き起こすおそれがある。
　　　入浴前後の使用も適当でなく，入浴1時間前には剥がし，入浴後は皮膚のほてりが鎮まってから貼付する。

☐　クロタミトン
　　・皮膚に軽い灼熱感を与えることで痒みを感じにくくさせる。

❼収斂・皮膚保護成分

☐　酸化亜鉛，ピロキシリン（別名：ニトロセルロース）
　　・患部に皮膜を形成し，皮膚を保護する。
　　・患部が浸潤又は化膿している場合，傷が深いとき等には，表面だけを乾燥させてかえって症状を悪化させるおそれがあり，使用を避ける。

❽組織修復成分

☐　アラントイン，ビタミンA油
　　・損傷皮膚の組織の修復を促す。

ⓙ血管収縮成分

☐ ナファゾリン塩酸塩等
- 血管を収縮させることにより，切り傷，擦り傷，掻き傷等の創傷面からの出血を抑える。

ⓚ血行促進成分

☐ ヘパリン類似物質，ポリエチレンスルホン酸ナトリウム，ニコチン酸ベンジルエステル，ビタミンE等
- 患部局所の**血行を促す**。ヘパリン類似物質は，**抗炎症作用**や**保湿作用**も期待できる。
- ヘパリン類似物質，ポリエチレンスルホン酸ナトリウムは，**血液凝固を抑える働き**があり，出血しやすい人，出血が止まりにくい人，出血性血液疾患（血友病，血小板減少症，紫斑症等）の診断を受けた人では，使用を避ける。

◆**漢方処方製剤，生薬成分等**

☐ 紫雲膏
- ひび，あかぎれ，しもやけ，うおのめ，あせも，ただれ，外傷，火傷，痔核による疼痛，肛門裂傷，湿疹・皮膚炎に適す。
- 湿潤，ただれ，火傷又は外傷のひどい場合，傷口が化膿している場合，患部が広範囲の場合には不向き。

☐ 中黄膏
- 急性化膿性皮膚疾患（腫れ物）の初期，打ち身，捻挫に適す。
- 湿潤，ただれ，火傷又は外傷のひどい場合，傷口が化膿している場合，患部が広範囲の場合には不向き。
- 捻挫，打撲，関節痛，腰痛，筋肉痛，肩こりに用いる貼り薬とした製品もある。

☐ アルニカ，サンシシ，オウバク，セイヨウトチノミ
- アルニカは，キク科のアルニカを基原とする生薬。
- サンシシは，アカネ科のクチナシの果実で，ときには湯通し又は蒸したもの。
- いずれも抗炎症，血行促進等の作用がある。
- オウバク末は，健胃・止瀉のほか，外用では水で練って患部に貼り，打ち身，捻挫に用いられる。

◆**アドバイス，受診勧奨等**

☐ 打撲，捻挫等への対応：
- 患部を安静に保ち，氷嚢等を用いて患部を冷やす。

第3章

・患部の腫れを抑えるため，弾性包帯やサポーターで軽く圧迫し，患部を心臓よりも高くしておくと効果的である。

☐ 湿疹，皮膚炎等への対応：
・皮膚を清浄に保つ必要があるが，こすり過ぎや，洗浄力の強い石けんやシャンプー等の使用は避ける。
・患部を掻かない，紫外線やストレス，発汗を避ける等，皮膚への刺激を避ける。

☐ 5〜6日間使用して症状が治まらない場合は，医療機関を受診する。

☐ ステロイド性抗炎症成分や，インドメタシン，ケトプロフェン，フェルビナク，ピロキシカム等の非ステロイド性抗炎症成分が配合された医薬品は，長期間にわたって使用することは適切でない。

☐ 痛みが著しい，又は長引く，脱臼（だっきゅう）や骨折が疑われる場合，慢性の湿疹や皮膚炎，又は皮膚症状が広範囲にわたって生じているような場合は，医療機関を受診する。

☐ アトピー性皮膚炎は，医師による専門的な治療を要する。

☐ 原因がはっきりしない痒みや痛みについて，一般用医薬品による症状の緩和（対症療法）を図ることは適当でない。

4 肌の角質化，かさつき等を改善する配合成分

☐ うおのめ（鶏眼（けいがん）），たこ（胼胝（べんち））は，機械的刺激や圧迫が繰り返し加わったことにより，角質層が部分的に厚くなったものである。
・うおのめは，角質の芯があるため，圧迫されると痛みを感じる。
・たこは，角質の芯がなく，通常，痛みは伴わない。
・いぼ（疣贅（ゆうぜい））は，表皮が隆起した小型の良性の腫瘍で，ウイルス性のいぼ（1〜2年で自然寛解（かんかい））と老人性のいぼに大別される。

☐ 角質軟化薬のうち，配合成分やその濃度等が予（あらかじ）め定められた範囲内である製品は，医薬部外品（うおのめ・たこ用剤）として製造販売される。

☐ いぼに用いる製品は，医薬品としてのみ認められているが，いぼの原因となるウイルスに対する抑制作用はない。いぼが広範囲にわたって生じたり，外陰部や肛門周囲に生じたような場合は，医師の診療を受ける。

◆成分名と特徴

❸角質軟化成分

☐ サリチル酸
・角質成分を溶解することにより角質軟化作用を示す。抗菌，抗真菌，抗炎症作用も期待され，にきび用薬等に配合される。
・頭皮の落屑（ふけ）を抑える効果を期待して，毛髪用薬に配合される。

☐ イオウ
・皮膚の角質層を構成する**ケラチンを変質**させることにより，角質軟化作用を示す。抗菌，抗真菌作用も期待され，にきび用薬等に配合される。

❹保湿成分

☐ グリセリン，尿素，白色ワセリン，オリブ油，ヘパリン類似物質
・オリブ油は，モクセイ科の*Olea europaea* Linnéの果実を圧搾して得た脂肪油。
・いずれも角質層の**水分保持量を高め**，皮膚の乾燥を改善する。

5 抗菌作用を有する配合成分

☐ にきび，吹き出物に対しては，洗顔等により皮膚を清浄に保つことが基本とされる。油分の多い化粧品はにきびを悪化させることがあり，水性成分主体のものを選択することが望ましい。

☐ にきびは，皮膚常在菌であるにきび桿菌（アクネ菌）の毛穴での繁殖が原因となる。

☐ 毛嚢炎（疔）とは，黄色ブドウ球菌等の化膿菌が毛穴から侵入し，皮脂腺，汗腺で増殖して生じた吹き出物で，にきびに比べて痛みや腫れが顕著となる。
毛嚢炎が顔面に生じたものを面疔という。

☐ とびひ（伝染性膿痂疹）は毛穴を介さずに，虫さされやあせも，掻き傷等から化膿菌が侵入したものである。
小児に発症することが多い。

◆成分名と特徴

☐ サルファ剤（スルファジアジン，ホモスルファミン，スルフイソキサゾール）
・細菌の**DNA合成を阻害**することにより抗菌作用を示す。

- □ バシトラシン
  - ・細菌の**細胞壁合成を阻害**することにより抗菌作用を示す。

- □ フラジオマイシン硫酸塩，クロラムフェニコール
  - ・細菌の**タンパク質合成を阻害**することにより抗菌作用を示す。

◆**主な副作用，受診勧奨等**

- □ 患部が広範囲である場合，患部の湿潤やただれがひどい場合は，医療機関を受診する。

- □ 抗菌薬を漫然と使用していると，化膿菌は耐性を獲得するおそれがある。5～6日間使用して症状の改善がみられない場合は，医療機関を受診する。

6 抗真菌作用を有する配合成分

- □ みずむし，たむしは，皮膚糸状菌（白癬菌）という**真菌類**の一種が皮膚に寄生することによって起こる疾患である。スリッパやタオル等を介して感染する。発生する部位によって呼び名が変わる。

- □ みずむし：手足の白癬
  ほとんどの場合は足に生じるが，まれに手に生じる。
  - ・趾間型：指の間の皮が剥ける，ふやけて白くなる，亀裂，ただれ（糜爛）を主症状とする。
  - ・小水疱型：足底に小さな水疱等を生じる。
  - ・角質増殖型：足底全体に紅斑が広がり，角質が増殖して硬化する。強い痒みはない。

- □ ぜにたむし：体部白癬
  小さな丸い病巣が胴や四肢に発生する。

- □ いんきんたむし：頑癬
  小さな丸い病巣が内股にでき，尻や陰嚢付近に広がっていく。

- □ 爪に発生する白癬（爪白癬）や，頭部に発生する白癬（しらくも）もある。
  爪白癬は，薬剤が浸透しにくく難治性のため，医療機関を受診する。
  頭部白癬は小児に多く，炎症が著しい場合は医療機関を受診する。

- □ 剤形の選択：
  じゅくじゅくと湿潤している患部には，**軟膏**が適している。
  液剤は有効成分の浸透性が**高い**が，患部に対する刺激が**強い**。
  皮膚が厚く角質化している部分には，**液剤**が適している。

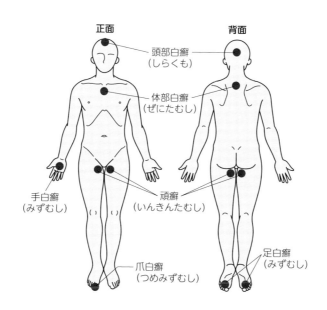

□ 湿疹に抗真菌成分を使用すると，湿疹の悪化を招く。

湿疹か皮膚糸状菌による感染かはっきりしない場合に，抗真菌成分を使用することは適当でない。

◆成分名と特徴

ⓐイミダゾール系抗真菌成分

□ オキシコナゾール硝酸塩，ネチコナゾール塩酸塩，ビホナゾール，スルコナゾール硝酸塩，エコナゾール硝酸塩，クロトリマゾール，ミコナゾール硝酸塩，チオコナゾール等
・皮膚糸状菌の**細胞膜を構成する成分の産生を妨げ**たり，細胞膜の透過性を変化させることにより，増殖を抑える。
・イミダゾール系成分が配合されたみずむし薬でかぶれたことがある人は，他のイミダゾール系成分が配合された製品も避ける。

ⓑその他の有効成分

□ アモロルフィン塩酸塩，ブテナフィン塩酸塩，テルビナフィン塩酸塩
・皮膚糸状菌の**細胞膜を構成する成分の産生を妨げ**，増殖を抑える。

□ シクロピロクスオラミン
・皮膚糸状菌の細胞膜に作用して，増殖・生存に必要な**物質の輸送機能**を妨げ，増殖を抑える。

□　ウンデシレン酸，ウンデシレン酸亜鉛
　　・患部を**酸性にする**ことで，皮膚糸状菌の発育を抑える。

 ウンデシレン酸は酸性にすると覚えよう。

□　ピロールニトリン
　　・菌の**呼吸や代謝**を妨げることにより，皮膚糸状菌の増殖を抑える。抗真菌作用が弱いため，他の抗真菌成分と組み合わせて配合される。

□　トルナフタート，エキサラミド
　　・抗真菌成分として配合されている場合がある。

□　モクキンピ
　　・アオイ科のムクゲの幹皮。
　　・皮膚糸状菌の増殖を抑える。

◆受診勧奨等

□　基礎的なケアと併せて，みずむし・たむし用薬を2週間位使用しても症状が良くならない場合は，いったん使用を中止して医療機関を受診する。

7　頭皮・毛根に作用する配合成分

□　毛髪用薬は，脱毛の防止，育毛，ふけや痒みを抑えること等を目的として，頭皮に適用する医薬品である。

□　配合成分やその分量等から人体に対する作用が緩和なものは，医薬部外品（育毛剤，養毛剤）として製造販売される。
　　「壮年性脱毛症」等の**疾患名を掲げた効能・効果は，医薬品においてのみ認められる。**

◆成分名と特徴

❷血管拡張成分

□　カルプロニウム塩化物
　　・適用局所において**アセチルコリンに類似した作用（コリン作用）**を示し，頭皮の血管を拡張，毛根への血行を促すことによる発毛効果が期待できる。
　　コリンエステラーゼによる分解を受けにくく，作用が持続する。
　　・コリン作用による発汗，それに伴う寒気，震え，吐きけが現れることがある。

❺女性ホルモン成分

☐ エストラジオール安息香酸エステル
- 脱毛は**男性ホルモン**の働きが**過剰**であることも一因とされているため，**女性ホルモン**による脱毛抑制効果が期待できる。
- 頭皮から吸収されて循環血流中に入る可能性を考慮し，**妊婦**又は妊娠していると思われる女性では**使用を避ける**。

❻生薬成分

☐ カシュウ
- タデ科のツルドクダミの塊根。
- 頭皮における**脂質代謝を高めて**，余分な皮脂を取り除く。

☐ チクセツニンジン
- ウコギ科のトチバニンジンの根茎を，通例，湯通ししたもの。
- 血行促進，抗炎症等の作用がある。

☐ ヒノキチオール
- ヒノキ科のタイワンヒノキ，ヒバ等から得られた精油成分。
- 抗菌，抗炎症等の作用がある。

p 250 の知識確認問題問 96 〜問 101 にチャレンジしよう！

第3章

24. 歯痛・歯槽膿漏薬

1 歯痛薬（外用）

- [ ] 歯痛は，歯の齲蝕（むし歯）とそれに伴う歯髄炎によって起こる。

- [ ] 歯痛薬は，歯の齲蝕による歯痛を応急的に鎮めることを目的とする一般用医薬品であり，歯の齲蝕が**修復されることはない**。

◆歯痛薬の成分名と特徴

❶局所麻酔成分

- [ ] アミノ安息香酸エチル，ジブカイン塩酸塩，テーカイン等
  - ・齲蝕により露出した歯髄を通っている**知覚神経**の伝達を遮断して痛みを鎮める。

- [ ] 冷感刺激成分（メントール，カンフル，ハッカ油，ユーカリ油等）
  - ・冷感刺激を与えて知覚神経を麻痺させることによる鎮痛・鎮痒効果がある。

❷殺菌消毒成分

- [ ] フェノール，歯科用フェノールカンフル，オイゲノール，セチルピリジニウム塩化物等
  - ・齲蝕を生じた部分における**細菌の繁殖を抑える**。
  - ・粘膜刺激を生じることがあるため，口腔粘膜や唇に付着しないよう注意する。

 <u>オイゲノールで菌をおいだそう。</u>

❸生薬成分

- [ ] サンシシ
  - ・アカネ科のクチナシの果実。
  - ・抗炎症作用がある。

2　歯槽膿漏薬

☐ 歯と歯肉の境目にある溝（歯肉溝）では細菌が繁殖しやすく，歯肉に炎症（歯肉炎）を起こすことがある。歯肉炎が重症化して，炎症が歯周組織全体に広がると歯周炎（歯槽膿漏）となる。

☐ 歯槽膿漏薬は，歯肉炎，歯槽膿漏の諸症状（歯肉からの出血や膿，歯肉の腫れ，むずがゆさ，口臭，口腔内の粘り等）の緩和を目的とする医薬品である。外用薬のほか内服薬もあり，内服薬は外用薬と併せて用いると効果的である。

◆歯槽膿漏薬（外用）の成分名と特徴

ⓐ殺菌消毒成分

☐ セチルピリジニウム塩化物，クロルヘキシジングルコン酸塩，イソプロピルメチルフェノール，チモール等
・歯肉溝での**細菌の繁殖を抑える**。
・クロルヘキシジングルコン酸塩は口腔内に適用される場合，まれに重篤な副作用としてショック（アナフィラキシー）を生じる。
・殺菌消毒作用のほか，抗炎症作用等も期待して，ヒノキチオールやチョウジ油（フトモモ科のチョウジの蕾又は葉を水蒸気蒸留して得た精油）が配合されている場合もある。

ⓑ抗炎症成分

☐ グリチルリチン酸二カリウム，グリチルレチン酸等
・歯周組織の炎症を和らげる。

☐ ステロイド性抗炎症成分
・含有量によらず長期連用を避ける。

ⓒ止血成分

☐ カルバゾクロム
・炎症を起こした歯周組織からの**出血を抑える**。

ⓓ組織修復成分

☐ アラントイン
・炎症を起こした歯周組織の修復を促す。

第3章

❺生薬成分

☐　カミツレ
　　・キク科のカミツレの頭花。
　　・抗炎症，抗菌作用がある。

☐　ラタニア，ミルラ（「8. 口腔咽喉薬，うがい薬（含嗽薬）」を参照）

◆歯槽膿漏薬（内服）の成分名と特徴

❶止血成分

☐　フィトナジオン（ビタミンK_1），カルバゾクロム
　　・炎症を起こした歯周組織からの**出血を抑える**。

❷組織修復成分

☐　銅クロロフィリンナトリウム
　　・炎症を起こした歯周組織の修復を促す。
　　・歯肉炎に伴う口臭を抑える。

❸ビタミン成分

☐　ビタミンC（アスコルビン酸，アスコルビン酸カルシウム等）
　　・**コラーゲン代謝**を改善して炎症を起こした歯周組織の**修復**を助ける。
　　・毛細血管を強化して炎症による腫れや出血を抑える。

 ビタミンCはCollagen（コラーゲン）代謝を改善するよ。

☐　ビタミンE（トコフェロールコハク酸エステルカルシウム，トコフェロール酢酸エステル等）
　　・歯周組織の**血行を促す**。

3　相互作用，受診勧奨等

☐　外用の歯痛薬および歯槽膿漏薬（のうろう）は，口腔内を清浄にしてから使用する。

☐　外用の歯痛薬および歯槽膿漏薬（のうろう）を使用したあとに，口腔咽喉薬（いんこう），含嗽薬（がんそう）を使用する場合は，十分な間隔を置く。

□ 内服で用いる歯槽膿漏薬は，同種の成分が配合された医薬品（かぜ薬，鎮咳去痰薬，胃腸薬等）が併用された場合，副作用が現れやすくなる。

□ 歯痛薬による対処は最小限（旅行中や夜間等，歯科診療を受けることが困難な場合）にとどめる。

□ 歯槽膿漏薬の使用により症状を抑えられても，しばらくすると症状が繰り返す場合は，医療機関を受診する。

 p 250の知識確認問題問 102〜問 104にチャレンジしよう！

第3章

25. 口内炎用薬

□　口内炎用薬は，口内炎，舌炎の緩和を目的として口腔内局所に適用される外用薬である。口内炎や舌炎は，口腔粘膜に生じる炎症で，口腔の粘膜上皮に水疱や潰瘍ができて痛み，ときに口臭を伴う。

1　代表的な配合成分，主な副作用

ⓐ抗炎症成分

□　グリチルリチン酸二カリウム，グリチルレチン酸等
・口腔粘膜の炎症を和らげる。

□　アズレンスルホン酸ナトリウム（水溶性アズレン）
・口腔粘膜の組織修復を促す。

□　ステロイド性抗炎症成分
・含有量によらず長期連用を避ける。

ⓑ殺菌消毒成分

□　セチルピリジニウム塩化物，クロルヘキシジン塩酸塩，アクリノール，ポビドンヨード等
・患部からの細菌感染を防止する。

ⓒ生薬成分

□　シコン
・ムラサキ科のムラサキの根（紫根）。
・組織修復促進，抗菌作用がある。

2　漢方処方製剤（内服）

□　茵蔯蒿湯（いんちんこうとう）

・体力中等度以上で口渇があり，尿量少なく，**便秘**するものの蕁麻疹（じんましん），**口内炎**，湿疹・皮膚炎，皮膚の痒みに適す。

・体の虚弱な人（体力の衰えている人，体の弱い人），胃腸が弱く下痢しやすい人では，激しい腹痛を伴う下痢等の副作用が現れやすい等，不向き。

・構成生薬に**ダイオウ**を含む。

・まれに重篤（じゅうとく）な副作用として肝機能障害が起こる。

茵蔯（いんちん）こう内炎と覚えよう。

3　相互作用，受診勧奨等

□　口腔内を清浄にしてから使用する。口内炎用薬を使用したあとに，口腔咽喉薬（いんこう），含嗽薬（がんそう）を使用する場合は，十分な間隔を置く。

□　口内炎や舌炎は，通常であれば1〜2週間で自然寛解（かんかい）する。
一度に複数箇所に発生して食事に著しい支障を来すほどの状態であれば，医療機関を受診する。

□　長期間にわたって症状が長引いている場合には，口腔粘膜に生じた腫瘍である可能性もある。また，再発を繰り返す場合には，ベーチェット病等の可能性も考えられる。

ベーチェット病とは，口腔粘膜の潰瘍を初期症状とする全身性の疾患で，外陰部潰瘍，皮膚症状（全身の皮膚に湿疹や小膿疱ができる），眼症状（炎症を起こし，最悪の場合失明に至る）等を引き起こします。

□　一般用医薬品でも副作用として口内炎等が現れることがある。

p 250〜p 251の知識確認問題問105〜問107にチャレンジしよう！

第3章

26. 禁煙補助剤

☐ 禁煙補助剤は，禁煙を達成するためのニコチン置換療法に使用されるニコチンを有効成分とする医薬品である。

1 喫煙習慣とニコチンに関する基礎知識

☐ タバコの煙に含まれるニコチンは，肺胞から血液中に取り込まれると，脳内に到達し，覚醒，リラックス効果等をもたらす。

☐ 習慣的な喫煙により，喫煙していないと血中ニコチン濃度の低下によって，イライラ感，集中困難，落ち着かない等のニコチン離脱症状（禁断症状）が現れる。

☐ 禁煙を達成するには，ニコチン離脱症状を軽減するニコチン置換療法が有効とされる。ニコチン置換療法は，ニコチンの摂取方法を喫煙以外に換えて離脱症状の軽減を図りながら徐々に摂取量を減らし，最終的にニコチン摂取をゼロにする方法である。

☐ 禁煙補助剤には，咀嚼剤とパッチ製剤がある。
  ・**咀嚼剤**：噛むことにより口腔内でニコチンが放出され，口腔粘膜から血液中に移行する。
  ・**パッチ製剤**：1日1回皮膚に貼付することによりニコチンが皮膚を透過して血中に移行する。

☐ 咀嚼剤の使用上の注意
  ・**ゆっくりと断続的**に噛む。菓子のガムのように噛むと唾液が多く分泌され，ニコチンが唾液とともに飲み込まれ，口腔粘膜からの吸収が十分なされず，また，吐きけや腹痛等の副作用が現れやすくなる。
  ・大量に使用しても禁煙達成が早まるものでなく，ニコチン過剰摂取による副作用のおそれがあるため，1度に2個以上の使用は避ける。

☐ 使用を避ける人
  ・顎の関節に障害がある人
  ・口内炎や喉の痛み，腫れがある人（口内・喉の刺激感等が現れやすくなる。）
  ・脳梗塞，脳出血等の急性期脳血管障害，重い心臓病等の基礎疾患がある人（循環器系に重大な悪影響を及ぼすおそれがある。）

・**うつ病**と診断されたことのある人（禁煙時の離脱症状により，うつ症状を悪化させることがある。）

・非喫煙者（ニコチンに対する耐性がないため，副作用が現れやすい。）

・**妊婦，授乳婦**（胎児，乳児に影響が生じるおそれがある。）

2 主な副作用，相互作用，禁煙達成へのアドバイス・受診勧奨等

☐ 副作用として，口内炎，喉^{のど}の痛み，消化器症状（悪心^{おしん}・嘔吐，食欲不振，下痢），皮膚症状（発疹・発赤，掻痒感^{そうようかん}），精神神経症状（頭痛，めまい，思考減退，眠気），循環器症状（動悸）等がある。

☐ 口腔内が**酸性**になるとニコチンの吸収が**低下**するため，コーヒーや炭酸飲料等口腔内を酸性にする食品を摂取した後しばらくは使用を避ける。

☐ ニコチンには交感神経系を**興奮**させる作用があるため，アドレナリン作動成分が配合された医薬品との併用により，その作用を**増強**させるおそれがある。

☐ ニコチンの過剰摂取となるおそれがあるため，禁煙補助剤は喫煙を**完全に**止めたうえ使用する。

☐ ニコチン離脱症状は，通常，禁煙開始から1〜2週間の間に起きることが多い。

☐ 禁煙補助剤の使用により禁煙達成が困難なほどの重度の依存を生じている場合には，ニコチン依存症の治療を行う禁煙外来の受診を勧める。

p 251の知識確認問題問108-.問112にチャレンジしよう！

27. 滋養強壮保健薬

☐ 滋養強壮保健薬は，体調不良を生じやすい状態や体質の改善，特定の栄養素の不足による症状の改善又は予防等を目的として，ビタミン成分，カルシウム，アミノ酸，生薬成分等が配合された医薬品である。

1 医薬品として扱われる保健薬

☐ 医薬部外品の保健薬の効能・効果は，滋養強壮，虚弱体質の改善，病中・病後の栄養補給等に限定される。また，配合成分や分量は，人体に対する作用が緩和なものに限られる。

☐ 以下のものは，医薬品においてのみ認められる。
　・特定部位の症状に対する効能・効果（神経痛，筋肉痛，関節痛，しみ・そばかす等）
　・カシュウ，ゴオウ，ゴミシ，ジオウ，ロクジョウ等の生薬成分を配合すること
　・ビタミン成分の1日最大量が既定値を超えること

2 ビタミン，カルシウム，アミノ酸等の働き，主な副作用

☐ 滋養強壮保健薬のうち，1種類以上のビタミンを主薬とし，そのビタミンの有効性が期待される症状及びその補給に用いられることを目的とする内服薬を，ビタミン主薬製剤という。

ビタミン主薬製剤とは，いわゆるビタミン剤です。

☐ ビタミンは，「微量で体内の代謝に重要な働きを担うにもかかわらず，生体が自ら産生することができない，又は産生されても不十分であるため外部から摂取する必要がある化合物」と定義される。

☐ 不足した場合に欠乏症を生じるかどうか明らかにされていないが，微量でビタミンと同様に働く又はビタミンの働きを助ける化合物は，「ビタミン様物質」と呼ばれる。

☐ ビタミン成分等は，多く摂取したからといって適用となっている症状の改善が早まるも

のでなく，脂溶性ビタミン（ビタミンA，D，E，K）では，過剰摂取により過剰症を生じるおそれがある。

 脂溶性ビタミンは，これダケ（DAKE）と覚えよう。

◆成分名と特徴

❶ビタミン成分

□ ビタミンA：レチノール酢酸エステル，レチノールパルミチン酸エステル，ビタミンA油，肝油等
  ・**夜間視力**を維持したり，皮膚や粘膜の機能を正常に保つ。
  ・ビタミンA主薬製剤は，目の乾燥感，**夜盲症**（とり目，暗所での見えにくさ）の症状の緩和，妊娠・授乳期，病中病後の体力低下時，発育期等のビタミンAの補給に用いられる。
  ・一般用医薬品におけるビタミンAの1日分量は**4000国際単位**が上限となっている。
  ・**妊娠3カ月前から妊娠3カ月まで**の間に，ビタミンAを1日10000国際単位以上摂取した妊婦から生まれた新生児において先天異常の割合が上昇したとの報告があるため，妊娠3カ月以内の妊婦，妊娠していると思われる女性及び妊娠を希望する女性では，過剰摂取に留意する。

□ ビタミンD：エルゴカルシフェロール，コレカルシフェロール
  ・腸管での**カルシウム吸収**及び尿細管での**カルシウム再吸収**を促して，骨の形成を助ける。
  ・ビタミンD主薬製剤は，骨歯の発育不良，くる病の予防，妊娠・授乳期，発育期，老年期のビタミンDの補給に用いられる。

 くる病とは，ビタミンDの代謝障害によって，カルシウムやリンの吸収が進まなくなるために起こる乳幼児の骨格異常です。

  ・ビタミンDの過剰症として，**高カルシウム血症**，異常石灰化が知られている。

 ビタミンDは，カルシウムに関係するビタミンで，名前に「カルシ」が含まれるよ。

□ ビタミンE：トコフェロール，トコフェロールコハク酸エステル，トコフェロール酢酸エステル等
  ・体内の脂質を**酸化**から守り，細胞の活動を助ける。**血流**を改善させる。
  ・ビタミンE主薬製剤は，末梢血管障害による肩・首すじのこり，手足の痺れ・冷え，

しもやけの症状の緩和，更年期における肩・首すじのこり，冷え，手足の痺れ，のぼせ・ほてり，月経不順，老年期におけるビタミンEの補給に用いられる。

・**ホルモン分泌の調節**に関与するとされており，ときに生理が早く来たり，経血量が多くなったりする。出血が長く続く場合は他の原因も考えられるため，医療機関を受診する。

□　ビタミンB$_1$：チアミン塩化物塩酸塩，チアミン硝化物，ビスチアミン硝酸塩，チアミンジスルフィド，フルスルチアミン塩酸塩等

・**炭水化物**からのエネルギー産生に不可欠な栄養素で，神経の正常な働きを維持する。腸管運動を促進する働きもある。

 B$_1$は，炭すいち化物と覚えよう。

・ビタミンB$_1$主薬製剤は，神経痛，筋肉痛・関節痛，手足の痺れ，便秘，眼精疲労（慢性的な目の疲れ及びそれに伴う目のかすみ・目の奥の痛み）の症状の緩和，脚気，肉体疲労時，妊娠・授乳期，病中病後の体力低下時におけるビタミンB$_1$の補給に用いられる。

□　ビタミンB$_2$：リボフラビン酪酸エステル，フラビンアデニンジヌクレオチドナトリウム，リボフラビンリン酸エステルナトリウム等

・**脂質の代謝**に関与し，皮膚や粘膜の機能を正常に保つ。

 B$_2$は，脂しツーと覚えよう。

・ビタミンB$_2$主薬製剤は，口角炎（唇の両端の腫れ・ひび割れ），口唇炎（唇の腫れ・ひび割れ），口内炎，舌の炎症，湿疹，皮膚炎，かぶれ，ただれ，にきび・吹き出物，肌あれ，赤ら顔に伴う顔のほてり，目の充血，目の痒みの症状の緩和，肉体疲労時，妊娠・授乳期，病中病後の体力低下時におけるビタミンB$_2$の補給に用いられる。
・ビタミンB$_2$の摂取により，尿が**黄色**くなる。

□　ビタミンB$_6$：ピリドキシン塩酸塩，ピリドキサールリン酸エステル

・**タンパク質の代謝**に関与し，皮膚や粘膜の健康，神経機能を維持する。

B$_6$は，プロ（6）テイン（タンパク質）と覚えよう。

・ビタミンB$_6$主薬製剤は，口角炎，口唇炎，口内炎，舌の炎症，湿疹，皮膚炎，かぶれ，ただれ，にきび・吹き出物，肌あれ，手足の痺れの症状の緩和，妊娠・授乳期，病中病後の体力低下時におけるビタミンB$_6$の補給に用いられる。

□　ビタミンB$_{12}$：シアノコバラミン，ヒドロキソコバラミン塩酸塩等

・**赤血球の形成**を助け，神経機能を正常に保つ。

・ビタミン主薬製剤，貧血用薬等に配合されている。

□ **ビタミンC：アスコルビン酸，アスコルビン酸ナトリウム，アスコルビン酸カルシウム**

・体内の脂質を酸化から守る（**抗酸化作用**）。

・皮膚や粘膜の機能を正常に保つ。

・メラニンの産生を抑える。

・ビタミンC主薬製剤は，しみ，そばかす，日焼け・かぶれによる色素沈着の症状の緩和，歯ぐきからの出血・鼻血の予防，肉体疲労時，病中病後の体力低下時，老年期におけるビタミンCの補給に用いられる。

□ **その他：ナイアシン（ニコチン酸アミド，ニコチン酸），パントテン酸カルシウム，ビオチン等**

・皮膚や粘膜の機能の維持を助ける。

❺カルシウム成分

□ **クエン酸カルシウム，グルコン酸カルシウム，乳酸カルシウム，沈降炭酸カルシウム等**

・骨や歯の形成に必要な栄養素である。筋肉の収縮，血液凝固，神経機能にも関与する。

・カルシウム主薬製剤は，虚弱体質，腺病質（貧血等になりやすい虚弱・無力体質のこと）における骨歯の発育促進，妊娠・授乳期の骨歯の脆弱予防に用いられる。

・過剰症として，高カルシウム血症が知られている。

❻アミノ酸成分等

□ **システイン，システイン塩酸塩**

・髪や爪，肌等に存在するアミノ酸の一種である。

・皮膚における**メラニン**の生成を抑えるとともに，皮膚の新陳代謝を活発にして**メラニン**の排出を促す働きがある（美白効果）。

・肝臓において**アルコール**を分解する酵素の働きを助け，**アセトアルデヒド**の代謝を促す働きがある（二日酔いに効果）。

・しみ，そばかす，日焼け等の色素沈着症，全身倦怠，二日酔い，にきび，湿疹，蕁麻疹，かぶれ等の症状の緩和に用いられる。

□ **アミノエチルスルホン酸（別名：タウリン）**

・筋肉や脳，心臓，目，神経等，体のあらゆる部分に存在し，細胞の機能が正常に働くために重要な物質である。

・**肝臓機能を改善**する。

□ **アスパラギン酸ナトリウム**

・エネルギーの産生効率を高め，骨格筋に溜まった**乳酸の分解を促す。**

❹その他の成分

☐ ヘスペリジン
・**ビタミンCの吸収**を助ける。

☐ コンドロイチン硫酸
・軟骨成分を形成及び修復する。
・関節痛，筋肉痛等の改善を促す作用を期待してビタミンB_1と組み合わせて配合される。

☐ グルクロノラクトン
・肝臓の働きを助け，**肝血流を促進**する。
・全身倦怠感や疲労時の栄養補給を目的として用いられる。

☐ ガンマ-オリザノール
・米油及び米胚芽油から見出された**抗酸化作用**を示す成分である。
・ビタミンEと組み合わせて配合される。

3 代表的な配合生薬等，主な副作用

☐ ニンジン，ジオウ，トウキ，センキュウが既定値以上配合されている生薬主薬保健薬は，虚弱体質，肉体疲労，病中病後のほか，胃腸虚弱，食欲不振，血色不良，冷え症における滋養強壮の効能が認められている。

☐ 薬用酒（数種類の生薬をアルコールで抽出したもの）には，血行促進作用があるため，手術や出産直後で出血しやすい人は使用しない。
アルコールを含有するため，服用後は乗物又は機械類の運転操作を避ける。

「養命酒」等があります。

◆**生薬成分名と特徴**

☐ ニンジン：（別名：高麗人参，朝鮮人参）
・ウコギ科のオタネニンジンの細根を除いた根，又はこれを軽く湯通ししたもの。
・オタネニンジンの根を蒸したものをコウジンという。
・神経系の興奮や副腎皮質の機能亢進等の作用により，外界からのストレス刺激に対する抵抗力や新陳代謝を高める。

□ **インヨウカク**

・メギ科のキバナイカリソウ，イカリソウ，*Epimedium brevicornu* Maximowicz，*Epimedium wushanense* T. S. Ying，ホザキイカリソウ又はトキワイカリソウの地上部。

・強壮，血行促進，強精（性機能の亢進）等の作用がある。

□ **ハンピ**

・ニホンマムシ等の皮及び内臓を取り除いたもの。

・強壮，血行促進，強精（性機能の亢進）等の作用がある。

□ **ヨクイニン**

・イネ科のハトムギの種皮を除いた種子。

・肌荒れやいぼに用いる。

□ **タイソウ，ゴミシ，サンシュユ，サンヤク，オウギ，カシュウ**

・タイソウは，クロウメモドキ科のナツメの果実。

・ゴミシは，マツブサ科のチョウセンゴミシの果実。

・サンシュユは，ミズキ科のサンシュユの偽果の果肉。

・サンヤクは，ヤマノイモ科のヤマノイモ又はナガイモの周皮を除いた根茎（担根体）。

・オウギは，マメ科のキバナオウギ又は*Astragalus mongholicus* Bunge の根。

・カシュウは，タデ科のツルドクダミの塊根。

・いずれも主に強壮作用がある。

4　漢方処方製剤（漢方薬の滋養強壮剤）

□ **十全大補湯**（じゅうぜんたいほとう）

・体力虚弱なものの病後・術後の体力低下，疲労倦怠，食欲不振，ねあせ，手足の冷え，貧血に適す。

・胃腸の弱い人では，胃部不快感の副作用が現れやすい等，不向き。

・構成生薬にカンゾウを含む。

・まれに重篤（じゅうとく）な副作用として，肝機能障害を生じる。

□ **補中益気湯**（ほちゅうえっきとう）

・体力虚弱で，元気がなく，胃腸の働きが衰えて，疲れやすいものの虚弱体質，疲労倦怠，病後・術後の衰弱，食欲不振，ねあせ，感冒に適す。

・まれに重篤（じゅうとく）な副作用として，間質性肺炎，肝機能障害を生じる。

「補」は，補う（おぎな）という意味です。
胃腸が正常なら十全大補湯，胃腸が虚弱なら補中益気湯が適しています。

5 相互作用，受診勧奨等

□ 滋養強壮保健薬は，多く摂取したからといって適用となっている症状の改善が早まるものでなく，滋養強壮の効果が高まるものでもない。

□ 1カ月位服用しても症状の改善がみられない場合，症状が慢性化している場合は，医療機関を受診する。

□ 目の乾燥感，眼精疲労，目の充血は，全身疾患によるものである場合がある。

□ 口内炎，口角炎，口唇炎，舌炎が重症化した場合，皮膚の色素沈着の点が次第に大きくなったり，形や色が変化してきたような場合は，医療機関を受診する。

●ビタミン成分　　　　　　　　　　　　　　　　　　抗酸化ビタミン　A．C．E．

分類	名　称		体内での働き	主薬製剤の効能	その他
脂溶性	A	レチノール ビタミンA油 肝油	夜間視力維持。 皮膚や粘膜の機能を正常に保つ。	目の乾燥感，夜盲症（とり目，暗所での見えにくさ）の症状の緩和。 妊娠・授乳期，病中病後の体力低下時，発育期等の補給。	1日分量4000国際単位が上限。 妊娠3カ月以内の妊婦，妊娠していると思われる人，妊娠を希望する人は過剰摂取に注意。
	D	エルゴカルシフェロール コレカルシフェロール	腸管でのカルシウム吸収や尿細管でのカルシウム再吸収を促し，骨の形成を助ける。	骨歯の発育不良，くる病の予防。 妊娠・授乳期，発育期，老年期の補給。	過剰症は，高カルシウム血症，異常石灰化。
	E	トコフェロール	体内の脂質を酸化から守る。 細胞の活動を助ける。 血流改善。	末梢血管障害による肩・首すじのこり，手足の痺れ・冷え，しもやけの症状の緩和。 更年期における肩・首すじのこり，冷え，手足の痺れ，のぼせ・ほてり，月経不順，老年期の補給。	ホルモン分泌の調節に関与し，ときに生理が早く来たり，経血量が多くなる。
水溶性	B₁	チアミン	炭水化物からのエネルギー産生に不可欠。 神経の正常な働きを維持。 腸管運動を促進（便秘の改善）。	神経痛，筋肉痛・関節痛，手足の痺れ，便秘，眼精疲労の症状の緩和。 脚気，肉体疲労時，妊娠・授乳期，病中病後の体力低下時の補給。	
	B₂	リボフラビン フラビンアデニンジヌクレオチド（FAD）	脂質代謝に関与。 皮膚や粘膜の機能を正常に保つ。	口角炎，口唇炎，口内炎，舌の炎症，湿疹，皮膚炎，かぶれ，ただれ，にきび・吹き出物，肌あれ，赤ら顔に伴う顔のほてり，目の充血，目の痒みの症状の緩和。 肉体疲労時，妊娠・授乳期，病中病後の体力低下時の補給。	尿が黄色くなることがあるが，副作用等の異常ではない。

分類	名　称		体内での働き	主薬製剤の効能	その他
水溶性	B₆	ピリドキシン ピリドキサール	タンパク質の代謝に関与。 皮膚や粘膜の健康維持。 神経機能の維持。	口角炎，口唇炎，口内炎，舌の炎症，湿疹，皮膚炎，かぶれ，ただれ，にきび・吹き出物，肌あれ，手足の痺れの症状の緩和。 妊娠・授乳期，病中病後の体力低下時の補給。	
	B₁₂	シアノコバラミン ヒドロキソコバラミン	赤血球の形成を助ける。 神経機能を正常に保つ。	貧血用薬等に配合。	
	C	アスコルビン酸	体内の脂質を酸化から守る。 皮膚や粘膜の機能を正常に保つ。 メラニンの産生を抑える。	しみ，そばかす，日焼け・かぶれによる色素沈着の症状の緩和。 歯ぐきからの出血・鼻出血の予防。 肉体疲労時，病中病後の体力低下時，老年期の補給。	
		ナイアシン ニコチン酸	皮膚や粘膜の機能維持を助ける。		
		パントテン酸カルシウム			
		ビオチン			

 p 251の知識確認問題問113〜問117にチャレンジしよう！

第3章

28. 漢方処方製剤

1 漢方の特徴・漢方薬使用における基本的な考え方

☐ 漢方医学とは，古来に中国から伝わり，日本において発展してきた日本伝統医学である。

☐ 漢方薬は，漢方医学で用いる薬剤全体を広く表現する時に用いる言葉で，漢方医学の考えに沿うように生薬を組み合わせて構成された漢方処方製剤として存在する。
現代中国で利用されている**中医学**に基づく薬剤は，中薬と呼ばれ，**漢方薬とは**明らかに**別物**である。韓国の韓医学とも別物である。

☐ 漢方処方は，処方自体が一つの有効成分として独立したものという見方をすべきである。
漢方薬は，使用する人の体質や症状に適した処方を既成の処方の中から選択する。

☐ 漢方薬を使用する場合，漢方独自の病態認識である「証」に基づいていることが重要である。漢方の病態認識には，虚実，陰陽，気血水，五臓等がある。
患者の「証」に合った漢方処方が選択されれば効果が期待できるが，合わないものが選択された場合は，効果が得られないばかりでなく，副作用を生じやすくなる。

☐ 平成20年に，この「証」の用語の見直しが行われ，「証」という漢方専門用語を使用することを避け，「しばり」（使用制限）に改訂された。
虚実の概念は「しばり」として次のように表現されている。
・実の病態が適応となるもの：「体力が充実して」
・虚の病態が適応となるもの：「体力虚弱で」
・中間の病態が適応となるの：「体力中等度で」
・虚実に関わらず幅広く用いられるもの：「体力に関わらず」

☐ 陰陽の概念で，「陽」の病態を適応とするものは「のぼせぎみで顔色が赤く」等の熱症状として表現され，また「陰」の病態は「疲れやすく冷えやすいものの」等の寒性の症状を示す表現で示されている。

☐ 一般の生活者においては，「漢方薬は作用が穏やかで，副作用が少ない」等誤った認識がなされていることがあり，副作用を看過する要因となりやすい。東洋医学では，治療

効果が現れる過程で一時的に病状が悪化する等の身体の不調（瞑眩）を生じ，その後病気が治るとの考え方もあり，重篤な副作用の初期症状を看過する要因となる。

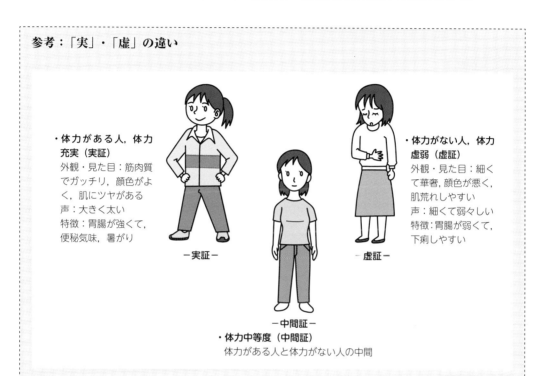

参考：「実」・「虚」の違い

・体力がある人，体力
充実（実証）
外観・見た目：筋肉質
でガッチリ，顔色がよ
く，肌にツヤがある
声：大きく太い
特徴：胃腸が強くて，
便秘気味，暑がり

－実証－

・体力がない人，体力
虚弱（虚証）
外観・見た目：細く
て華奢，顔色が悪く，
肌荒れしやすい
声：細くて弱々しい
特徴：胃腸が弱くて，
下痢しやすい

－虚証－

－中間証－
・体力中等度（中間証）
体力がある人と体力がない人の中間

□ 漢方処方製剤は，用法用量において適用年齢の下限が設けられていない場合であっても，**生後3カ月未満の乳児には使用しない**。

2 代表的な漢方処方製剤，適用となる症状・体質，主な副作用

◆漢方処方名と特徴

□ 防風通聖散

・体力が充実して，腹部に**皮下脂肪**が多く，**便秘**がちなものの高血圧や肥満に伴う動悸・肩こり・のぼせ・むくみ・便秘，蓄膿症（副鼻腔炎），湿疹・皮膚炎，ふきでもの（にきび），肥満症に適す。

・体の虚弱な人，胃腸が弱く下痢しやすい人，発汗傾向の著しい人では，激しい腹痛を伴う下痢等の副作用が現れやすい等，不向き。

・構成生薬に**カンゾウ，マオウ，ダイオウ**を含む。他の瀉下薬との併用は避ける。

・小児に対する適用はない。

第3章

・まれに重篤な副作用として肝機能障害，間質性肺炎，偽アルドステロン症，腸間膜静脈硬化症が起こる。

・便秘に用いられる場合は，1週間位使用しても症状の改善がみられないときは，使用を中止して専門家に相談する。

□　大柴胡湯

・体力が充実して，脇腹からみぞおちあたりにかけて苦しく，便秘の傾向があるものの胃炎，常習便秘，高血圧や肥満に伴う肩こり・頭痛・便秘，神経症，肥満症に適す。

・体の虚弱な人，胃腸が弱く下痢しやすい人では，激しい腹痛を伴う下痢等の副作用が現れやすい等，不向き。

・構成生薬にダイオウを含む。

・まれに重篤な副作用として肝機能障害，間質性肺炎が起こる。

・常習便秘，高血圧に伴う便秘に用いられる場合は，1週間位使用しても症状の改善がみられないときは，使用を中止して専門家に相談する。

□　黄連解毒湯

・体力中等度以上で，のぼせぎみで顔色が赤く，いらいらして落ち着かない傾向のあるものの鼻出血，不眠症，神経症，胃炎，二日酔い，血の道症，めまい，動悸，更年期障害，湿疹・皮膚炎，皮膚の痒み，口内炎に適す。

・体の虚弱な人では不向き。

・まれに重篤な副作用として肝機能障害，間質性肺炎，腸間膜静脈硬化症が起こる。

・鼻出血，二日酔いに用いられる場合には，漫然と長期の使用は避け，5〜6回使用しても症状の改善がみられないときは，使用を中止して専門家に相談する。

□　清上防風湯

・体力中等度以上で，赤ら顔で，ときにのぼせがあるもののにきび，顔面・頭部の湿疹・皮膚炎，赤鼻（酒さ）に適す。

・不向き：胃腸の弱い人では食欲不振，胃部不快感の副作用が現れやすい等，不向き。

・構成生薬にカンゾウを含む。

・まれに重篤な副作用として肝機能障害，偽アルドステロン症，腸間膜静脈硬化症が起こる。

・本剤の服用により，まれに症状が進行することがある。

□　防已黄耆湯

・体力中等度以下で，疲れやすく，汗のかきやすい傾向があるものの肥満に伴う関節の腫れや痛み，むくみ，多汗症，肥満症（筋肉にしまりのない，いわゆる水ぶとり）に適す。

・構成生薬にカンゾウを含む。

・まれに重篤な副作用として肝機能障害，間質性肺炎，偽アルドステロン症が起こる。

3 　相互作用，受診勧奨等

☐ 同じ生薬を含む漢方処方製剤が併用された場合，副作用を生じやすくなる。

☐ 自己判断によって生薬成分が追加摂取された場合，生薬の構成が乱れて漢方処方が成立しなくなる。

☐ 一定期間又は一定回数使用しても症状の改善が認められない場合は，証が適していない処方であるほか，一般用医薬品によって対処することが適当でない疾患である可能性がある。

●出題頻度の高い重要漢方薬

かぜ薬	覚えること	カンゾウ	マオウ	ダイオウ
葛根湯	感冒の初期	○	○	
麻黄湯	寒気がして発熱，節々が痛い	○	○	
小青竜湯	うすい水様の痰を伴う咳や鼻水	○	○	
小柴胡湯	かぜの後期，舌に白苔，インターフェロンと併用で間質性肺炎	○		
柴胡桂枝湯	かぜの中期から後期，腹痛を伴う	○		
桂枝湯	かぜの初期	○		
香蘇散	かぜの初期，血の道症	○		
五虎湯	咳が強くでるものの咳	○	○	
麻杏甘石湯	喉が渇く咳	○	○	
神秘湯	痰が少ないもの，咳	○	○	
柴朴湯	食道部に異物感，小児喘息，気管支喘息	○		
麦門冬湯	痰が切れにくく，咽頭の乾燥感があるもの	○		
半夏厚朴湯	咽喉・食道部に異物感，咳，神経性胃炎			
鎮痛	覚えること	カンゾウ	マオウ	ダイオウ
芍薬甘草湯	筋肉の痙攣（こむらがえり等）	○		
釣藤散	めまい，肩こりがある慢性頭痛	○		
呉茱萸湯	頭痛，頭痛に伴う嘔吐，しゃっくり			
眠気を促す	覚えること	カンゾウ	マオウ	ダイオウ
酸棗仁湯	不眠があるもの，1週間位服用して改善がなければ医療機関受診	○		
抑肝散	神経が昂ぶり，怒りやすい	○		
柴胡加竜骨牡蛎湯	精神不安があって高血圧			○
加味帰脾湯	不眠症，精神不安	○		

小児の疳	覚えること（生後3カ月未満の乳児には使用しない）	カンゾウ	マオウ	ダイオウ
小建中湯	小児夜尿症，夜なき	○		
のどの薬	**覚えること**	カンゾウ	マオウ	ダイオウ
駆風解毒湯	扁桃炎（喉が腫れて痛む）	○		
桔梗湯	扁桃炎（喉が腫れて痛み，ときに咳がでる）	○		
白虎加人参湯	熱感と口渇が強い喉の渇き	○		
響声破笛丸	しわがれ声	○		○
胃腸の薬	**覚えること**	カンゾウ	マオウ	ダイオウ
安中散	神経性胃炎	○		
人参湯	冷えやすい，胃腸虚弱，下痢	○		
平胃散	胃がもたれる	○		
六君子湯	食欲がなくみぞおちがつかえる	○		
桂枝加芍薬湯	しぶり腹	○		
大黄甘草湯	便秘，ふきでもの，食欲不振	○		○
麻子仁丸	便が硬く塊状なもの，便秘			○
循環器（血圧）	**覚えること**	カンゾウ	マオウ	ダイオウ
三黄瀉心湯	高血圧（のぼせ気味で顔面紅潮）			○
七物降下湯	高血圧（顔色が悪くて疲れやすい）			
痔	**覚えること**	カンゾウ	マオウ	ダイオウ
乙字湯	大便がかたく便秘傾向の痔	○		○
芎帰膠艾湯	出血傾向の痔	○		
泌尿器	**覚えること**	カンゾウ	マオウ	ダイオウ
牛車腎気丸	むくみ，排尿困難			
八味地黄丸	夜間尿，軽い尿漏れ			
六味丸	排尿困難，残尿感			
猪苓湯	排尿異常，口が渇く			
竜胆瀉肝湯	残尿感，こしけ（おりもの）	○		
婦人薬	**覚えること**	カンゾウ	マオウ	ダイオウ
温経湯	手足がほてり，唇が乾くものの月経不順	○		
加味逍遙散	肩こり，疲れやすい，精神神経症状	○		
五積散	頭痛，更年期障害	○	○	
桃核承気湯	便秘しがちなものの月経不順，月経痛	○		○
温清飲	皮膚はかさかさして色つやが悪く，のぼせるものの月経不順			

桂枝茯苓丸	のぼせて足冷え等を訴えるものの月経不順，更年期障害			
四物湯	冷え症で皮膚が乾燥，色つやの悪い体質で胃腸障害のないものの月経不順			
当帰芍薬散	虚弱で冷え症で貧血の傾向がある月経不順，更年期障害			
皮膚疾患 アレルギー	**覚えること**	**カンゾウ**	**マオウ**	**ダイオウ**
茵蔯蒿湯	便秘するものの蕁麻疹，口内炎			○
黄連解毒湯	顔色が赤く，いらいらして落ち着かない傾向のあるものの鼻出血，血の道症，湿疹・皮膚炎			
十味敗毒湯	化膿性皮膚疾患	○		
消風散	痒みが強く分泌物が多い湿疹・皮膚炎	○		
当帰飲子	皮膚が乾燥するものの湿疹・皮膚炎（分泌物の少ないもの）	○		
清上防風湯	赤ら顔で，ときにのぼせがあるもののにきび	○		
葛根湯加川芎辛夷	鼻づまり，蓄膿症	○	○	
荊芥連翹湯	皮膚の色が浅黒いものの蓄膿症，にきび	○		
辛夷清肺湯	濃い鼻汁が出て，ときに熱感を伴うものの鼻づまり，蓄膿症			
滋養強壮	**覚えること**	**カンゾウ**	**マオウ**	**ダイオウ**
十全大補湯	病後・術後の体力低下，疲労倦怠	○		
補中益気湯	胃腸の働きが衰えて，疲れやすいものの虚弱体質，疲労倦怠	○		
肥満症	**覚えること**	**カンゾウ**	**マオウ**	**ダイオウ**
防已黄耆湯	肥満（水ぶとり）	○		
防風通聖散	肥満（腹部に皮下脂肪が多く，便秘がち）	○	○	○
大柴胡湯	便秘の傾向があるものの胃炎，常習便秘，肥満			○

 p 251〜p 252の知識確認問題問118〜問121にチャレンジしよう！

29. その他の生薬製剤

□ 生薬製剤は，生薬成分を組み合わせて配合された医薬品である。

成分・分量から一見，漢方薬的に見えるが，個々の生薬成分の薬理作用を主に考えて，それらが相加的に配合された，西洋医学的な基調の上に立つものである。

伝統的な呼称（「○○丸」等）が付されているものもあるが，定まった処方というものはない。

例）「救心」，「宇津救命丸」等

1 代表的な生薬成分，主な副作用

□ 生薬は，薬用部位とその他の部位，又は類似した基原植物を取り違えると，有害な作用を引き起こすことがある。

◆生薬成分名と特徴

□ ブシ

・キンポウゲ科のハナ**トリカブト**又はオク**トリカブト**の塊根を**減毒加工**して製したもの。

・**心筋**の収縮力を高めて**血液循環を改善**する。

・血液循環が高まることによる利尿作用を示すほか，鎮痛作用を示す。

アスピリン等と異なり，プロスタグランジンを抑えないことから，胃腸障害等の副作用はない。

・生のままでは毒性が高いことから，毒性を減らし有用な作用を保持する処理を施して使用される。

 武士（ブシ）と兜（カブト）で覚えよう。

□ カッコン

・マメ科のクズの周皮を除いた根。

・解熱，鎮痙等の作用がある。

☐ **サイコ**
・セリ科のミシマサイコの根。
・抗炎症，鎮痛等の作用がある。

☐ **ボウフウ**
・セリ科の*Saposhnikovia divaricata* Schischkinの根及び根茎。
・発汗，解熱，鎮痛，鎮痙等の作用がある。

☐ **ショウマ**
・キンポウゲ科の*Cimicifuga dahurica* Maximowicz, *Cimicifuga heracleifolia* Komarov, *Cimicifuga foetida* Linné又はサラシナショウマの根茎。
・発汗，解熱，解毒，消炎等の作用がある。

☐ **ブクリョウ**
・**サルノコシカケ科**のマツホドの**菌核**で，通例，外層をほとんど除いたもの。
・**利尿**，健胃，鎮静等の作用がある。

 ブクブク太ったサルノコシカケ，ブクリニョウ（利尿）と覚えよう。

☐ **レンギョウ**
・モクセイ科のレンギョウの果実。
・鎮痛，抗菌等の作用がある。

☐ **サンザシ**
・バラ科のサンザシ又はオオミサンザシの偽果をそのまま，又は縦切若しくは横切したもの。
・健胃，消化促進等の作用がある。
・同属植物であるセイヨウサンザシの葉は，血行促進，強心等の作用がある。

2　相互作用，受診勧奨等

☐ 同じ生薬を含有する医薬品が併用された場合，副作用を生じやすくなる。

☐ 一定期間又は一定回数使用しても症状の改善が見られない場合には，一般用医薬品によって対処することが適当でない疾患による症状である可能性もある。

●出題頻度からみる重要生薬

生薬名	基原			作用
センソ	ヒキガエル科	アジアヒキガエル	耳腺の分泌物	強心作用，局所麻酔作用
カンゾウ	マメ科	*Glycyrrhiza uralensis* Fischer 又は *Glycyrrhiza glabra* Linné	根・ストロン	抗炎症，気道粘膜分泌促進，健胃
ゴオウ	ウシ科	ウシ	胆嚢中の結石	強心作用，血圧降下，鎮静
ジャコウ	シカ科	ジャコウジカ	雄の麝香腺分泌物	強心作用，呼吸機能を高める，意識をはっきりさせる
ロクジョウ	シカ科	*Cervus nippon* Temminck, *Cervus elaphus* Linné, *Cervus canadensis* Erxleben	雄鹿の角化していない幼角	強心作用，強壮，血行促進
マオウ	マオウ科	*Ephedra sinica* Stapf, *Ephedra intermedia* Schrenk et C. A. Meyer 又は *Ephedra equisetina* Bunge	地上茎	気管支拡張，発汗，利尿
ダイオウ	タデ科	*Rheum palmatum* Linné, *Rheum tanguticum* Maximowicz, *Rheum officinale* Baillon, *Rheum coreanum* Nakai	根茎	瀉下，胃腸症状の緩和
ブクリョウ	サルノコシカケ科	マツホド	菌核	利尿，健胃，鎮静
ブシ（加工ブシ）	キンポウゲ科	ハナトリカブト，オクトリカブト	塊根（解毒加工）	血液循環改善，利尿，鎮痛
リュウノウ	ボルネオールを含む			気つけ（中枢神経刺激作用）
オウバク	ミカン科	キハダ, *Phellodendron chinense* Schneider	樹皮	健胃，止瀉，収斂，抗菌，抗炎症
カシュウ	タデ科	ツルドクダミ	塊根	頭皮の脂質代謝を高め，余分な皮脂を取り除く
センブリ	リンドウ科	センブリ	開花期の全草	苦味健胃作用，止瀉
ユウタン	クマ科	*Ursus arctos* Linné	乾燥胆汁	苦味健胃作用，消化補助成分
カッコン	マメ科	クズ	周皮を除いた根	解熱，鎮痙作用
シコン	ムラサキ科	ムラサキ	根	新陳代謝促進，殺菌，抗炎症作用
サイコ	セリ科	ミシマサイコ	根	抗炎症，鎮痛
センナ	マメ科	*Cassia angustifolia* Vahl 又は *Cassia acutifolia* Delile	小葉	大腸刺激性瀉下作用
キョウニン	バラ科	ホンアンズ・アンズ	種子	鎮咳作用

生薬名	基原		作用
オウレン	キンポウゲ科	オウレン, *Coptis chinensis* Franchet, *Coptis deltoidea* C.Y. Cheng et Hsiao又は *Coptis teeta* Wallich	根茎	健胃成分
コウカ	キク科	ベニバナ	管状花	末梢の血行促進でうっ血除去
モクツウ	アケビ科	アケビ, ミツバアケビ	蔓性の茎	利尿作用
ウワウルシ	ツツジ科	クマコケモモ	葉	利尿作用・尿路消毒作用
サンザシ	バラ科	サンザシ, オオミサンザシ	偽果	健胃作用, 消化促進作用
ジンコウ	ジンチョウゲ科	ジンコウ	材質中の樹脂	鎮静, 健胃, 強壮
セキサン	ヒガンバナ科	ヒガンバナ	鱗茎	去痰作用
セネガ	ヒメハギ科	セネガ, ヒロハセネガ	根	去痰作用
チクセツニンジン	ウコギ科	トチバニンジン	根茎	血行促進, 抗炎症作用
ボウフウ	セリ科	*Saposhnikovia divaricata* Schischkin	根・根茎	発汗, 解熱, 鎮痛, 鎮痙
レイヨウカク	ウシ科	サイカレイヨウ	角	鎮静作用
セイヨウトチノミ	トチノキ科	セイヨウトチノミ (マロニエ)	種子	血行促進, 抗炎症
カゴソウ	シソ科	ウツボグサ	花穂	利尿 (残尿感, 排尿時の不快感のある)
カミツレ	キク科	カミツレ	頭花	抗炎症・抗菌作用
キキョウ	キキョウ科	キキョウ	根	去痰, 痰を伴う咳
サフラン	アヤメ科	サフラン	柱頭	鎮静, 鎮痛, 滞っている月経を促す作用
ジオウ	ゴマノハグサ科	アカヤジオウ等	根	血行改善, 強壮, 鎮静, 鎮痛
ショウマ	キンポウゲ科	*Cimicifuga dahurica* Maximowicz, *Cimicifuga heracleifolia* Komarov, *Cimicifuga foetida* Linné 又はサラシナショウマ	根茎	発汗, 解熱, 解毒, 消炎等
シンジュ	ウグイス科	アコヤガイ, シンジュガイ, クロチョウガイ	外套膜組成中に病的に形成された顆粒状物質	鎮静作用
センキュウ	セリ科	センキュウ	根茎	血行改善, 血色不良, 冷え性, 強壮, 鎮静, 鎮痛
ソウハクヒ	クワ科	マグワ	根皮	利尿作用
オウヒ	バラ科	ヤマザクラ, カスミザクラ	樹皮	去痰作用
ケイヒ	クスノキ科	*Cinnamomum cassia* J. Presl	樹皮	健胃薬 (芳香性)

 p 252の知識確認問題問122～問124にチャレンジしよう！

30. 消毒薬

- ☐ 消毒薬は，皮膚や器具等に付着している病原体を殺菌・消毒するために用いられるものである。

1　感染症の防止と消毒薬

- ☐ 食中毒は，手指や食品，調理器具等に付着した細菌や寄生虫，ウイルスが，経口的に体内に入って増殖することで生じる。
  夏は細菌による食中毒が，冬はウイルスによる食中毒が発生することが多い。

- ☐ 通常の健康状態にある人では，生体に備わっている防御機能が働くため，石けんで十分に手洗いを行い，器具等については煮沸消毒等を行うことにより食中毒を防止できる。
  煮沸消毒が困難な器具等もあり，食中毒の流行時期や，感染者が身近に存在するような場合は，集団感染を防止するため，消毒薬を用いた処置を行うことが有効である。

- ☐ 殺菌・消毒とは生存する微生物の数を減らすために行われる処置であり，滅菌とは物質中のすべての微生物を殺滅又は除去することである。

- ☐ 消毒薬が微生物を死滅させる仕組み及び効果は，殺菌消毒成分の種類，濃度，温度，時間，消毒対象物の汚染度，微生物の種類や状態等によって異なる。

- ☐ 生息条件が整えば消毒薬の溶液中で生存，増殖する微生物もいる。

2　代表的な殺菌消毒成分，取扱い上の注意等

（a）手指・皮膚の消毒のほか，器具等の殺菌・消毒にも用いられる成分

- ☐ 手指や皮膚に用いられる消毒薬のうち，予め定められた範囲内の成分とその濃度の製品は，医薬部外品として流通することが認められている。

- ☐ 手指や皮膚のほか，器具等にも用いられる製品は，医薬品としてのみ製造販売されている。

◆成分名と特徴

☐ クレゾール石ケン液，ポリアルキルポリアミノエチルグリシン塩酸塩，ポリオキシエチレンアルキルフェニルエーテル等
- **大部分のウイルス**には効果がない。
- クレゾール石ケン液は，原液を水で希釈して用いられるが，刺激性が**強い**ため，原液が直接**皮膚**に付着しないようにする。

☐ エタノール，イソプロパノール
- アルコールが微生物のタンパク質を変性させ，それらの作用を消失させることから，細菌，真菌，結核菌，ウイルスのいずれにも有効である。
- イソプロパノールの**ウイルス**に対する不活性効果は，エタノールより**低い**。
- 脱脂による肌荒れを起こしやすい。
- 粘膜刺激性があり，粘膜面や目の周り，傷がある部分への使用は避ける。
- 揮発性で引火しやすい。
- 広範囲に長時間使用する場合には，蒸気の吸引にも留意する。

(b) 専ら器具，設備等の殺菌・消毒に用いられる成分

◆成分名と特徴

☐ 塩素系殺菌消毒成分：次亜塩素酸ナトリウム，サラシ粉等
- 強い**酸化力**により細菌，真菌，ウイルスに有効である。
- 皮膚刺激性が**強い**ため，通常**人体**の消毒には用いられない。
- 金属腐食性がある。
- プラスチックやゴム製品を劣化させる。
- 漂白作用があるため，毛，絹，ナイロン，アセテート，ポリウレタン，色・柄物等への使用は避ける。
- 酸性の洗剤，洗浄剤と反応して**有毒な塩素ガスが発生**するため，混ざらないように注意する。
- 有機物の影響を受けやすいため，対象物（吐瀉物，血液）を洗浄した後に使用したほうが効果的である。

☐ 有機塩素系殺菌消毒成分：ジクロロイソシアヌル酸ナトリウム，トリクロロイソシアヌル酸等
- 塩素臭や刺激性，金属腐食性が比較的抑えられており，**プール等の大型設備の殺菌・消毒**に用いられる。

 ヌルヌルのプールを消毒と覚えよう。

◆誤用・事故等による中毒への対処

以下の応急処置の後に，すみやかに医療機関を受診する。

□　誤って飲み込んだ場合：

- ・通常は**多量の牛乳**等を飲ませるが，手元に何もないときはまず水を飲ませる。中毒物質の消化管からの吸収を遅らせ，粘膜を保護するために誤飲してから数分以内に行う。
- ・原末や濃厚液を飲み込んだ場合は，自己判断で安易に吐き出させることは避ける。

□　誤って目に入った場合：

- ・流水で十分に（15分間以上）洗眼する。
- ・特にアルカリ性物質の場合には念入りに水洗する。
- ・酸をアルカリで中和したり，アルカリを酸で中和するといった処置は，熱を発生して刺激をかえって強めるため適切ではない。

□　誤って皮膚に付着した場合：

- ・石けんを用いて流水で十分に（15分間以上）水洗する。
- ・特にアルカリ性物質の場合には念入りに水洗する。
- ・中和剤は用いない。

□　誤って吸入した場合：

意識がない場合は新鮮な空気の所へ運び出し，人工呼吸等をする。

【消毒薬　まとめ】

	ウイルス	結核菌	真　　菌	一般細菌
ヨウ素系，アルコール，塩素系	○	○	○	○
クレゾール		○	○	○
グルコン酸クロルヘキシジン，陽性界面活性剤			○	○
その他消毒薬（試験範囲内）				○

○印は，有効

 p 252の知識確認問題問125〜問128にチャレンジしよう！

31. 殺虫剤・忌避剤

□ 殺虫剤は，有害な害虫を駆除することを目的に用いるものである。
忌避剤は，好ましくない虫を近づけないことを目的に用いるものである。

1　殺虫剤・忌避剤の特徴

□ ハエ，ダニ，蚊等の衛生害虫の防除を目的とする殺虫剤・忌避剤は医薬品又は医薬部外品として，法による規制の対象とされる。

□ 殺虫剤・忌避剤のうち，人体に対する作用が緩和な製品は医薬部外品として扱われ，人体に対する作用が緩和とはいえない以下の製品等は医薬品として扱われる。
・原液を用時希釈して用いるもの
・長期間にわたって持続的に殺虫成分を放出させるもの（例：「バポナ」）
・一度に大量の殺虫成分を放出させるもの
・劇薬に該当するもの

□ 忌避剤は人体に直接使用されるが，蚊，ツツガムシ，トコジラミ（ナンキンムシ），ノミ等が人体に取り付いて吸血したり，病原細菌等を媒介するのを防止するものであり，虫さされによる痒みや腫れ等の症状を和らげる効果はない。

2　衛生害虫の種類と防除

□ 疾病を媒介したり，飲食物を汚染する等して，保健衛生上の害を及ぼす昆虫等を衛生害虫という。
外敵から身を守るために人体に危害を与えることがあるもの（ハチ，ドクガ，ドクグモ，サソリ等）は衛生害虫に含まれない。

□ **ハエ**
・様々な病原体を媒介する。
・人体に**ウジ（ハエの幼虫）**が潜り込み，組織や体液や消化器官内の消化物を食べて直接的な健康被害を与えるハエ蛆症と呼ばれる症状もある。
・ハエの防除の基本は，**ウジの防除**である。

・ウジの防除法として，**有機リン系**殺虫成分が用いられる。

・ウジの防除が困難な場合は，成虫の防除を行う。

　成虫の防除では，希釈して噴霧する医薬品の殺虫剤も用いられるが，一般家庭においては，医薬部外品の殺虫剤（エアゾール等）や，ハエ取り紙が用いられる。

□　蚊

・吸血によって皮膚に発疹や痒みを引き起こすほか，日本脳炎，マラリア，黄熱，デング熱等を媒介する。

・**ボウフラ（幼虫）**が成虫にならなければ保健衛生上の有害性はない。

・ボウフラの防除は水系に殺虫剤を投入するため，生態系への影響を考慮して使用する。

・成虫の防除では，希釈して噴霧する医薬品の殺虫剤も用いられるが，一般家庭においては，医薬部外品の殺虫剤（蚊取り線香，エアゾール等）が用いられる。

・野外では，忌避剤を用いて蚊による吸血の防止を図る。

□　ゴキブリ

・食品に様々な病原体を媒介する。

・アメーバ赤痢等の中間宿主となっている。

 宿主とは，寄生虫が寄生する相手のことを言います。中間宿主とは，寄生虫がその成長の過程で複数の宿主を必要とする場合，最後の宿主以外の宿主のことです。

・燻蒸処理を行う場合，ゴキブリの卵は医薬品の成分が**浸透しない**殻で覆われているため，殺虫効果を**示さない**。3週間位後に，もう一度燻蒸処理を行い，孵化した幼虫を駆除する。

□　シラミ

・シラミの種類ごとに寄生対象となる動物が決まっているため，ヒト以外の動物に寄生するシラミがヒトに寄生して直接的な害を及ぼすことはない。

・保健衛生上の害は，吸血箇所の激しい痒みと，日本紅斑熱や発疹チフス等の病原細菌であるリケッチアの媒介である。

・シラミの防除は，医薬品による方法以外に**物理的方法**（散髪や洗髪，入浴による除去，衣服の熱湯処理）**もある**。医薬品による方法では，**フェノトリンが配合されたシャンプーやてんか粉**が用いられる。

□　トコジラミ

・**シラミの一種でなく**カメムシ目に属する昆虫で，ナンキンムシとも呼ばれる。

・刺されると激しい痒痛を生じ，全身の発熱，睡眠不足，神経性の消化不良を起こす。また，ペスト，再帰熱，発疹チフスを媒介する。

・防除には殺虫剤が使用されるが，体長が比較的大きい（成虫で約8mm）ため，電気掃除機で吸引することによる駆除も可能である。

□ ノミ

・保健衛生上の害は，吸血されたときの痒み，ペスト等の媒介である。

・宿主を厳密に選択しないため，ペットに寄生するノミによる被害がしばしば発生する。

・ノミの防除には，イヌやネコ等に寄生しているノミに対して，ノミ取りシャンプーや忌避剤が用いられる。

・ノミの幼虫はペットの寝床や部屋の隅の埃の中で育つため，電気掃除機による吸引や殺虫剤による駆除も重要である。

□ イエダニ

・ネズミを宿主として移動し生息場所を広げる。

・吸血による刺咬のため激しい痒みを生じる。また，リケッチア，ペストを媒介する。

・防除は，宿主動物であるネズミを駆除する。

・ネズミを駆除することで，宿主を失ったイエダニが吸血源を求めて散乱するため，併せてイエダニの防除も行う。

・イエダニの防除には，殺虫剤による燻蒸処理を行う。

□ ツツガムシ

・ツツガムシ病リケッチアを媒介するダニの一種である。

・野外に生息し，目視での確認が困難であるため，ツツガムシが生息する可能性がある場所に立ち入る際には，専ら忌避剤による対応が図られる。

□ 屋内塵性ダニ：ツメダニ類，ヒョウヒダニ類，ケナガコナダニ等

・ツメダニ類に刺されるとその部位が赤く腫れて痒みを生じる。

・ヒョウヒダニ類やケナガコナダニは，ダニの糞や死骸がアレルゲンとなって気管支喘息やアトピー性皮膚炎等を引き起こす。

・一定程度まで生息数を抑えれば保健衛生上の害は生じないので，増殖させないということを基本に防除が行われることが重要である。

・殺虫剤の使用はダニが大量発生した場合のみとし，畳，カーペット等を直射日光下に干す等，生活環境の掃除を十分行うことが基本とされている。

・殺虫剤を散布する場合は，湿度がダニの増殖の要因になるため，水で希釈するものの使用は避け，エアゾール，粉剤を用いる。

・医薬品の散布が困難な場合は，燻蒸処理を行う。

3　代表的な配合成分・用法，誤用・事故等への対処

□　殺虫作用に抵抗性が生じるのを避けるため，同じ殺虫成分を長期間連用せず，いくつかの殺虫成分を順番に使用する。

◆成分名と特徴

ⓐ有機リン系殺虫成分

□　ジクロルボス，ダイアジノン，フェニトロチオン，フェンチオン，トリクロルホン，クロルピリホスメチル，プロペタンホス等
　・アセチルコリンを分解する酵素（アセチルコリンエステラーゼ）と**不可逆的**に結合して，その働きを阻害することで殺虫作用を示す。

> 可逆的な結合はくっついたり離れたりすることで，不可逆的な結合は一度くっついたら**離れない**ということです。

　・ほ乳類や鳥類では速やかに分解されて排泄（はいせつ）されるため毒性は比較的低い。
　・高濃度又は多量に曝露（ばくろ）し，縮瞳，呼吸困難，筋肉麻痺等の症状が現れたときは，直ちに医師の診断を受ける。

ⓑピレスロイド系殺虫成分

□　ペルメトリン，フェノトリン，フタルスリン等
　・**除虫菊**の成分から開発された成分で，比較的速やかに自然分解して残効性が低いため，家庭用殺虫剤に広く用いられる。
　・フェノトリンは，殺虫成分で**唯一人体に直接適用**される（シラミの駆除）。
　・神経細胞に**直接作用**して神経伝達を阻害することで殺虫作用を示す。
　・高濃度又は多量に曝露（ばくろ）して身体に異常が現れた場合は，医師の診療を受ける。

ⓒカーバメイト系殺虫成分：プロポクスル
　オキサジアゾール系殺虫成分：メトキサジアゾン

□　・有機リン系殺虫成分と同様，アセチルコリンエステラーゼの阻害によって殺虫作用を示す。
　・有機リン系殺虫成分と異なり，**アセチルコリンエステラーゼ**との結合は**可逆的**である。
　・ピレスロイド系殺虫成分に抵抗性を示す害虫の駆除に用いる。
　・有機リン系殺虫成分に比べて毒性は低いが，高濃度又は多量に曝露（ばくろ）して呼吸困難等の

　　症状が出た場合は，医師の診療を受ける。

ⓓ有機塩素系殺虫成分

□　オルトジクロロベンゼン
　　・残留性や体内蓄積性の問題から，現在ではウジ，ボウフラの防除の目的でオルトジク
　　　ロロベンゼンが使用されるのみとなっている。
　　・殺虫作用は，ピレスロイド系殺虫成分と同様，神経細胞に対する作用である。

ⓔ昆虫成長阻害成分

□　メトプレン，ピリプロキシフェン，ジフルベンズロン
　　・直接の殺虫作用ではなく，昆虫の脱皮や変態を阻害する。
　　・有機リン系殺虫成分やピレスロイド系殺虫成分に対し抵抗性を示す場合にも効果が
　　　ある。
　　・メトプレンやピリプロキシフェンは，幼虫が蛹になるのを妨げる。蛹にならずに成
　　　虫になる不完全変態の昆虫やダニには無効である。
　　・ジフルベンズロンは，脱皮時の新しい外殻の形成を阻害して，幼虫の正常な脱皮をで
　　　きなくする。

ⓕ殺虫補助成分

□　ピペニルブトキシド（PBO），チオシアノ酢酸イソボルニル（IBTA）等
　　・殺虫作用は弱いか，又はほとんどない。
　　・殺虫成分とともに配合されることにより殺虫効果を高める。

ⓖ忌避成分

□　ディート
　　・動物実験で神経毒性が示唆されているため，生後6カ月未満の乳児は使用を避ける。
　　・生後6カ月から12歳未満までの小児は，顔面への使用を避け，1日の使用限度（6カ
　　　月以上2歳未満：1日1回，2歳以上12歳未満：1日1〜3回）を守る。

□　イカリジン
　　・年齢による使用制限がなく，蚊やマダニ等に対して効果を発揮する。

◆主な剤形

□　スプレー剤
　　以下のタイプがある。

- ・衛生害虫に直接噴射するもの
- ・害虫が潜んでいる場所や通り道に吹き付けるもの（残留噴射）
- ・部屋を閉め切って一定時間噴射するもの（空間噴射）

☐ 燻蒸剤
- ・空間噴射の殺虫剤のうち，容器中の医薬品を煙状又は霧状にして一度に全量放出させるものである。

☐ 毒餌剤（誘因殺虫剤）
- ・殺虫成分とともに，対象とする衛生害虫（主にゴキブリ）を誘引する成分を配合したものである。

☐ 蒸散剤
- ・加熱したとき又は常温で徐々に殺虫成分が揮散するようにしたものである。

☐ 粉剤・粒剤
- ・粉剤は，殺虫成分を粉体に吸着させたもので，主にダニやシラミ，ノミの防除に散布される。
- ・粒剤は，殺虫成分を基剤（もとになる材料）に混ぜて粒状にしたもので，ボウフラの防除において水系に投入される。

☐ 乳剤・水和剤
- ・原液を水で希釈して使用する。
- ・地域ぐるみの害虫駆除で使用される。

☐ 油剤
- ・湿気を避ける必要がある場所でも使用できる。
- ・噴射器具を必要とし，家庭において使用することはほとんどない。

◆留意事項

☐ 殺虫剤を使用する際の一般的な留意事項
- ・殺虫剤を使用したあとに身体に異常が現れた場合，又は誤って殺虫用医薬品を飲み込んだ場合は，その製品が何系の殺虫成分を含むものであるかを医師に伝えて診療を受ける。

☐ 忌避剤を使用する際の一般的な留意事項
- ・漫然な使用を避け，必要な場合にのみ使用する。
- ・粘膜刺激性があるため，創傷面，目の周囲，粘膜等に薬剤が触れないようにする。
- ・皮膚にひどい湿疹やただれを起こしている人は使用を避ける。
- ・スプレー剤を顔面に使用する場合は，直接顔面に噴霧せず，いったん手のひらに噴霧

してから塗布する。
・目に入ったときは直ちに大量の水でよく洗い流し，症状が重い場合には，使用した医
　薬品の含有成分を眼科医に伝えて診療を受ける。

 p 252の知識確認問題問 129〜問 132にチャレンジしよう！

第3章

32. 一般用検査薬

☐　一般用検査薬は，一般の生活者が正しく用いて健康状態を把握し，速やかな受診につなげることで疾病を早期発見するためのものである（病気を診断することはできない）。

①　一般用検査薬とは

☐　専ら疾病の診断に使用されることが目的とされる医薬品のうち，人体に直接使用されることのないものを体外診断用医薬品という。その多くは医療用検査薬（例：血糖測定試験紙）であるが，一般用検査薬については，薬局，店舗販売業，配置販売業において取り扱うことが認められている。

☐　検査に用いる検体は，尿，糞便，鼻汁，唾液，涙液等採取に際して**侵襲**（採血や穿刺（針を刺す）等）**のないもの**である。

☐　重大な疾患（悪性腫瘍，心筋梗塞や遺伝性疾患等）の診断に関係するものは，一般用検査薬の対象外である。

☐　一般用検査薬を販売する際には，以下の事項についてわかり易く説明する。
・専門的診断におきかわるものでないこと
・検査薬の使い方や保管上の注意
・検体の採取時間とその意義
・妨害物質及び検査結果に与える影響
・検査薬の性能
・検査結果の判定
・その他，適切な受診勧奨，相談応需（購入者等からの相談に応じること）

☐　偽陰性・偽陽性
・**偽陰性**：検体中に**存在している**にもかかわらず，その濃度が検出感度以下であったり，検出反応を妨害する他の物質の影響等によって，検査結果が**陰性**となることをいう。
・**偽陽性**：検体中に**存在していない**にもかかわらず，検査対象外の物質と非特異的な反

応が起こって検査結果が**陽性**となることをいう。

 検出感度とは，検出反応が起こるための最低限の濃度のことです。

☐ 検体には予期しない妨害物質や化学構造がよく似た物質が混在することがあり，いかなる検査薬においても偽陰性・偽陽性を完全に排除することは困難である。

また，検査薬が高温になる場所に放置されたり，冷蔵庫内に保管されていたりすると，設計どおりの検出感度を発揮できなくなるおそれがある。

② 尿糖・尿タンパク検査薬

1 尿中の糖・タンパク値に異常を生じる要因

☐ 通常，糖分やタンパク質は腎臓の尿細管においてほとんどが再吸収される。

☐ 尿糖値に異常を生じる要因は，一般に高血糖と結びつけて捉えられることが多いが，腎性糖尿等のように**高血糖を伴わない場合**もある。

☐ 尿中のタンパク値に異常を生じる要因については，腎臓機能障害によるもの（腎炎，ネフローゼ），尿路に異常が生じたことによるもの（尿路感染症，尿路結石，膀胱炎等）がある。

2 検査結果に影響を与える要因，検査結果の判断，受診勧奨等

☐ 検査結果に影響を与える要因
　・採尿のタイミング
　　尿糖検査：食後1〜2時間等，検査薬の使用方法に従う。
　　尿**タンパク検査：早朝尿**（起床直後の尿）を検体とし，激しい運動の直後は避ける。
　　尿糖・尿タンパク**同時検査：早朝尿**を検体とし，尿糖が検出された場合は食後の尿で改めて検査する。
　・採尿の仕方
　　中間尿を採取する（出始めの尿では，尿道や外陰部等に付着した細菌や分泌物が混入することがあるため）。
　・検体の取扱い

採尿後速やかに検査する（放置すると尿中成分の分解が進む）。

・検査薬の取扱い

検出する部分に直接手で触れない。

長い間尿に浸していると検出成分が溶け出し，正確な検査結果が得られなくなる。

・食事等の影響

通常，尿は**弱酸性**であるが，**食事**その他の影響で**中性〜弱アルカリ性**に傾くと，正確な検査結果が得られなくなることがある。

また，**医薬品**の中にも，検査結果に影響を与える成分を含むものがある。

☐ 尿糖・尿タンパク検査薬は，尿中の糖やタンパク質の有無を調べるものであり，疾患の有無や種類を判断することはできない。

☐ 検査結果が陽性の場合は，疾患の確定診断や適切な治療につなげるため，早期に医師の診断を受ける。

☐ 検査結果が陰性の場合であっても，何らかの症状があるときは，再検査するか医療機関を受診する等の対応が必要である。

③ 妊娠検査薬

1 妊娠の早期発見の意義

☐ 妊娠の初期（妊娠12週まで）は，胎児の脳や内臓等の諸器官が形づくられる重要な時期であり，母体が摂取した物質等の影響を受けやすい。

☐ 妊娠しているかどうかを早い段階で知り，食事の内容や医薬品の使用に配慮するとともに，飲酒や喫煙，感染症，放射線照射等を避けることが重要である。

2 検査結果に影響を与える要因，検査結果の判断，受診勧奨等

☐ 妊娠が成立すると，胎児（受精卵）を取り巻く絨毛細胞からヒト絨毛性性腺刺激ホルモン（hCG）が分泌され始め，やがて尿中にhCGが検出される。

☐ 妊娠検査薬は，尿中のhCGの有無を調べるものであり，実際に妊娠が成立してから**4週目前後**の尿中hCG濃度を検出感度としている。

☐ 検査結果に影響を与える要因

・検査の時期
月経予定日が過ぎて概ね**1週目以降**の検査が推奨される。

 つわりなのか（7日）。買いに行こう（以降）。

・採尿のタイミング
尿中hCGが検出されやすい早朝尿（起床直後の尿）が向いているが，尿が濃すぎると，かえって正確な結果が得られないこともある。

・検査薬の取扱い
hCGと特異的に反応する抗体や酵素を用いた反応であるため，**温度**の影響を受けることがあり，検査操作を行う場所の室温が極端に高いか，又は低い場合にも，正確な検査結果が得られないことがある。

・検体の取扱い
採尿後速やかに検査する（放置すると尿中成分の分解が進む）。
高濃度のタンパク尿や糖尿の場合，非特異的な反応が生じて偽陽性を示すことがある。

 ここで偽陽性を示すとは，検体中にhCGが存在していないのに，タンパクや糖と反応して検査結果が陽性となることです。

・ホルモン分泌の変動
絨毛細胞が**腫瘍化**している場合には，妊娠していなくてもhCGが分泌され，検査結果が**陽性**となることがある。
また，経口避妊薬や更年期障害治療薬等の**ホルモン剤**を使用している人では，妊娠していなくても尿中**hCG**が検出されることがある。

☐ 妊娠検査薬は，妊娠の早期判定の補助として尿中のhCGの有無を調べるものであり，その結果をもって直ちに妊娠しているか否かを断定することはできない。妊娠の確定診断は，尿中のホルモン検査だけでなく，問診や超音波検査等の結果から，専門医が総合的に判断する。

☐ 妊娠検査薬では正常な妊娠か否かを判別できないため，早期に医師の診断を受ける。

☐ 検査結果が陰性で月経の遅れが著しい場合は，偽陰性（実際は妊娠している）の可能性，続発性無月経（ある程度月経を経験した女性の月経が3カ月以上なくなる疾患）等の病気であるおそれがある。

 p 252〜p 253の知識確認問題問133〜問140にチャレンジしよう！

【第3章：知識確認問題にチャレンジ】（解答と解説はp363）

以下の文章は，第3章の知識を問う選択肢に頻出する誤文です。
どこが間違っているか，答えなさい。

1）かぜ薬は，ウイルスの増殖を抑えたり，ウイルスを体内から除去するものである。

2）かぜの約8割は細菌の感染が原因であるが，それ以外にウイルスの感染等がある。

3）メチルエフェドリン塩酸塩は，抗ヒスタミン成分である。

4）グアイフェネシン，ブロムヘキシン塩酸塩は，解熱鎮痛成分である。

5）トラネキサム酸，グリチルリチン酸二カリウムは，鎮咳成分である。

6）葛根湯は，体力中等度又はやや虚弱で，うすい水様の痰を伴う咳や鼻水が出るものの気管支炎，気管支喘息，鼻炎，アレルギー性鼻炎，むくみ，感冒，花粉症に適すとされる。

7）麻黄湯，葛根湯，麦門冬湯は，構成生薬としてマオウを含む。

8）アセトアミノフェンは，主として末梢における抗炎症作用をもたらす。

9）アスピリン，イブプロフェンは，水痘（水疱瘡）又はインフルエンザにかかっている15歳未満の小児に対しては使用を避ける。

10）サザピリンは，一般用医薬品で唯一のピリン系解熱鎮痛成分である。

11）ジリュウは，ツヅラフジ科の生薬成分である。

12）抗ヒスタミン成分を主薬とする催眠鎮静薬は，睡眠改善薬として一時的な睡眠障害（寝つきが悪い，眠りが浅い）の緩和に用いられるものではなく，慢性的に不眠症状がある人や，医療機関において不眠症の診断を受けている人を対象とするものである。

13）小児及び若年者では，抗ヒスタミン成分により眠気とは反対の神経過敏や中枢興奮等が現れることがあり，特に13歳以下の小児ではそうした副作用が起きやすいため，抗ヒスタミン成分を含有する睡眠改善薬の使用は避ける。

14）ブロモバレリル尿素が配合された医薬品を使用した後は，乗物や危険を伴う機械類の運転操作を避ける必要はない。

15) ブロモバレリル尿素は，胎児に障害を引き起こす可能性がないため，妊婦の睡眠障害の緩和に適している。

16) カフェインは，反復摂取により依存を形成する性質はない。

17) カフェインは，腎臓におけるナトリウムイオン（同時に水分）の再吸収促進があり，尿量の減少をもたらす。

18) カフェインは，胃液分泌抑制作用，心筋を興奮させる作用がある。

19) 眠気防止薬における1回摂取量はカフェインとして100mg，1日摂取量はカフェインとして250mgが上限とされている。

20) ジメンヒドリナートは，内耳にある前庭と脳を結ぶ神経（前庭神経）の調節作用のほか，内耳への血流を改善する。

21) 抗ヒスタミン成分は，脊髄にある嘔吐中枢への刺激や内耳の前庭における自律神経反射を抑える。

22) メクリジン塩酸塩は，他の抗ヒスタミン成分と比べて作用が現れるのが速く持続時間が短い。

23) スコポラミン臭化水素酸塩水和物は，消化管からよく吸収され，肝臓で緩やかに代謝されるため，作用の持続時間が長い。

24) 6歳未満では乗物酔いが起こることはほとんどないため，乗物酔い防止薬に6歳未満の乳幼児向けの製品はない。

25) 小児鎮静薬には，血液の循環を抑える作用があるとされる生薬成分を中心に配合される。

26) 小建中湯は，体力中等度以上の小児に用いる。

27) コデインリン酸塩水和物は，中枢神経系に作用する非麻薬性鎮咳成分であり，副作用として便秘が現れることがある。

28) ノスカピン，デキストロメトルファン臭化水素酸塩水和物は，気管支を拡げる成分である。

29) ジプロフィリンは，交感神経系を刺激して気管支を拡張させる成分である。

第3章

30）五虎湯は，体力中等度以下で，痰が切れにくく，ときに強く咳こみ，又は咽頭の乾燥感があるものの空咳，気管支炎，気管支喘息，咽頭炎，しわがれ声に適すとされるが，水様痰の多い人には不向きとされる。

31）トローチ剤やドロップ剤は，噛み砕いて飲み込むと効果が期待できる。

32）噴射式の液剤では，息を吸いながら噴射する。

33）ポビドンヨードは，喉の粘膜を刺激から保護する。

34）グリセリンは，口腔内や喉に付着した細菌等の微生物を死滅させたり，その増殖を抑える。

35）ヨウ素系殺菌消毒成分は，レモン汁やお茶等に含まれるビタミンCと反応すると殺菌作用が増強される。

36）肝臓病の診断を受けた人では，ナトリウム，カルシウム，マグネシウム，アルミニウム等の無機塩類の排泄が遅れたり，体内に貯留しやすくなる。

37）オウレン，オウバクは，香りによる健胃作用を期待して用いられる。

38）リュウタンは，クマ科の *Ursus arctos* Linné又はその他近縁動物の胆汁を乾燥したものを基原とする生薬である。

39）アルジオキサ，スクラルファートはアルミニウムを含まない成分であるため，透析を受けている人でも使用できる。

40）ロートエキス，ピレンゼピン塩酸塩は，副交感神経の伝達物質であるアセチルコリンの働きを促す。

41）タンニン酸アルブミンは，鶏卵アレルギーがある人では使用を避ける。

42）ロペラミド塩酸塩は，食あたりや水あたりによる下痢に用いられることを目的としており，食べ過ぎ・飲み過ぎによる下痢，寝冷えによる下痢については適用対象でない。

43）ヒマシ油は，大腸でリパーゼの働きによって生じる分解物が，大腸を刺激することで瀉下作用をもたらす。

44）センナ中に存在するセンノシドは，小腸に生息する腸内細菌によって分解され，分解生成物が小腸を刺激して瀉下作用をもたらす。

45）酸化マグネシウムは，大腸のうち特に結腸や直腸の粘膜を刺激して，排便を促す。

46）ロートエキスは，吸収された成分の一部が母乳中に移行して乳児の脈が遅くなるおそれがある。

47）パパベリン塩酸塩は，アセチルコリンと受容体の反応を妨げることで胃腸の痙攣を鎮める作用を示すとされ，抗コリン成分と同様に，胃液分泌を抑える作用もある。

48）ブチルスコポラミン臭化物は，メトヘモグロビン血症を起こすおそれがあり，6歳未満の小児への使用は避ける必要がある。

49）浣腸薬は，便秘の場合に排便を促すことを目的として，直腸内に適用される医薬品であり，繰り返し使用しても直腸の感受性の低下（いわゆる慣れ）が生じないため効果が弱くなることはない。

50）坐剤で使用される炭酸水素ナトリウムは，直腸内で徐々に分解して酸素の微細な気泡を発生することで直腸を刺激する作用を期待して用いられる。

51）駆虫薬のピペラジンリン酸塩は，アドレナリン伝達を妨げて条虫及び吸虫の運動筋を麻痺させる作用を示し，虫体を排便とともに排出させることを目的として用いられる。

52）駆虫薬のパモ酸ピルビニウムは回虫の呼吸や栄養分の代謝を抑えて殺虫作用を示すとされる。

53）ゴオウは，ヒキガエル科のアジアヒキガエル等の耳腺の分泌物を集めたものを基原とする生薬で，微量で強い強心作用を示す。

54）ロクジョウは，シカ科のジャコウジカの雄の麝香腺分泌物を基原とする生薬で，強心作用のほか，呼吸中枢を刺激して呼吸機能を高めたり，意識をはっきりさせる等の作用があるとされる。

55）センソは，ウシ科のウシの胆嚢中に生じた結石を基原とする生薬で，強心作用のほか，末梢血管の拡張による血圧降下，興奮を静める等の作用があるとされる。

56）コレステロールの産生及び代謝は，主として膵臓で行われる。

57）低密度リポタンパク質（LDL）は，末梢組織のコレステロールを取り込んで肝臓へと運ぶ。

58）血液中のLDLが少なく，HDLが多いと，心臓病や肥満，動脈硬化症等の生活習慣病につながる危険性が高くなる。

59）医療機関で測定する検査値として，LDL 40mg/dL以上，HDL 150mg/dL未満，中性脂肪140mg/dL以上のいずれかである状態を，脂質異常症という。

60）ポリエンホスファチジルコリンは，腸管におけるコレステロールの吸収を抑える。

61）ソイステロールは，コレステロールと結合して代謝されやすいコレステロールエステルを形成し，肝臓におけるコレステロールの代謝を促す。

62）パンテチンは，HDL等の異化排泄を促進し，リポタンパクリパーゼ活性を高めて，LDL産生を高める。

63）ビタミンB_1は，コレステロールからの過酸化脂質の生成を抑えるほか，末梢血管における血行を促進する。

64）鉄分の摂取不足を生じると，初期からヘモグロビン量が減少するため，ただちに貧血症状が現れる。

65）鉄製剤を服用すると便が白くなることがある。

66）鉄製剤服用の前後30分にタンニン酸を含む飲食物（緑茶，紅茶，コーヒー，ワイン，柿等）を摂取すると，鉄の吸収が良くなることがある。

67）硫酸銅は，骨髄での造血機能を高める。

68）ビタミンB_6は，消化管内で鉄が吸収されやすい状態に保つ。

69）ユビデカレノンは，エネルギー代謝に関与する酵素の働きを助ける成分で，摂取された栄養素からエネルギーが産生される際にビタミンE群とともに働く。

70）ヘプロニカート，イノシトールヘキサニコチネートは，高血圧等における毛細血管の補強，強化の効果を期待して用いられる。

71）ルチンは，ニコチン酸が遊離し，そのニコチン酸の働きによって末梢の血液循環を改善する。

72）三黄瀉心湯は，体力中等度以下で，顔色が悪くて疲れやすく，胃腸障害のないものの高血圧に伴う随伴症状（のぼせ，肩こり，耳鳴り，頭重）に適すとされる。

73）リドカインは，殺菌消毒成分として外用痔疾用薬に用いられる。

74）アラントインは，抗ヒスタミン成分として外用痔疾用薬に用いられる。

75）タンニン酸，酸化亜鉛は，血管収縮作用による止血を目的として外用痔疾用薬に用いられる。

76) カゴソウは，アケビ科のアケビ又はミツバアケビの蔓性の茎を，通例，横切りしたものを基原とする生薬である。

77) 八味地黄丸は，体力に関わらず使用でき，排尿異常があり，ときに口が渇くものの排尿困難，排尿痛，残尿感，頻尿，むくみに適すとされる。

78) 六味丸は，体力中等度以上で，下腹部に熱感や痛みがあるものの排尿痛，残尿感，尿の濁り，こしけ（おりもの），頻尿に適すとされる。

79) 婦人薬のエストラジオールは，長期連用により皮下出血を生じるおそれがあり，また，乳癌や脳卒中等の発生確率が高まる可能性もある。

80) センキュウ，トウキ，ジオウは，鎮静，鎮痛のほか，女性の滞っている月経を促す作用を期待して用いられる。

81) 加味逍遙散は，比較的体力があり，ときに下腹部痛，肩こり，頭重，めまい，のぼせて足冷え等を訴えるものの，月経不順，月経異常，月経痛，更年期障害，血の道症，肩こり，めまい，頭重，打ち身（打撲症），しもやけ，しみ，湿疹・皮膚炎，にきびに適すとされる。

82) アレルゲンが皮膚や粘膜から体内に入ると，その物質を特異的に認識したヒスタミンによって肥満細胞が刺激される。

83) ヒスタミンは，器官や組織の表面に分布する特定のタンパク質（受容体）と反応することで，血管収縮，血管透過性低下等の作用を示す。

84) 抗ヒスタミン成分は，抗アドレナリン作用も示すため，排尿困難や口渇，便秘等の副作用が現れることがある。

85) アドレナリン作動成分は，交感神経系を刺激して鼻粘膜の血管を拡張させることによって鼻粘膜の充血や腫れを和らげる。

86) プソイドエフェドリン塩酸塩は，心臓病，高血圧，糖尿病又は甲状腺機能障害の診断を受けた人，前立腺肥大による排尿困難の症状がある人は，長期連用しないこととされている。

87) テトラヒドロゾリン塩酸塩は，局所麻酔成分である。

88) アドレナリン作動成分が配合された点鼻薬は，過度に使用されると鼻粘膜の血管が反応しなくなり，逆に血管が収縮して二次充血を招き，鼻づまり（鼻閉）がひどくなりやすい。

89) クロモグリク酸ナトリウムは，アレルギー性でない鼻炎や副鼻腔炎に対して有効である。

90) 一般用医薬品の鼻炎用点鼻薬の対応範囲は，急性又はアレルギー性の鼻炎及びそれに伴う副鼻腔炎，蓄膿症等の慢性のものである。

91) 薬液を結膜嚢内に行き渡らせるため，点眼直後にまばたきを数回行うと効果的である。

92) ネオスチグミンメチル硫酸塩は，コリンエステラーゼの働きを助ける作用を示し，毛様体におけるアセチルコリンの働きを抑えることで，目の調節機能を改善する。

93) アズレンスルホン酸ナトリウム，アラントインは，収斂成分である。

94) コンドロイチン硫酸ナトリウムは，眼粘膜のタンパク質と結合して皮膜を形成し，外部の刺激から保護する作用を期待して用いられる。

95) イプシロン-アミノカプロン酸は，細菌感染（ブドウ球菌や連鎖球菌）による結膜炎やものもらい（麦粒腫），眼瞼炎等の化膿性の症状を改善する。

96) ヨウ素の殺菌力は酸性になると低下するため，石けん等と併用する場合には，石けん分をよく洗い落としてから使用するべきである。

97) ベンザルコニウム塩化物は，石けんとの混合によって殺菌消毒効果が上昇する。

98) クロルヘキシジングルコン酸塩は，一般細菌類，真菌類よりも，結核菌やウイルスに対して強い殺菌消毒作用を示す。

99) 一般的に，じゅくじゅくと湿潤している患部には，液剤が適すとされる。

100) ピロールニトリンは，患部を酸性にすることで，皮膚糸状菌の発育を抑える。

101) カルプロニウム塩化物は，末梢組織（適用局所）においてアセチルコリンに類似した作用を示し，頭皮の血管を収縮，毛根への血行を促すことによる発毛効果を期待して用いられる。

102) オイゲノールは，齲蝕により露出した歯髄を通っている知覚神経の伝達を遮断して痛みを鎮める。

103) カルバゾクロムは，歯周組織の炎症を和らげる。

104) 歯周組織の血行を促す効果を期待して，ビタミンCが用いられる。

105) セチルピリジニウム塩化物は，口腔粘膜の炎症を和らげる。

106) 組織修復促進，抗菌等の作用を期待して，アクリノールが用いられる。

107) 茵蔯蒿湯は，構成生薬にカンゾウ，マオウを含む。

108) 咀嚼剤は，菓子のガムのように噛むと唾液が多く分泌され，吐きけや腹痛等の副作用が現れにくくなる。

109) 禁煙補助剤は，うつ病と診断されたことのある人では，積極的に用いる。

110) 禁煙補助剤は，妊婦又は妊娠していると思われる女性，母乳を与える女性では，積極的に用いる。

111) 禁煙補助剤は，口腔内が酸性になるとニコチンの吸収が増加するため，コーヒーや炭酸飲料等口腔内を酸性にする食品を摂取した後しばらくは使用を避けることとされている。

112) ニコチンは交感神経系を抑制させる作用を示す。

113) ビタミンEは，腸管でのカルシウム吸収及び尿細管でのカルシウム再吸収を促して，骨の形成を助ける栄養素である。

114) ビタミンB_{12}は，炭水化物からのエネルギー産生に不可欠な栄養素で，神経の正常な働きを維持する作用がある。

115) ビタミンCは，タンパク質の代謝に関与し，皮膚や粘膜の健康維持，神経機能の維持に重要な栄養素である。

116) アミノエチルスルホン酸は，髪や爪，肌等に存在するアミノ酸の一種で，皮膚におけるメラニンの生成を抑える。

117) ガンマ-オリザノールは，肝臓の働きを助け，肝血流を促進する働きがあり，全身倦怠感や疲労時の栄養補給を目的として配合される。

118) 現代中国で利用されている中医学に基づく薬剤は，中薬と呼ばれ，漢方薬と同じものである。

119) 漢方処方製剤は，用法用量において適用年齢の下限が設けられていない場合であっても，生後6カ月未満の乳児には使用しない。

120) 黄連解毒湯は，体力中等度以下で，疲れやすく，汗のかきやすい傾向があるものの肥満に伴う関節の腫れや痛み，むくみ，多汗症，肥満症（筋肉にしまりのない，いわゆる水ぶとり）に適す。

121） 大柴胡湯は，体力が充実して，腹部に皮下脂肪が多く，便秘がちなものの高血圧や肥満に伴う動悸・肩こり・のぼせ・むくみ・便秘，蓄膿症（副鼻腔炎），湿疹・皮膚炎，ふきでもの（にきび），肥満症に適す。

122） サンザシは，キンポウゲ科のハナトリカブト又はオクトリカブトの塊根を減毒加工して製したものを基原とする生薬であり，心筋の収縮力を高めて血液循環を改善する作用を持つ。

123） サイコは，マメ科のクズの周皮を除いた根を基原とする生薬で，解熱，鎮痙等の作用を期待して用いられる。

124） ボウフウは，サルノコシカケ科のマツホドの菌核で，通例，外層をほとんど除いたものを基原とする生薬で，利尿，健胃，鎮静等の作用を期待して用いられる。

125） クレゾール石ケン液は，結核菌を含む一般細菌類，真菌類に対して比較的広い殺菌消毒作用を示すほか，大部分のウイルスに対する殺菌消毒作用がある。

126） イソプロパノールのウイルスに対する不活性効果は，エタノールより高い。

127） 次亜塩素酸ナトリウム，サラシ粉は，強い酸化力により一般細菌類，真菌類に対して殺菌消毒作用を示すが，ウイルスに対する殺菌消毒作用はない。

128） ジクロロイソシアヌル酸ナトリウムは，手指の殺菌・消毒に用いられることが多い。

129） 燻蒸処理を行う場合，ゴキブリの卵は医薬品の成分が浸透し，殺虫効果を示す。

130） 医薬品によるシラミの防除の方法は，殺虫成分としてペルメトリンが配合されたシャンプーやてんか粉が用いられる。

131） 有機リン系殺虫成分のフェニトロチオンは，アセチルコリンを分解する酵素（アセチルコリンエステラーゼ）と可逆的に結合してその働きを阻害する。

132） カーバメイト系殺虫成分のプロポクスルは，アセチルコリンエステラーゼの阻害によって殺虫作用を示すが，アセチルコリンエステラーゼとの結合は不可逆的である。

133） 一般用検査薬において，検査に用いる検体は，尿，糞便，鼻汁，唾液，涙液，血液等である。

134） 検体中に存在しているにもかかわらず，その濃度が検出感度以下であったり，検出反応を妨害する他の物質の影響等によって，検査結果が陰性となった場合を偽陽性という。

135） 尿タンパク検査の場合，原則として食後1〜2時間の尿を検体とする。

136) 採尿の仕方としては，出始めの尿を採取して検査することが望ましい。

137) 通常，尿は弱アルカリ性であるが，食事その他の影響で中性〜弱酸性に傾くと，正確な検査結果が得られなくなることがある。

138) 妊娠検査薬は，妊娠の早期判定の補助として尿中の卵胞刺激ホルモン（FSH）の有無を調べるものである。

139) 一般的な妊娠検査薬は，月経予定日が過ぎて概ね4週目以降の検査が推奨される。

140) 妊娠検査薬は，温度の影響を受けることがあるため，室温が低い場所で検査操作を行う。

第3章

第4章

薬事関係
法規・制度

第4章では医薬品に関わる法律を学びます。法律と聞くと難しいイメージがありますが，出題されるところは限られます。点数が取りやすい所ですので，頑張って学習しましょう。

 この章のポイントを簡単にまとめてみました

【第4章-1】
医薬品医療機器等法の目的は毎年出題されます。また，医薬品登録販売者（登録販売者）の販売従事登録についても理解しましょう。

【第4章-2】
「医薬品」「特定保健用食品（トクホ）」「機能性表示食品」等の定義を理解しましょう。また，医薬品のパッケージに表示しなければならないことも必ず覚えましょう。

【第4章-3】
「薬局」「店舗販売業」「配置販売業」の違いについて理解しましょう。また，「医薬品の陳列ルール」「薬局や店舗で掲示しなければならないこと」「特定販売」に関しては毎年出題されます。

【第4章-4】
「どんな医薬品の広告がダメなのか」「販売方法として認められていること・認められていないこと」「立入検査や行政処分」について理解しましょう。

1. 医薬品，医療機器等の品質，有効性及び安全性の確保等に関する法律の目的等

名前が長いので，「医薬品医療機器等法」「薬機法」等と略されます。一般用医薬品の販売に関する法律のうち，最も重要なものです。
この章で「法」と表現されているのは，すべてこの法律のことです。

1　医薬品医療機器等法の目的等

☐　目的（法第1条）

　　この法律は，医薬品，医薬部外品，化粧品，医療機器及び**再生医療等製品**の品質，有効性及び安全性の確保並びにこれらの使用による**保健衛生上**の危害の発生及び拡大の防止のために必要な規制を行うとともに，**指定薬物**の規制に関する措置を講ずるほか，医療上特にその必要性が高い医薬品，医療機器及び再生医療等製品の研究開発の促進のために必要な措置を講ずることにより，**保健衛生**の向上を図ることを目的とする。

☐　医薬品等関連事業者等の責務

　　医薬品等の製造販売，製造（小分けを含む。以下同じ。），販売，貸与若しくは修理を業として行う者，法の許可を受けた者（以下「薬局開設者」という。）又は病院，診療所若しくは飼育動物診療施設（略）の開設者は，その相互間の情報交換を行うことその他の必要な措置を講ずることにより，医薬品等の品質，有効性及び安全性の確保並びにこれらの使用による保健衛生上の危害の発生及び拡大の防止に努めなければならない。

小分けとは，不特定の購入者へ販売するために予め分包等をしておくことです。

☐　医薬関係者の責務

　　医師，歯科医師，薬剤師，獣医師その他の医薬関係者は，医薬品等の有効性及び安全性その他これらの適正な使用に関する知識と理解を深めるとともに，これらの使用の対象者（略）及びこれらを購入し，又は譲り受けようとする者に対し，これらの適正な使用に関する事項に関する正確かつ適切な情報の提供に努めなければならない。

購入者等に対して正確かつ適切な情報提供が行えるよう，日々最新の情報の入手，自らの研鑽に努めるため，薬局開設者，店舗販売業者，配置販売業者は，登録販売者に厚生労働大臣に届出を行った者（研修実施機関）が行う研修を毎年度受講させなければならないこととされています。

☐ 国民の役割
国民は，医薬品等を適正に使用するとともに，これらの有効性及び安全性に関する知識と理解を深めるよう努めなければならない。

2 登録販売者

☐ 一般用医薬品の販売又は授与に従事する店舗の所在地の都道府県知事に申請書等を提出し，都道府県知事の販売従事登録を受けた者のこと。
二（ふたつ）以上の都道府県において販売従事登録を受けようと申請した者は，当該申請を行った都道府県知事のうち**いずれか一（ひとつ）**の都道府県知事の登録のみを受けることができる。

どの都道府県で合格しても，医薬品販売に関わる勤務地の都道府県知事の登録を受けるということです。

☐ 販売従事登録の申請に必要な書類
・登録販売者試験に合格したことを証する書類
・申請者の戸籍謄本，戸籍抄本，戸籍記載事項証明書又は本籍の記載のある住民票の写し
・申請者が精神の機能の障害により業務を適正に行うに当たって必要な認知，判断及び意思疎通を適切に行うことができないおそれがある者である場合は，当該申請者に係る精神の機能の障害に関する医師の診断書
・申請者が薬局開設者又は医薬品の販売業者でないときは，雇用契約書の写しその他薬局開設者又は医薬品の販売業者の申請者に対する使用関係を証する書類

☐ 販売従事登録を行うため，都道府県に登録販売者名簿を備え，次に掲げる事項を登録するとされている。
・登録番号
・登録年月日
・本籍地都道府県名（日本国籍を有していない者については，その国籍）
・氏名
・生年月日

第4章

　　・性別
　　・登録販売者試験合格の年月
　　・試験施行地都道府県名
　　・その他，適正に医薬品を販売するに足るものであることを確認するために都道府県知
　　　事が必要と認める事項

☐　登録事項に変更を生じたときは，**30日以内**に，その旨を届けなければならない（本籍
　　地，氏名，性別に変更を生じたとき）。

☐　一般用医薬品の販売又は授与に従事しようとしなくなったときは，**30日以内**に，登録
　　販売者名簿の登録の消除（消し去ること）を申請しなければならない。

☐　登録販売者が死亡し，又は失踪の宣言を受けたときは，戸籍法による死亡又は失踪の届
　　出義務者は，**30日以内**に，登録販売者名簿の登録の消除を申請しなければならない。

☐　登録販売者が精神の機能の障害を有する状態となり登録販売者の業務の継続が著しく困
　　難になったときは，**遅滞なく**，登録を受けた都道府県知事にその旨を届け出ること。

☐　都道府県知事は，登録販売者が不正の手段により販売従事登録を受けたことが判明した
　　ときは，登録販売者名簿の登録を消除しなければならない。

登録販売者の登録事項変更の届出や消除の申請の期限の多くは「30日以内」
です。

p 311の知識確認問題問1〜問3にチャレンジしよう！

2. 医薬品の分類・取扱い等

1 医薬品の定義等

(a) 定義

☐ 法第2条第1項

一 **日本薬局方**に収められている物

二 人又は動物の疾病の診断，治療又は予防に使用されることが目的とされている物であつて，**機械器具等でないもの**※（医薬部外品及び再生医療等製品を除く）

三 人又は動物の身体の構造又は機能に影響を及ぼすことが目的とされている物であつて，**機械器具等でないもの**（医薬部外品，化粧品及び再生医療等製品を除く）

※機械器具等とは，機械器具，歯科材料，医療用品，衛生用品並びにプログラム及びこれを記録した記録媒体のこと。医療機器として規制の対象になる。

 ここから下は，医薬品の定義についての補足です。

☐ 第一号　日本薬局方（日局）

厚生労働大臣が医薬品の性状及び品質の適正を図るため，薬事審議会の意見を聴いて，保健医療上重要な医薬品について，**必要な規格・基準及び標準的試験法**等を定めたもの。

⇒　収載されている医薬品の中には，**一般用医薬品**として販売されている，又は一般用医薬品の中に配合されているものも少なくない（例：消毒用エタノール，白色ワセリン，オリブ油等）。

☐ 第二号に規定されている医薬品

疾病の診断，治療又は予防に使用されることが目的とされているもの。

⇒　**人の身体に直接使用されない医薬品**（**検査薬**や**殺虫剤**，器具用消毒薬）を含む，いわゆる医薬品と認識される物の多くが該当。

☐ 第三号に規定されている医薬品

人の身体の構造又は機能に影響を及ぼすことが目的とされている物のうち，第一号及び第二号に規定されているもの以外のものが含まれる。

第4章

⇒ 「無承認無許可医薬品」がここに該当（例：「やせ薬」を標榜したもの）。

(b) 医薬品の製造，製造販売

☐ 厚生労働大臣より「**製造業**」の許可を受けた者でなければ製造をしてはならない。
　厚生労働大臣より「**製造販売業**」の許可を受けた者でなければ製造販売をしてはならない。

☐ 製造業とは，製造に特化した許可のこと。
　・製造業の許可のみでは，製品を市場に出荷することはできない（一般生活者，薬局開設者，医薬品の販売業者等に対して販売することはできない）。
　・製造には他に委託して製造する場合を含み，他から委託を受けて製造する場合を含まない。
　・製造業者は，製造販売業者の管理監督の下，適切な品質管理を行い，製品を製造する。
　・製造には，医薬品製造だけでなく，包装，表示，保管行為も含まれる。

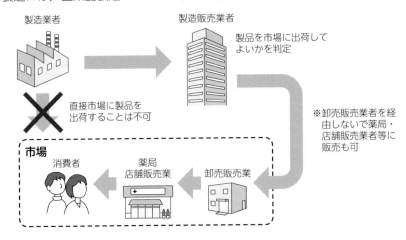

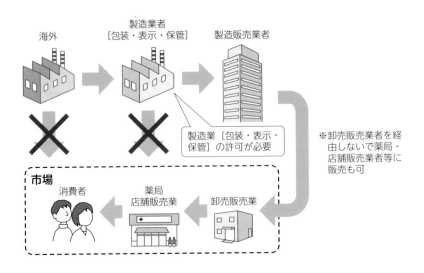

☐　製造販売業とは，製品について責任を負う業者のこと。

☐　製造販売とは，製造又は輸入した医薬品を薬局開設者，医薬品の販売業者等に対して販売等を行うことをいう。**一般消費者に対して販売することはできない。**
　・医薬品製造販売業の許可のみでは医薬品を製造することはできない。
　・**品目ごと**に，品質，有効性及び安全性について審査等を受け，その製造販売について厚生労働大臣の承認を受ける。
　・厚生労働大臣が基準（承認基準）を定めて指定する医薬品は，当該基準への適合認証をもって承認を要さないものとされている。

(c) 不良医薬品

☐　製造販売元の製薬企業，製造業者のみならず，薬局及び医薬品の販売業においても，**不良医薬品**を販売し，授与し，又は販売若しくは授与の目的で製造し，輸入し，貯蔵し，若しくは陳列してはならないとされている。

☐　不良医薬品とは
　・日本薬局方に収められている医薬品であって，その性状，品質が日本薬局方で定める基準に適合しないもの
　・厚生労働大臣が基準を定めた体外診断用医薬品であって，その性状，品質又は性能がその基準に適合しないもの
　・承認を受けた医薬品又は認証を受けた体外診断用医薬品であって，その成分，分量，性状，品質若しくは性能がその承認又は認証の内容と異なるもの
　・厚生労働大臣が基準を定めて指定した医薬品であって，その成分若しくは分量（成分が不明のものにあっては，その本質又は製造方法），性状又は品質若しくは性能がその基準に適合しないもの
　・法の規定によりその基準が定められた医薬品であって，その基準に適合しないもの

> 決められたとおりに作るということ

　・その全部又は一部が不潔な物質又は変質若しくは変敗した物質から成っている医薬品
　・異物が混入し，又は付着している医薬品
　・病原微生物その他疾病の原因となるものにより汚染され，又は汚染されているおそれがある医薬品
　・着色のみを目的として，厚生労働省令で定めるタール色素以外のタール色素が使用されている医薬品

> 不良品ではダメだということ

☐　次に該当する医薬品も，販売し，授与し，又は販売若しくは授与の目的で製造し，輸入

し，若しくは陳列してはならない。

・医薬品は，その全部若しくは一部が有毒若しくは有害な物質からなっているためにその医薬品を保健衛生上危険なものにするおそれがある物とともに収められていてはならない。

・医薬品は，その全部若しくは一部が有毒若しくは有害な物質からなっているためにその医薬品を保健衛生上危険なものにするおそれがある容器若しくは被包に収められていてはならない。

・医薬品の容器又は被包は，その医薬品の使用方法を誤らせやすいものであってはならない。

2 医薬品の範囲等

□　一般用医薬品，要指導医薬品，医療用医薬品に分けられる。

(a) 一般用医薬品及び要指導医薬品

□　薬剤師その他の医薬関係者から提供された情報に基づく**需要者の選択**により使用されることが目的とされているもの。添付文書の通りに使用し，用法・用量の調整はできない。

医療用医薬品は，医師若しくは歯科医師によって使用され，又はこれらの者の処方せん若しくは指示によって使用されることを目的として供給されるものです。症状等に合わせて，医師が使用量・使用方法を調整します。

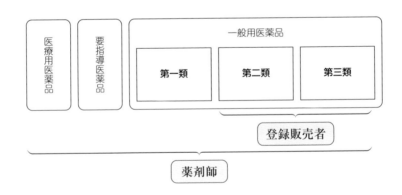

□　一般用医薬品とは，医薬品のうち，その効能及び効果において人体に対する作用が**著しくない**ものであって，薬剤師その他の医薬関係者から提供された情報に基づく**需要者の選択**により使用されることが目的とされているもの（要指導医薬品を除く）。

- [ ] 要指導医薬品とは，効能及び効果において人体に対する作用が**著しくないもの**であって，薬剤師その他の医薬関係者から提供された情報に基づく**需要者の選択**により使用されることが目的とされるものであり，かつ，その適正な使用のために**薬剤師の対面**による情報の提供及び薬学的知見に基づく指導が行われることが必要なもの（使用する本人に販売）。
  - ⇒　薬事審議会の意見を聴いたうえで，**厚生労働大臣**が指定。
    - ・厚生労働省令で定める期間を経過しないもの
    - ・毒薬
    - ・劇薬

> 都道府県知事の指定ではありません。
> 全国に係わる製品に関すること・副作用は厚生労働大臣が，都道府県等地域に係わる店舗等に関することは地方自治体が担当します。

- [ ] 一般用医薬品，要指導医薬品
  - ・用法：**侵襲性**（しんしゅうせい）の高い使用方法（例えば，注射，血液を検体とする検査薬）は用いられない。
  - ・用量：年齢に応じて服用量が定められている等，使用者による判断の余地は少ない。
  - ・効能効果の表現：**一般の生活者が判断**できる症状（例えば，胃痛，胸やけ，むかつき，もたれ等）。

> 医療用医薬品では，診断疾患名（例えば，胃炎，胃・十二指腸潰瘍（かいよう）等）で表現されます。

※一般用医薬品及び要指導医薬品では，医師等の診療によらなければ一般に治癒（ちゆ）が期待できない疾患（例えば，がん，心臓病等）に対する効能効果は認められていない。

- [ ] 要指導医薬品から一般用医薬品への分類変更
  次に掲げる期間を経過し，薬事審議会において，一般用医薬品として取り扱うことが適切であると認められたものについては，一般用医薬品に分類される。
  - ・ダイレクトOTC医薬品：**再審査期間**（新有効成分，概ね8年）
  - ・スイッチOTC医薬品：安全性に関する調査期間（概ね3年）

> 要指導医薬品には，医療用医薬品で使用されていた有効成分が初めて配合されたもの（スイッチOTC医薬品）や，既存の医薬品と明らかに異なる有効成分が配合されたもの（ダイレクトOTC医薬品）等が含まれます。

第4章

□　販売における規制

許可の種類		取り扱い医薬品
薬局		医療用医薬品，薬局製造販売医薬品，要指導医薬品，一般用医薬品
医薬品販売業	店舗販売業	要指導医薬品，一般用医薬品
	配置販売業	厚生労働大臣が定める以下の基準に適合する一般用医薬品 ・経年変化が起こりにくいこと ・剤形，用法，用量等からみて，その使用方法が簡易であること ・容器又は被包が，壊れやすく，又は破れやすいものでないこと
	卸売販売業	医療用医薬品，要指導医薬品，一般用医薬品 ・店舗販売業者に対し一般用医薬品及び要指導医薬品を販売 ・配置販売業者に対し一般用医薬品を販売

※医療用医薬品の販売が可能なのは，薬局及び卸売販売業者のみ

（b）毒薬・劇薬

□　毒薬とは，毒性が強いものとして**厚生労働大臣**が薬事審議会の意見を聴いて指定する医薬品。
　　劇薬とは，劇性が強いものとして**厚生労働大臣**が薬事審議会の意見を聴いて指定する医薬品。

□　毒薬及び劇薬は，薬効が期待される摂取量（薬用量）と中毒のおそれがある摂取量（中毒量）が接近しており**安全域が狭い**ため，その取扱いに注意を要するものとして，他の医薬品と区別される。

□　毒薬又は劇薬は要指導医薬品。ガラナポーン等の一部の医薬品が劇薬に該当する。**一般用医薬品で該当するものはない。**

□　業務上毒薬又は劇薬を取り扱う者（薬局開設者，又は医薬品の販売業者）は，**他の物と区別**して貯蔵，陳列しなければならない。
　　特に毒薬を貯蔵，陳列する場所については，**鍵**を施さなければならない。

　劇薬には「鍵」は不要です。

□　毒薬は，容器等に**黒地に白枠**をとって，当該医薬品の品名及び「毒」の文字が**白字**で記載，劇薬は，容器等に**白地に赤枠**をとって，当該医薬品の品名及び「劇」の文字が**赤字**で記載されていなければならない義務。

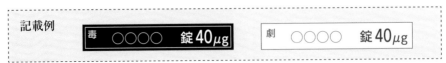

見た目で覚えよう。

☐ 毒薬又は劇薬は，以下の者に交付することは禁止。

　・**14歳未満**の者

　・その他安全な取扱いに不安のある者（「睡眠薬の乱用」，「不当使用」等が懸念される購入希望者。）

 　「**毒薬・劇薬，買っていーよ（14歳）！**」と覚えよう。

☐ 毒薬又は劇薬を一般の生活者に対して販売又は譲渡する際には，当該医薬品を譲り受ける者から，以下の項目が記載された文書の交付を受けなければならない（譲受書）。
一定の条件を満たす電子的ファイルに記録したものによることも可能。

　【記載項目】

　・品名

　・数量

　・使用目的

　・譲渡年月日

　・譲受人の氏名

　・譲受人の住所

　・譲受人の職業

　・署名又は記名押印

☐ 毒薬又は劇薬は，

　・店舗**管理者が薬剤師**である店舗販売業者

　・医薬品営業所**管理者が薬剤師**である卸売販売業者

以外の医薬品の販売業者は，開封して販売等してはならない（開封しての分割販売不可）。

(c) 生物由来製品

☐ 定義（法第2条第10項）

人その他の生物（植物を除く）に由来するものを原料又は材料として製造（小分けを含む）をされる**医薬品，医薬部外品，化粧品**又は**医療機器**のうち，保健衛生上特別の注意を要するものとして，厚生労働大臣が薬事審議会の意見を聴いて指定するもの。

第4章

□　製品の使用による感染症の発生リスクに着目して指定。

生物由来の原材料（有効成分に限らない）が用いられているものであっても，現在の科学的知見において，感染症の発生リスクの蓋然性_{がいぜんせい}が極めて低いものについては，指定の対象とならない。

蓋然性とは，ある事柄が真実として認められる確実性の度合いのことです。

□　一般用医薬品，要指導医薬品，医薬部外品，化粧品においても，生物由来の原材料が用いられているものは少なくないが，現在のところ，生物由来製品として指定されたものはない。

動物性生薬やカゼイン（牛乳由来）等は，対象外です。

(d)　一般用医薬品のリスク区分

□　保健衛生上のリスクに応じて区分される（法第36条の7第1項）。

一　第一類医薬品　その副作用等により**日常生活に支障を来す程度の健康被害**が生ずるおそれがある医薬品のうちその使用に関し**特に注意が必要なもの**として**厚生労働大臣**が指定するもの及びその製造販売の承認の申請に際して法の規定に該当するとされた医薬品であって当該申請に係る承認を受けてから厚生労働省令で定める期間を経過しないもの。

二　第二類医薬品　その副作用等により**日常生活に支障を来す程度の健康被害**が生ずるおそれがある医薬品（第一類医薬品を除く。）であつて**厚生労働大臣**が指定するもの。

三　第三類医薬品　第一類医薬品及び第二類医薬品以外の一般用医薬品。

□　第一類医薬品

・保健衛生上の**リスクが特に高い**成分が配合された一般用医薬品。（例：ガスター10等）

・一般用医薬品としての使用経験が少なく，より慎重に取り扱われる必要があるもの。（例：ロキソニンS等）

□　第二類医薬品

保健衛生上の**リスクが比較的高い**一般用医薬品。

第二類医薬品のうち，特別の注意を要するものとして厚生労働大臣が指定するものを指定第二類医薬品としている。

□　第三類医薬品

保健衛生上の**リスクが比較的低い**一般用医薬品。

日常生活に支障を来す程度ではないが，**副作用等により身体の変調・不調が起こるおそれはある。**

第三類医薬品は，副作用がないわけではありません。

□　リスク区分は，一般用医薬品に配合されている成分又はその使用目的等に着目して指定される。

□　厚生労働大臣は，第一類医薬品又は第二類医薬品の指定に資する（役立つ）よう医薬品に関する情報の収集に努めるとともに，必要に応じてこれらの指定を変更しなければならないこととされている。安全性に関する新たな知見や副作用の発生状況等を踏まえ，**適宜見直し**が図られる。

□　第三類医薬品に分類されている医薬品について，日常生活に支障を来す程度の副作用を生じるおそれがあることが明らかとなった場合には，第一類医薬品又は第二類医薬品に分類が変更されることもある。

リスク区分は下がることも，上がることもあります。

【ポイントまとめ】

●医薬品の種類

種　類		内　容	販　売	販売・授与 する資格者	その他
医療用医薬品	・処方箋医薬品 ・処方箋医薬品以外の医療用医薬品	人体に対する作用が著しく，重篤な副作用が生じるおそれがある医薬品。 医師等からの処方箋の交付を受けた者に対して，販売される医薬品。	薬局 卸売販売業	薬剤師	薬局は薬剤師が調剤をする場所。薬局は要指導医薬品，一般用医薬品の販売も可能。
要指導医薬品 （次のページに続く）	スイッチ直後の医薬品（スイッチOTC医薬品）	スイッチ直後品目（医療用から一般用に移行し間がなく，一般用としてのリスクが確定していない医薬品。スイッチ直後品目は，概ね3年で一般用医薬品へ移行）。	薬局 店舗販売業（配置販売業，特定販売は不可）	薬剤師	対面で使用者本人に，書面を用いて情報提供して販売。

種　　類		内　　容	販　　売	販売・授与する資格者	その他
要指導医薬品（続き）	既存の医薬品と明らかに異なる配合成分が配合された医薬品(ダイレクトOTC医薬品)	概ね8年で一般用医薬品へ移行。	薬局店舗販売業（配置販売業，特定販売は不可）	薬剤師	対面で使用者本人に，書面を用いて情報提供して販売。
	毒薬・劇薬	毒薬及び劇薬については，他の一般用医薬品とは性質が異なるため，要指導医薬品に指定。			
一般用医薬品	第一類医薬品	一般用医薬品として使用経験の少ないもの。副作用・相互作用等の項目で安全性の上で特に注意を要するもの。	薬局店舗販売業配置販売業	薬剤師	書面を用いて情報提供して販売。
	指定第二類医薬品	第二類医薬品のうち，特別の注意を要するものとして厚生労働大臣が指定するもの。		薬剤師登録販売者	必要な情報提供をさせるよう努める（相談があった場合は，義務）。
	第二類医薬品	副作用・相互作用等の項目で安全性上，注意を要するもの。			
	第三類医薬品	副作用・相互作用等の項目で安全性上，多少注意を要するもの。			必要な情報提供をさせることが望ましい（相談があった場合は，義務）。

※卸売販売業は，すべての医薬品を販売できる（一般生活者に直接販売はできない）。

3　容器・外箱等への記載事項，添付文書等への記載事項

□　医薬品は，その容器等に必要な事項（法定表示事項）が記載されていなければならない。

　医薬品の容器等が小売りのために包装されている場合において，規定に基づく容器等への記載が，外箱等を透かして容易に見ることができないときには，その外箱等にも同様の事項が記載されていなければならない。

□　容器等への法定表示事項

 　「法定表示」には，効能効果は含まれません。

・製造販売業者等の氏名又は名称及び住所（海外製造医薬品等の場合，外国製造医薬品

等特例承認取得者等の氏名）

・名称（日局に収載されている医薬品では日局において定められた名称，また，その他の医薬品で一般的名称があるもの（単味の生薬等）ではその一般的名称）

・製造番号又は製造記号

・重量，容量又は個数等の内容量

・日局に収載されている医薬品については「日本薬局方」の文字等

・「要指導医薬品」の文字

・一般用医薬品のリスク区分を示す字句

・日局に収載されている医薬品以外の医薬品における有効成分の名称及びその分量

・誤って人体に散布，噴霧等された場合に健康被害を生じるおそれがあるものとして厚生労働大臣が指定する医薬品（殺虫剤等）における「注意－人体に使用しないこと」の文字

・適切な保存条件の下で**3年を超えて**性状及び品質が安定でない医薬品等，厚生労働大臣の指定する医薬品における使用の期限

・配置販売品目以外の一般用医薬品にあっては，「店舗専用」の文字

・**指定第二類医薬品**にあっては，枠の中に「2」の数字（例：②，②）

☐ 記載禁止事項（医薬品に添付する文書，その容器等又は外箱等に記載されていてはならない事項）

・虚偽又は誤解を招くおそれのある事項

・承認を受けていない効能，効果又は性能

・保健衛生上危険がある用法，用量又は使用期間

☐ 法定表示事項及び添付文書等への記載は，以下の全てを満たすこと。本規定は，薬局及び医薬品の販売業においても適用される。

・見やすい場所でなければならない

・購入者等が読みやすく理解しやすい用語による正確なものでなければならない

・明瞭に記載，かつ，**邦文**でなければならない

 添付文書等の記載事項については，第5章「1.1添付文書の読み方」を参照してください。

4 医薬部外品，化粧品

(a) 医薬部外品

☐ 定義（法第2条第2項）

― 次のイからハまでに掲げる目的のために使用される物（これらの使用目的のほか

に，併せて前項第二号又は第三号に規定する目的のために使用される物を除く。）で あつて**機械器具**等でないもの。

  イ　吐きけその他の不快感又は口臭若しくは体臭の防止

  ロ　あせも，ただれ等の防止

  ハ　脱毛の防止，育毛又は除毛

二　人又は動物の保健のためにするねずみ，はえ，蚊，のみその他これらに類する生物 の防除の目的のために使用される物（これらの使用目的のほかに，併せて前項第二号 又は第三号に規定する目的のために使用される物を除く。）であつて機械器具等でな いもの。

三　前項第二号又は第三号に規定する目的のために使用される物（前二号に掲げる物を 除く。）のうち，**厚生労働大臣が指定**するもの。

> 前項というのは，医薬品の定義のことです。
> 「前項第二号又は第三号に規定する目的」とは，人の疾病の診断，治療若しく は予防に使用されること，又は人の身体の構造若しくは機能に影響を及ぼす ことを目的とすることを指します。

☐ 医薬部外品は，効能効果が予（あらかじ）め定められた範囲内であって，成分や用法等に照らして 人体に対する作用が**緩和**であることを要件として，医薬品的な効能効果を表示・標榜す ることが認められる。

☐ 化粧品としての使用目的を有する製品について，医薬品的な効能効果を表示・標榜しよ うとする場合は，その効能効果が予（あらかじ）め定められた範囲内であって，人体に対する作用 が緩和であるものに限り，医薬部外品の枠内で，薬用化粧品類，薬用石けん，薬用歯み がき類等として承認される。

> 「薬用○○○」は，医薬部外品です。

☐ 直接の容器又は直接の被包には，「医薬部外品」の文字の表示，その他定められた以下 の事項を表示。

 ・衛生害虫類（ねずみ，はえ，蚊，のみ等）の防除のため使用される製品群には「防除 用医薬部外品」の文字

 ・かつては医薬品であったが医薬部外品へ移行された製品群には「指定医薬部外品」の 文字

☐　医薬部外品を製造販売する場合，製造販売業の**許可**が必要であり，厚生労働大臣が基準を定めて指定するものを除き，**品目ごとに承認**を得る必要がある。

販売等については，医薬品のような販売業の許可は**不要**（一般小売店において販売等することができる）。

(b) 化粧品

直接の容器又は直接の被包に「化粧品」の文字の表示義務はありません。

☐　定義（法第2条第3項）

人の身体を清潔にし，美化し，魅力を増し，容貌を変え，又は皮膚若しくは毛髪を健やかに保つために，身体に塗擦，散布その他これらに類似する方法で使用されることが目的とされている物で，人体に対する作用が**緩和**なもの。

人の疾病の診断，治療若しくは予防に使用されること，又は人の身体の構造若しくは機能に影響を及ぼすことを目的とするものは含まれません。

☐　「人の身体を……毛髪を健やかに保つ」の範囲内においてのみ効能効果を表示・標榜することが認められており，**医薬品的な効能効果を表示・標榜することは一切認められていない。**

医薬品的な効能効果の表示・標榜がなされた場合，規定により禁止される虚偽又は誇大な広告に該当するほか，標榜内容等によっては医薬品又は医薬部外品とみなされ，無承認無許可医薬品又は無承認無許可医薬部外品として法に基づく取締りの対象となる。

医薬品に化粧品的な効能効果を表示・標榜することは，過度の消費や乱用を助長するおそれがあり不適当です。

☐　化粧品の成分本質（原材料）も，原則として医薬品の成分を配合してはならない。

配合が認められる場合は，添加物等，薬理作用が期待できない量以下に制限される。

☐　化粧品を業として製造販売する場合には，製造販売業の**許可**が必要（**品目ごとに届出**）だが，厚生労働大臣が指定する成分を含有する化粧品である場合は，品目ごとの承認を得る必要がある。

販売等する場合には，販売業の許可は**不要**（一般小売店において販売できる）。

☐　薬局開設者，店舗販売業者又は配置販売業者は，一般の生活者に医薬品でない製品（食品，医薬部外品，化粧品等）について医薬品的な誤認を与えることのないよう，又は医薬品について食品的若しくは化粧品的な使用目的，使用方法と誤認を与えることのないよう，十分配慮する必要がある。

第4章

健康食品には，用法用量，効能効果を記載してはいけません。

□ 化粧品の効能効果の範囲

(1) 頭皮，毛髪を清浄にする。	(31) 肌にツヤを与える。
(2) 香りにより毛髪，頭皮の不快臭を抑える。	(32) 肌を滑らかにする。
(3) 頭皮，毛髪をすこやかに保つ。	(33) ひげを剃りやすくする。
(4) 毛髪にはり，こしを与える。	(34) ひげそり後の肌を整える。
(5) 頭皮，頭髪にうるおいを与える。	(35) あせもを防ぐ（打粉）。
(6) 頭皮，毛髪のうるおいを保つ。	(36) 日やけを防ぐ。
(7) 毛髪をしなやかにする。	(37) 日やけによるシミ，ソバカスを防ぐ。
(8) クシどおりをよくする。	(38) 芳香を与える。
(9) 毛髪のつやを保つ。	(39) 爪を保護する。
(10) 毛髪につやを与える。	(40) 爪をすこやかに保つ。
(11) フケ，カユミがとれる。	(41) 爪にうるおいを与える。
(12) フケ，カユミを抑える。	(42) 口唇の荒れを防ぐ。
(13) 毛髪の水分，油分を補い保つ。	(43) 口唇のキメを整える。
(14) 裂毛，切毛，枝毛を防ぐ。	(44) 口唇にうるおいを与える。
(15) 髪型を整え，保持する。	(45) 口唇をすこやかにする。
(16) 毛髪の帯電を防止する。	(46) 口唇を保護する。口唇の乾燥を防ぐ。
(17) （汚れをおとすことにより）皮膚を清浄にする。	(47) 口唇の乾燥によるカサツキを防ぐ。
	(48) 口唇を滑らかにする。
(18) （洗浄により）ニキビ，アセモを防ぐ（洗顔料）。	(49) ムシ歯を防ぐ（使用時にブラッシングを行う歯みがき類）。
(19) 肌を整える。	(50) 歯を白くする（使用時にブラッシングを行う歯みがき類）。
(20) 肌のキメを整える。	(51) 歯垢を除去する（使用時にブラッシングを行う歯みがき類）。
(21) 皮膚をすこやかに保つ。	
(22) 肌荒れを防ぐ。	(52) 口中を浄化する（歯みがき類）。
(23) 肌をひきしめる。	(53) 口臭を防ぐ（歯みがき類）。
(24) 皮膚にうるおいを与える。	(54) 歯のやにを取る（使用時にブラッシングを行う歯みがき類）。
(25) 皮膚の水分，油分を補い保つ。	
(26) 皮膚の柔軟性を保つ。	(55) 歯石の沈着を防ぐ（使用時にブラッシングを行う歯みがき類）。
(27) 皮膚を保護する。	
(28) 皮膚の乾燥を防ぐ。	(56) 乾燥による小ジワを目立たなくする。
(29) 肌を柔らげる。	
(30) 肌にはりを与える。	

注1）例えば，「補い保つ」は「補う」又は「保つ」との効能でも可とする。
注2）「皮膚」と「肌」の使い分けは可とする。
注3）（ ）内は，効能には含めないが，使用形態から考慮して，限定するものである。
注4）(56)については，日本香粧品学会の「化粧品機能評価ガイドライン」に基づく試験等を行い，その効果を確認した場合に限る。
※このほかに，「化粧くずれを防ぐ」，「小じわを目立たなくみせる」，「みずみずしい肌に見せる」等のメーキャップ効果及び「清涼感を与える」，「爽快にする」等の使用感等を表示し，広告することは事実に反しない限り認められている。

【ポイントまとめ】

●製造・販売等の許可

	定義	製造販売		販売業の許可
		許可（業）	承認・届出（品目）	
医薬品	・日本薬局方に収められている物 ・人又は動物の疾病の診断，治療又は予防に使用されることが目的とされている物であつて，機械器具等でないもの ・人又は動物の身体の構造又は機能に影響を及ぼすことが目的とされている物であつて，機械器具等でないもの	必要	品目ごとの承認 （厚労大臣の指定するものを除く）	必要
医薬部外品	・次のイからハまでに掲げる目的のために使用される物であつて機械器具等でないもの 　イ　吐きけその他の不快感又は口臭若しくは体臭の防止 　ロ　あせも，ただれ等の防止 　ハ　脱毛の防止，育毛又は除毛 ・人又は動物の保健のためにするねずみ，はえ，蚊，のみその他これらに類する生物の防除の目的のために使用される物であつて機械器具等でないもの	必要	品目ごとの承認 （厚労大臣の指定するものを除く）	不要
化粧品	人の身体を清潔にし，美化し，魅力を増し，容貌を変え，又は皮膚若しくは毛髪を健やかに保つために，身体に塗擦，散布その他これらに類似する方法で使用されることが目的とされている物で，人体に対する作用が緩和なもの	必要	品目ごとの届出 （厚労大臣の指定成分を含有するものは，品目ごとの承認）	不要

第4章

5　保健機能食品等

☐　食品とは，医薬品，医薬部外品及び再生医療等製品以外のすべての飲食物をいい，食品安全基本法，食品衛生法で規定される。

　医薬品は品質，有効性及び安全性の確保のために必要な規制が行われているが，食品は専ら安全性の確保のために必要な規制その他の措置が図られている。

☐　外形上，食品として販売等されている製品であっても，その成分本質，効能効果の標榜内容等に照らして医薬品とみなされる場合は，無承認無許可医薬品として取締りの対象となる。

　無承認無許可医薬品とは，承認を受けずに製造販売され，又は製造業の許可等を受けずに製造された医薬品のことです。

□　医薬品に該当する要素（医薬品の範囲に関する基準による）
　　・成分本質（原材料）が，**専ら医薬品として使用される成分本質を含む**こと（食品添
　　　加物と認められる場合を除く）。
　　　製品から実際に検出されなくても，配合されている旨が標榜・表示されている場合に
　　　は，当該成分本質を含むものとみなして本基準が適用される。
　　・医薬品的な**効能効果が標榜又は暗示されている**こと（製品表示や添付文書によるほ
　　　か，チラシ，パンフレット，刊行物，インターネット等の広告宣伝物等による場合も
　　　含む）。
　　・**アンプル剤**や**舌下錠，口腔用スプレー剤**等，医薬品的な形状であること。
　　　錠剤，丸剤，カプセル剤，顆粒剤，散剤等の形状は，食品である旨が明示されている
　　　場合に限り，当該形状のみをもって医薬品への該当性の判断がなされることはない。
　　・服用時期，服用間隔，服用量等の医薬品的な用法用量の記載があること（調理のため
　　　に使用方法，使用量等を定めている場合を除く）。

アンプル剤

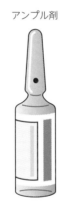

【ポイントまとめ】

アンプル剤や舌下錠，口腔用スプレー剤等	例外なく，医薬品として判断される
錠剤，丸剤，カプセル剤，顆粒剤，散剤等	食品である旨が明示されている場合，食品として扱う

(a) 特別用途食品

□　食品のうち，特別用途食品（特定保健用食品を含む）は，一般の生活者が医薬品として
　　の目的を有するものであるとの誤った認識を生じるおそれはないものとされる。
　　特別用途食品（特定保健用食品を含む）以外の食品において，特定の保健の用途に適す
　　る旨の効果が表示・標榜されている場合には，医薬品の効能効果を暗示させるものとみ
　　なされる。

□　特別用途食品（特定保健用食品を除く）（**健康増進法**）

乳児，幼児，妊産婦，又は病者の発育又は健康の保持若しくは回復の用に供することが適当な旨を医学的・栄養学的表現で記載し，用途を限定したもの。

「特別の用途に適する旨の表示」をする食品であり，**消費者庁**の許可等のマークが付されている。

特別用途食品マーク

区分欄には，乳児用食品，妊産婦用食品，
嚥下（えんげ）困難者用食品，病者用食品等，
当該特別の用途を記載します。

☐ 特定保健用食品（トクホ）（健康増進法）

健康増進法の規定に基づく**許可又は承認**を受けて，食生活において特定の保健の目的で摂取する者に対し，その摂取により当該保健の目的が期待できる旨の表示をする食品。

特定の保健の用途を表示するには，個別に生理的機能や特定の保健機能を示す有効性，安全性等に関する審査を受け，許可又は承認を取得。

許可の際に必要な有効性の科学的根拠のレベルに達しないものの，一定の有効性が確認されるものは「条件付き特定保健用食品」として許可される。

特定保健用食品及び条件付き特定保健用食品，それぞれに**消費者庁**の許可等のマークが付されている。

特定保健用食品マーク

☐ 特定保健用食品：これまでに認められている主な特定の保健の用途

表示内容	保健機能成分
おなかの調子を整える等	各種オリゴ糖，ラクチュロース，ビフィズス菌，各種乳酸菌，食物繊維（難消化性デキストリン，ポリデキストロース，グアーガム分解物，サイリウム種皮　等）
血糖値が気になる方に適する，食後の血糖値の上昇を緩やかにする等の血糖値関係	難消化性デキストリン，小麦アルブミン，グアバ葉ポリフェノール，L-アラビノース　等
血圧が高めの方に適する等の血圧関係	ラクトトリペプチド，カゼインドデカペプチド，杜仲葉配糖体（ベニポシド酸），サーデンペプチド　等

表示内容	保健機能成分
コレステロールが高めの方に適する等のコレステロール関係	キトサン，大豆たんぱく質，低分子化アルギン酸ナトリウム
歯の健康維持に役立つ等の歯関係	パラチノース，マルチトール，エリスリトール　等
コレステロール＋おなかの調子，中性脂肪＋コレステロール　等	低分子化アルギン酸ナトリウム，サイリウム種皮　等
骨の健康維持に役立つ等の骨関係	大豆イソフラボン，MBP（乳塩基性たんぱく質）　等
カルシウム等の吸収を高める等のミネラルの吸収関係	クエン酸リンゴ酸カルシウム，カゼインホスホペプチド，ヘム鉄，フラクトオリゴ糖　等
食後の血中中性脂肪が上昇しにくい又は身体に脂肪がつきにくい等の中性脂肪関係	中性脂肪酸　等

(b) 保健機能食品

☐ 食生活を通じた健康の保持・増進を目標として摂取されるもので，特定保健用食品と栄養機能食品，機能性表示食品の総称。

※特定保健用食品（トクホ）は，特別用途食品，保健機能食品の両方に属する。

```
┌─ 特別用途食品 ──────────┐ ┌─ 保健機能食品 ─┐
 ・病者用食品        ┌──────────┐  ・栄養機能食品
 ・妊産婦・授乳婦用    │・特定保健用食品│  ・機能性表示食品
 ・乳児用          └──────────┘
 ・嚥下困難者用
```

☐ 栄養機能食品（食品表示基準）

1日当たりの摂取目安量に含まれる栄養成分量が，基準に適合しており，栄養表示をしようとする場合には，規定に基づき，その栄養成分の機能の表示を行わなければならない。

栄養成分の機能表示は消費者庁長官の許可を要さないが，その表示と併せて当該栄養成分を摂取する上での注意事項を適正に表示すること，医薬品的な効能効果に該当しないことが求められている。

また消費者庁長官の**個別の審査を受けたものではない旨の表示**も義務づけられている。

☐ 栄養機能食品：栄養機能表示と注意喚起表示

栄養成分	栄養機能表示	注意喚起表示
亜鉛	亜鉛は，味覚を正常に保つのに必要な栄養素です。 亜鉛は，皮膚や粘膜の健康維持を助ける栄養素です。 亜鉛は，たんぱく質・核酸の代謝に関与して，健康の維持に役立つ栄養素です。	本品は，多量摂取により疾病が治癒したり，より健康が増進するものではありません。 亜鉛の摂りすぎは，銅の吸収を阻害するおそれがありますので，過剰摂取にならないよう注意してください。 1日の摂取の目安を守ってください。 乳幼児・小児は本品の摂取を避けてください。

栄養成分	栄養機能表示	注意喚起表示
カルシウム	カルシウムは，骨や歯の形成に必要な栄養素です。	本品は，多量摂取により疾病が治癒したり，より健康が増進するものではありません。1日の摂取目安量を守ってください。
鉄	鉄は，赤血球を作るのに必要な栄養素です。	
銅	銅は，赤血球の形成を助ける栄養素です。銅は，多くの体内酵素の正常な働きと骨の形成を助ける栄養素です。	本品は，多量摂取により疾病が治癒したり，より健康が増進するものではありません。1日の摂取目安量を守ってください。乳幼児・小児は本品の摂取を避けてください。
マグネシウム	マグネシウムは，骨の形成や歯の形成に必要な栄養素です。マグネシウムは，多くの体内酵素の正常な働きとエネルギー産生を助けるとともに，血液循環を正常に保つのに必要な栄養素です。	本品は，多量摂取により疾病が治癒したり，より健康が増進するものではありません。多量に摂取すると軟便（下痢）になることがあります。1日の摂取目安量を守ってください。乳幼児・小児は本品の摂取を避けてください。
ナイアシン	ナイアシンは，皮膚や粘膜の健康維持を助ける栄養素です。	本品は，多量摂取により疾病が治癒したり，より健康が増進するものではありません。1日の摂取目安量を守ってください。
パントテン酸	パントテン酸は，皮膚や粘膜の健康維持を助ける栄養素です。	
ビオチン	ビオチンは，皮膚や粘膜の健康維持を助ける栄養素です。	
ビタミンA	ビタミンAは，夜間の視力の維持を助ける栄養素です。ビタミンAは，皮膚や粘膜の健康維持を助ける栄養素です。	本品は，多量摂取により疾病が治癒したり，より健康が増進するものではありません。1日の摂取目安量を守ってください。妊娠3カ月以内又は妊娠を希望する女性は過剰摂取にならないよう注意してください。
β-カロテン（ビタミンAの前駆体）	β-カロテンは，夜間の視力の維持を助ける栄養素です。β-カロテンは，皮膚や粘膜の健康維持を助ける栄養素です。	本品は，多量摂取により疾病が治癒したり，より健康が増進するものではありません。1日の摂取目安量を守ってください。

※ビタミンAの前駆体であるβ-カロテンは，ビタミンA源の栄養機能食品として，ビタミンAと同様に栄養機能表示が認められている。
　β-カロテンはビタミンAに換算して1/12であるため，「妊娠3カ月以内又は妊娠を希望する女性は過剰摂取にならないように注意してください。」旨の注意喚起表示は不要とされている。

ビタミンB₁	ビタミンB₁は，炭水化物からのエネルギー産生と皮膚と粘膜の健康維持を助ける栄養素です。	本品は，多量摂取により疾病が治癒したり，より健康が増進するものではありません。1日の摂取目安量を守ってください。
ビタミンB₂	ビタミンB₂は，皮膚や粘膜の健康維持を助ける栄養素です。	
ビタミンB₆	ビタミンB₆は，たんぱく質からのエネルギーの産生と皮膚や粘膜の健康維持を助ける栄養素です。	
ビタミンB₁₂	ビタミンB₁₂は，赤血球の形成を助ける栄養素です。	
ビタミンC	ビタミンCは，皮膚や粘膜の健康維持を助けるとともに，抗酸化作用を持つ栄養素です。	

栄養成分	栄養機能表示	注意喚起表示
ビタミンD	ビタミンDは，腸管のカルシウムの吸収を促進し，骨の形成を助ける栄養素です。	本品は，多量摂取により疾病が治癒したり，より健康が増進するものではありません。1日の摂取目安量を守ってください。
ビタミンE	ビタミンEは，抗酸化作用により，体内の脂質を酸化から守り，細胞の健康維持を助ける栄養素です。	
葉酸	葉酸は，赤血球の形成を助ける栄養素です。葉酸は，胎児の正常な発育に寄与する栄養素です。	本品は，多量摂取により疾病が治癒したり，より健康が増進するものではありません。1日の摂取目安量を守ってください。本品は，胎児の正常な発育に寄与する栄養素ですが，多量摂取により胎児の発育が良くなるものではありません。

☐ 機能性表示食品（**食品表示法**）

事業者の責任において，科学的根拠に基づいた機能性を表示し，販売前に安全性及び機能性の根拠に関する情報等が**消費者庁長官へ届け出**られたもの。

食品の機能性を表示可能（特定の保健の目的が期待できる・健康の維持及び増進に役立つ）だが，消費者庁長官の個別の許可を受けたものではない。

 審査・承認ではなく「届出」です。

(c) その他「いわゆる健康食品」

☐ 法令で定義された用語ではないが，一般に用いられている単語。栄養補助食品，サプリメント，ダイエット食品等と呼ばれることもある。

☐ いわゆる健康食品の中には，特定の保健の用途に適する旨の効果等が表示・標榜されている場合（例：肥満改善効果，二日酔い改善効果等の表現）や，製品中に医薬品成分が検出される場合等があり，いずれも無承認無許可医薬品として，法に基づく取締りの対象となる。

 無承認無許可医薬品の摂取によって重篤な健康被害が発生した事例もあります。厚生労働省，消費者庁や都道府県等では，因果関係が完全に解明されていなくとも，広く一般に対して注意を喚起して健康被害の拡大防止を図るため，製品名等を公表しています。

【ポイントまとめ】
●保健機能食品等の食品

	内容	表示	マーク
特別用途食品（特定保健用食品を除く）	乳児，幼児，妊産婦又は病者の発育又は健康の保持若しくは回復の用に供することが適当な旨を医学的・栄養学的表現で記載し，かつ，用途を限定したもの	特別の用途に適する旨の表示	消費者庁の許可等のマーク
特定保健用食品	食生活において特定の保健の目的で摂取をする者に対し，その摂取により当該保健の目的が期待できる食品	特定の保健の用途に資する旨の表示	消費者庁の許可等のマーク
条件付き特定保健用食品	特定保健用食品であるが，有効性の科学的根拠のレベルに達しないものの，一定の有効性が確認されるもの	限定的な科学的根拠である旨の表示	消費者庁の許可等のマーク
栄養機能食品	1日当たりの摂取目安量に含まれる栄養成分の量が，基準に適合したもの	栄養表示をしようとする場合には，規定に基づきその栄養成分の機能表示を行わなければならない 消費者庁長官の個別の審査を受けたものではない旨の表示も義務づけられている	
機能性表示食品	特定の保健の目的が期待できるという食品の機能性を表示することはできるが，特定保健用食品とは異なり，消費者庁長官の個別の許可を受けたものではない	事業者の責任において，科学的根拠に基づいた機能性を表示	
いわゆる健康食品	法令で定義された用語ではなく，法における取扱いは一般食品と変わるところはない	表示できない	

※保健機能食品：特定保健用食品，栄養機能食品，機能性表示食品

p 311〜p 313の知識確認問題問4〜問27にチャレンジしよう！

第4章

3. 医薬品の販売業の許可

1 許可の種類と許可行為の範囲

- □ 法において，「薬局開設者又は医薬品の販売業の許可を受けた者でなければ，業として，医薬品を販売し，授与し，又は販売若しくは授与の目的で貯蔵し，若しくは陳列してはならない」と規定。
  - ⇒ 違反した者は，「3年以下の懲役若しくは300万円以下の罰金に処し，又はこれを併科する」。

 授与とは，例えば無料でサンプル等を渡すことです。

- □ 許可の種類：**6年**ごとに更新を受けなければ効力を失う。
  - ・薬局の開設の許可
  - ・医薬品の販売業 ⎰ 店舗販売業の許可 / 配置販売業の許可 / 卸売販売業の許可 ⎱ を受ける必要がある。

  一般の生活者に対して医薬品を販売等することができるのは，**薬局，店舗販売業及び配置販売業**の許可を受けた者のみ（製造販売業者・卸売販売業者は一般の生活者に販売できない）。

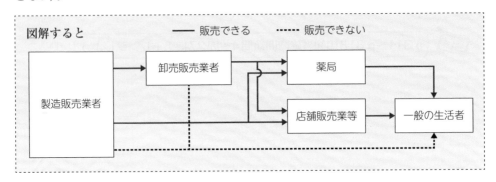

- □ 薬局開設者又は店舗販売業者は，店舗による販売又は授与以外の方法により医薬品を販売等してはならず，配置販売業者は，配置以外の方法により医薬品の販売等してはならない。

　　薬局又は店舗販売業者が，配置販売しようとする場合は，別途，配置販売業の許可を受ける。

　　配置販売業者が，店舗販売しようとする場合は，別途，薬局又は店舗販売業の許可を受ける必要がある。

☐　医薬品は，生命関連製品であるため，露天販売や現金行商等のような，事後に販売側の責任や所在を追及することが困難となる形態での販売又は授与を禁止する（いわゆる「売り逃げ」の防止）。

☐　**分割販売**（別名：「量り売り」，「零売」）
　　・可能：薬局，店舗販売業，卸売販売業
　　・**不可：配置販売業**

> ◎分割販売：特定の購入者の求めに応じて医薬品の包装を開封して分けて販売すること。
> 　　　　容器等への記載事項，添付文書等への記載事項は分割販売する薬局開設者又は医薬品の販売業者の責任において，表示又は記載されなければならない。記載事項には，「分割販売を行う者の氏名又は名称並びに分割販売を行う薬局，店舗又は営業所の名称及び所在地」も含まれる。
> ◎小分け：不特定の購入者への販売に供するため予め分包等をしておくこと。
> 　　　　別途，製造販売の承認や製造販売業の許可が必要（薬局又は医薬品の販売業の許可範囲では**認められない**）。
> 例）来店したお客様より，解熱鎮痛薬を2錠だけ分けてほしいと言われた
> 　　⇒　分割販売
> 「アスコルビン酸原末500g包装」を店舗で100gずつに分け，陳列販売した
> 　　⇒　小分け
> ※ほとんどの一般用医薬品は，予め製造販売業者である製薬企業によって，購入者が1回に購入する分量として適当な包装単位として供給されており，品質確保の観点からも，医薬品を開封して分割販売を行うことは望ましくないとされている。

(a) 薬局

☐　薬剤師が販売又は授与の目的で**調剤**の業務並びに薬剤及び医薬品の適正な使用に必要な情報の提供及び薬学的知見に基づく指導の業務を行う場所と定義されており，調剤を実施する薬局は，**医療法**において**医療提供施設**としても位置づけられている。

　　医薬品の調剤と併せて，店舗により医薬品の販売を行うことが認められている。

☐ 医療用医薬品，要指導医薬品及び一般用医薬品を取り扱うことが可能。
　　薬局における医薬品の販売行為は，薬局の業務に付随して行われる行為であるので，医薬品の販売業の許可は必要としない。

☐ 薬局開設の許可は，その所在地の**都道府県知事**（その店舗の所在地が保健所を設置する市又は特別区の区域にある場合においては，市長又は区長）が与える。

 厚生労働大臣の許可ではありません。
全国に係わることは厚生労働大臣が，都道府県等地域に係わることは地方自治体が担当します。

【不許可条件】
都道府県知事等は，以下の条件に該当するとき許可を与えないことができる。
・必要な構造設備を備えていないとき
・医薬品の調剤及び販売又は授与の業務を行う体制が整っていないとき
・申請者が薬事に関する法令等に違反し一定期間を経過していないとき

☐ 医薬品を取り扱う場所であって，薬局として開設の許可を受けていないものは，薬局の名称を付してはならない（病院又は診療所の調剤所を除く）。

 薬局の名前が使えるのは，原則として「薬局」の許可を受けた場合のみです。店舗販売業等では「薬局」の名前は使えません。

☐ 薬局開設者（薬局の開設の許可を受けた事業者）は，
・自らが薬剤師であるときは，その薬局を実地に管理
・自ら管理しない場合，その薬局で薬事に関する実務に従事する薬剤師のうちから管理者（管理薬剤師）を指定（薬局に関する必要な業務を遂行し，必要な事項を遵守するために必要な能力及び経験を有する者でなければならない）

 「薬局開設者」は薬剤師や登録販売者でなくてもOKですが，「管理者」は必ず薬剤師です。

☐ 薬局管理者の業務
・保健衛生上支障を生ずるおそれがないよう，その薬局に勤務するその他の従業者を監督する等，薬局の業務につき，必要な注意をしなければならない。
・薬局開設者に対して必要な意見を**書面**により述べなければならない。
・その薬局の所在地の都道府県知事の許可を受けた場合を除き，その薬局以外の場所で業として薬局の管理その他薬事に関する実務に従事する者であってはならない。

 薬局管理者は，他の店舗販売業や薬局等への一時的な応援勤務等もできません。

☐ 薬局開設者の業務

・薬局管理者の意見を尊重するとともに，法令遵守のために措置を講ずる必要があるときは，当該措置を講じ，かつ，講じた措置の内容（措置を講じない場合にあっては，その旨及びその理由）を記録し，これを適切に保存しなければならない。

・薬局の管理に関する業務，その他の薬局開設者の業務を適正に遂行することにより，薬事に関する法令の規定の遵守を確保するために，必要な措置を講じるとともに，その措置の内容を記録し，適切に保存しなければならない。

◆薬剤師不在時間

☐ 開店時間のうち，当該薬局において調剤に従事する薬剤師が当該薬局以外の場所においてその業務を行うため，**やむを得ず，かつ，一時的**に当該薬局において薬剤師が不在となる時間。

例えば，緊急時の在宅対応等で急遽日程が決まったため，一時的に当該薬局において薬剤師が不在となる時間が該当する。

☐ 薬局開設者は，薬剤師不在時間内は，**調剤室を閉鎖**するとともに，調剤に従事する薬剤師が不在のため調剤に応じることができない旨等，薬剤師不在時間に係る掲示事項を当**該薬局内の見やすい場所及び当該薬局の外側の見やすい場所に掲示**しなければならない。

 要指導医薬品陳列区画又は第一類医薬品陳列区画も閉鎖します。ただし，鍵をかけた陳列設備に陳列する場合は，この限りではありません。

☐ 薬局の管理者である薬剤師が，薬剤師不在時間内に当該薬局において勤務している従事者と連絡ができる体制を備えていること。

☐ 薬剤師不在時間内であっても，登録販売者が販売できる医薬品は，第二類医薬品又は第三類医薬品である。

◆特定の機能を有する薬局

☐ 地域連携薬局
他の医療提供施設と連携し，地域における薬剤及び医薬品の適正な使用の推進及び効率的な提供に必要な情報の提供及び薬学的知見に基づく指導を実施するために一定の必要な機能を有する薬局（その所在地の都道府県知事の認定を受ける）。

☐ 専門医療機関連携薬局
他の医療提供施設と連携し，薬剤の適正な使用の確保のために**専門的**な薬学的知見に基づく指導を実施するために必要な機能を有する薬局（傷病の区分ごとに，その所在地の都道府県知事の認定を受ける）。

第4章

☐ 健康サポート薬局
患者が継続して利用するために必要な機能，及び個人の主体的な**健康の保持増進**への取組を積極的に**支援**する機能を有する薬局。
薬局開設者は，健康サポート薬局である旨を表示するときは，その薬局を厚生労働大臣が定める基準に適合するものとしなければならない。

(b) 店舗販売業

☐ 要指導医薬品又は一般用医薬品を，店舗において販売し，又は授与する業務。薬剤師が従事していても**調剤を行うことはできない**。

☐ 要指導医薬品又は一般用医薬品以外の医薬品の販売等は認められていない。
・要指導医薬品，第一類医薬品：薬剤師により販売又は授与
・第二類医薬品，第三類医薬品：薬剤師又は登録販売者により販売又は授与
※要指導医薬品及び第一類医薬品は，その店舗において薬剤師がいない場合には，販売又は授与ができない。

☐ 店舗販売業の許可は，**店舗ごと**に，その店舗の所在地の**都道府県知事**（その店舗の所在地が保健所を設置する市又は特別区の区域にある場合においては，市長又は区長）が与える。

【不許可条件】
都道府県知事等は，以下の条件に該当するとき許可を与えないことができる。
・必要な構造設備を備えていないとき
・適切に販売又は授与するために必要な体制が整っていないとき
・申請者が薬事に関する法令等に違反し一定期間を経過していないとき

☐ 要指導医薬品又は一般用医薬品の販売又は授与に従事する薬剤師・登録販売者の週当たり勤務時間数の総和を当該店舗内の情報の提供及び指導を行う場所の数で除して得た数が，要指導医薬品又は一般用医薬品を販売し，又は授与する開店時間の一週間の総和以上であること。

☐ 店舗販売業者は，その店舗を自ら実地に管理し，又はその指定する者に実地に管理させなければならない。
店舗を実地に管理する者（店舗管理者）は，薬剤師又は登録販売者でなければならない（店舗に関する必要な業務を遂行し，必要な事項を遵守するために必要な能力及び経験を有する者でなければならない）。
・要指導医薬品，第一類医薬品を販売・授与する店舗：薬剤師
・第二類医薬品，第三類医薬品を販売・授与する店舗：薬剤師又は登録販売者

☐ 第一類医薬品を扱う店舗の店舗管理者の要件

第一類医薬品を販売・授与する店舗において薬剤師を店舗管理者とすることができない場合は、下記条件のいずれかにおいて、**3年**以上（従事期間が月単位で計算して、1カ月に80時間以上従事した月が36月以上、又は、従事期間が通算して3年以上あり、かつ、過去5年間において合計2,880時間以上）登録販売者として業務に従事した者であれば登録販売者を、店舗管理者とすることが可能。ただし店舗管理者を**補佐する薬剤師**を置かなければならない。

- ・要指導医薬品若しくは第一類医薬品を販売・授与する薬局
- ・薬剤師が店舗管理者である要指導医薬品若しくは第一類医薬品を販売・授与する店舗販売業
- ・薬剤師が区域管理者である第一類医薬品を配置販売する配置販売業

☐ 第二類医薬品又は第三類医薬品を扱う店舗管理者の要件

店舗管理者となる登録販売者は、薬局、店舗販売業又は配置販売業において、

- ・一般従事者として薬剤師又は登録販売者の管理及び指導の下に実務に従事した期間
- ・登録販売者として業務に従事した期間

について

①過去5年間のうち、上記の勤務期間合計が2年以上（従事期間が月単位で計算して、1カ月に80時間以上従事した月が24月以上、又は、従事期間が通算して2年以上あり、かつ、過去5年間において合計1,920時間以上）ある場合

②過去5年間のうち、上記の勤務期間合計が1年以上（従事期間が月単位で計算して、1カ月に160時間以上従事した月が12月以上、又は、従事期間が通算して1年以上あり、かつ、過去5年間において合計1,920時間以上）あり、法に基づいて毎年度受講する必要がある研修に加えて、店舗の管理及び法令遵守に関する追加的な研修を修了している場合

　⇒　これらの従事期間が通算して1年以上であり、かつ、過去に店舗管理者等として業務に従事した経験がある場合も店舗管理者となれる。

> 一般従事者とは、薬局、店舗等において実務に従事する薬剤師又は登録販売者以外の者のことです。
> 登録販売者販売従事登録前が実務、登録販売者販売従事登録後が業務です。

☐ 店舗管理者の業務

- ・保健衛生上支障を生ずるおそれがないよう、その店舗に勤務する他の従事者を監督する等、その店舗の業務につき、必要な注意をしなければならない。
- ・店舗販売業者に対して必要な意見を**書面**により述べなければならない。
- ・その店舗の所在地の都道府県知事の許可を受けた場合を除き、その店舗以外の場所で業として店舗の管理、その他薬事に関する実務に従事する者であってはならない。

> 店舗管理者は、他の店舗販売業や薬局等への一時的な応援勤務等もできません。

☐　店舗販売業者の業務
・店舗管理者の意見を尊重するとともに，法令遵守のために措置を講ずる必要があるときは，当該措置を講じ，かつ，講じた措置の内容（措置を講じない場合にあっては，その旨及びその理由）を記録し，これを適切に保存しなければならない。
・店舗の管理に関する業務，その他の店舗販売業者の業務を適正に遂行することにより，薬事に関する法令の規定の遵守を確保するために，必要な措置を講じるとともに，その措置の内容を記録し，適切に保存しなければならない。

(c) 配置販売業

☐　購入者の居宅等に「医薬品（配置箱）」を予め預けておき，購入者がこれを使用した後でなければ代金請求権を生じない（**先用後利**）という販売形態である。
一般用医薬品のうち，経年変化が起こりにくいこと等の基準に適合するもの以外の医薬品を販売等してはならない。

☐　配置箱とは，常備薬として用いられる製品をひと揃い収めた箱で，法上，陳列に該当。

陳列とは，人に見せるために品物を並べることです。

☐　要指導医薬品の販売等はできない。医薬品を開封して**分割販売**すること（量り売り，零売）も**禁止**。
・第一類医薬品：薬剤師により販売又は授与
・第二類医薬品，第三類医薬品：薬剤師又は登録販売者により販売又は授与
薬剤師が配置販売に従事していない場合，第一類医薬品の販売又は授与を行うことができない。

☐　配置販売業の許可は，一般用医薬品を配置しようとする区域を含む**都道府県ごと**に，その**都道府県知事**が与える。
【不許可条件】
都道府県知事等は，以下の条件に該当するとき許可を与えないことができる。
・許可を受けようとする区域において適切に配置販売するために必要な体制が整っていないとき
・申請者が薬事に関する法令等に違反し一定期間を経過していないとき

☐　配置販売業者又はその配置員は，医薬品の配置販売に従事しようとするときは，以下の事項を，予め，配置販売に従事しようとする区域の**都道府県知事**に届け出なければならない（薬事監視を行いやすくするため）。
・配置販売業者の氏名及び住所
・配置販売に従事する者の氏名及び住所
・配置販売に従事する区域及びその期間

□　配置販売業者又はその配置員は，その**住所地**の都道府県知事が発行する**身分証明書**の交付を受け，**携帯**しなければ，医薬品の配置販売に従事してはならない。

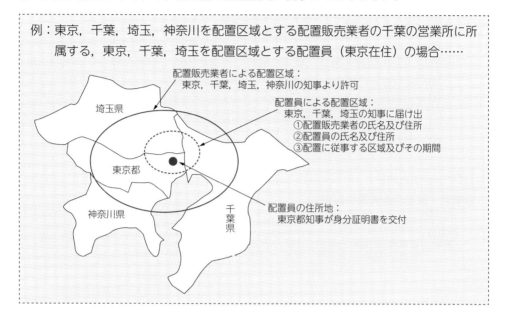

例：東京，千葉，埼玉，神奈川を配置区域とする配置販売業者の千葉の営業所に所属する，東京，千葉，埼玉を配置区域とする配置員（東京在住）の場合……

配置販売業者による配置区域：
　東京，千葉，埼玉，神奈川の知事より許可

配置員による配置区域：
　東京，千葉，埼玉の知事に届け出
　①配置販売業者の氏名及び住所
　②配置員の氏名及び住所
　③配置に従事する区域及びその期間

埼玉県

東京都

神奈川県

千葉県

配置員の住所地：
　東京都知事が身分証明書を交付

□　配置販売業者は，その業務に係る都道府県の区域を自ら管理し，又は当該都道府県の区域において配置販売に従事する配置員のうちから指定した者（区域管理者）に管理させなければならない（区域管理者は，区域に関する必要な業務を遂行し，必要な事項を遵守するために必要な能力及び経験を有する者でなければならない）。
　・第一類医薬品を販売・授与する区域：薬剤師
　・第二類医薬品，第三類医薬品を販売・授与する区域：薬剤師又は登録販売者
　※区域管理者となる登録販売者は店舗管理者と同様，薬局，店舗販売業又は配置販売業において，
　　①過去5年間のうち，勤務期間合計が2年以上（従事期間が月単位で計算して，1カ月に80時間以上従事した月が24月以上，又は，従事期間が通算して2年以上あり，かつ，過去5年間において合計1,920時間以上）ある。
　　②過去5年間のうち，勤務期間合計が1年以上（従事期間が月単位で計算して，1カ月に160時間以上従事した月が12月以上，又は，従事期間が通算して1年以上あり，かつ，過去5年間において合計1,920時間以上）あり，法に基づいて毎年度受講する必要がある研修に加えて，区域の管理及び法令遵守に関する追加的な研修を修了していることが必要である。
　　　⇒　これらの従事期間が通算して1年以上であり，かつ，過去に店舗管理者等として業務に従事した経験がある場合も区域管理者となれる。

□　区域管理者の業務
　・保健衛生上支障を生ずるおそれがないよう，その業務に関し配置員を監督する等，そ

第4章

の区域の業務につき，必要な注意をしなければならない。

・配置販売業者に対して必要な意見を書面により述べなければならない。

□　配置販売業者の業務

・区域管理者の意見を尊重するとともに，法令遵守のために措置を講ずる必要があるときは，当該措置を講じ，かつ，講じた措置の内容（措置を講じない場合にあっては，その旨及びその理由）を記録し，これを適切に保存しなければならない。

・区域の管理に関する業務，その他の配置販売業者の業務を適正に遂行することにより，薬事に関する法令の規定の遵守を確保するために，必要な措置を講じるとともに，その措置の内容を記録し，適切に保存しなければならない。

【ポイントまとめ】

●薬局・医薬品販売業の許可

許可の種類	販売できる医薬品			販売方法		調剤	分割販売	許可を与える者
	医療用医薬品	要指導医薬品	一般用医薬品	店舗販売	配置販売			
薬局	○	○	○	○	×	○	○	薬局ごと 所在地の都道府県知事 （保健所設置市の市長，特別区の区長）
店舗販売業	×	○	○	○	×	×	○	店舗ごと 所在地の都道府県知事 （保健所設置市の市長，特別区の区長）
配置販売業	×	×	※1	×	○	×	×	配置する区域ごと 該当地域の都道府県知事
卸売販売業	○	○	○	一般の生活者には販売不可		×	※2	営業所ごと 所在地の都道府県知事

※1：配置販売業者の販売できる医薬品は，一般用医薬品のうち経年変化等が起こりにくい等の基準に適合する医薬品

※2：管理薬剤師による分割販売は可能

●医薬品販売の許可

	許可	許可条件	管理者	販売可能な医薬品	その他
薬局	所在地の都道府県知事 （保健所設置市の市長） （特別区の区長） （許可申請6年）	・調剤，医薬品販売等を行うために必要な構造設備。 ・店舗で販売・授与を行う。 ・調剤，販売，授与を行う業務を行う体制。 ・申請者が薬事に関する法令等に違反し一定期間経過していないときは不可。	薬剤師	医薬品　全品目 ・医療用医薬品 ・要指導医薬品 ・一般用医薬品	・医薬品の分割販売可。 ・医療法で医療提供施設として位置づけ。

	許可	許可条件	管理者	販売可能な医薬品	その他
店舗販売業	所在地の都道府県知事（保健所設置市の市長）（特別区の区長）（許可申請6年）	・医薬品販売等を行うために必要な構造設備。・店舗で販売・授与を行う。・販売，授与を行う体制。・申請者が薬事に関する法令等に違反し一定期間経過していないときは不可。	薬剤師	要指導医薬品・一般用医薬品の全品目	・医薬品の分割販売可。
			登録販売者	第二・三類の一般用医薬品	
配置販売業	配置しようとする区域の都道府県知事（許可申請6年）	・配置により販売，授与を行う体制。・配置で販売・授与を行う。　申請者が薬事に関する法令等に違反し一定期間経過していないときは不可。	薬剤師	一般用医薬品（特定品目）	・配置販売業者，その配置員は，省令で定める事項（氏名，従事する区域等）を従事しようとする区域の都道府県知事に届け出る。・配置販売業者，その配置員は，その住所地の都道府県知事が発行する身分証明書の交付を受け，これを携帯する。・医薬品の分割販売不可。
			登録販売者	第二・三類の一般用医薬品（特定品目）	
卸売販売業	都道府県知事		薬剤師	医薬品　全品目	・医薬品の分割販売可。・一般消費者に販売不可。
			省令で定める者	特定の品目のみ	

※管理者は，1店舗，1営業所で管理。2カ所以上の勤務は原則不可。

2 リスク区分に応じた販売従事者等（販売方法）

(a) 要指導医薬品

□ 販売・授与：**薬剤師**
販売対象者：使用する**本人のみ**
例外）正当な理由を有する場合，医薬関係者への販売（薬剤師，薬局開設者，医薬品の製造販売業者，製造業者若しくは販売業者，医師，歯科医師若しくは獣医師又は病院，診療所若しくは飼育動物診療施設の開設者）

□ 販売の条件
・要指導医薬品購入者が**使用者**であること（**対面**販売）
・他店での要指導医薬品購入状況の確認

・適正な使用のために必要と認められる数量のみ販売・授与
・情報提供及び指導内容の理解の確認，質問の有無の確認を実施
・購入予定者から相談があった場合には，情報提供又は指導後に販売
・販売した薬剤師の氏名・店舗名・連絡先を伝える

(b) 第一類医薬品

☐ 販売・授与：**薬剤師**

☐ 販売の条件
・情報提供内容の理解の確認，質問の有無の確認を実施
・購入予定者から相談があった場合には，情報提供後に販売
・販売した薬剤師の氏名・店舗名・連絡先を伝える

(c) 第二類医薬品，第三類医薬品

☐ 販売・授与：**薬剤師，登録販売者**

☐ 販売の条件
・購入予定者から相談があった場合には，情報提供後に販売
・販売した薬剤師・登録販売者の氏名・店舗名・連絡先を伝える

(d) 販売記録の作成・保存

☐ 対象医薬品：義務⇒　薬局医薬品，要指導医薬品，第一類医薬品
　　　　　　　努力義務⇒　第二類医薬品，第三類医薬品

薬局医薬品には，医療用医薬品と薬局製造販売医薬品があります。

☐ 保存期間：**2年間**
記載事項
①品名
②数量
③販売，授与，配置した日時
④販売，授与，配置した薬剤師の氏名，情報提供を行った薬剤師の氏名
⑤医薬品の購入者等が情報提供の内容を理解したことの確認の結果
※購入者の連絡先：努力義務（全医薬品）

【ポイントまとめ】

●販売方法

販売方法	要指導医薬品	第一類医薬品	第二類医薬品 第三類医薬品
販売者	薬剤師	薬剤師	薬剤師 登録販売者
購入者が使用者であることの確認	○	―	―
他店からの購入状況	○	濫用品目のみ	濫用品目のみ
上記結果による販売制限	○	濫用品目のみ	濫用品目のみ
購入者の理解の確認後の販売	○	○	―
相談があった場合，情報提供等の後に販売	○	○	○
販売した専門家の氏名，薬局等の名称，連絡先の伝達	○	○	○

※濫用品目（濫用等のおそれのある医薬品）とは，濫用等のおそれのあるものとして厚生労働大臣が指定するもの。
　若年者に対する氏名・年齢の確認，販売数量制限（複数購入時は購入理由確認），使用目的の確認等が必要（「8 その他の遵守事項等」を参照）。

●販売の記録

①〜⑤は，薬事監視の実効性の確保の観点からの記録 ⑥は，安全対策の観点からの記録	薬局医薬品 要指導医薬品 第一類医薬品	第二類医薬品 第三類医薬品
①品名	義務	努力義務
②数量		
③販売日時		
④販売・情報提供等を行った薬剤師の氏名		
⑤購入者が情報提供等の内容を理解した旨の確認		
⑥購入者の連絡先	努力義務	

※作成義務が課せられる記録の保存期間は2年間。

3　リスク区分に応じた情報提供

(a) 要指導医薬品，第一類医薬品

☐　情報提供者：**薬剤師**

☐　販売・授与前の確認事項（**義務**）
　　①年齢
　　②他の薬剤・医薬品の使用の状況
　　③性別

④症状
⑤④の症状に関して医師又は歯科医師の診断を受けたか否かの別及び診断を受けたことがある場合にはその診断の内容（医療機関の受診の有無）
⑥現にかかっている他の疾病がある場合は，その病名
⑦妊娠しているか否か及び妊娠中である場合は妊娠週数
⑧授乳しているか否か
⑨当該要指導医薬品（又は当該第一類医薬品）に係る購入，譲受け又は使用の経験の有無（当該薬剤・医薬品の購入や使用の経験）
⑩調剤された薬剤又は医薬品の副作用その他の事由によると疑われる疾病にかかったことがあるか否か，かかったことがある場合はその症状，その時期，当該薬剤又は医薬品の名称，有効成分，服用した量及び服用の状況（薬剤・医薬品の副作用の経験やその内容）
⑪その他情報の提供を行うために確認することが必要な事項

☐　販売・授与時の情報提供事項（書面又はタブレット端末等に表示して示すことでも可）
①名称
②有効成分の名称・分量
③用法・用量
④効能・効果
⑤使用上の注意のうち，保健衛生上の危害の発生を防止するために必要な事項
⑥販売する薬剤師が，適正な使用のため必要と判断する事項
※第一類医薬品を購入し，又は譲り受ける者から説明を要しない旨の意思の表明があり，薬剤師が，当該第一類医薬品が適正に使用されると認められると判断した場合には，適用しないこととされている。

☐　販売・授与時の情報提供，指導方法（⑥は要指導医薬品のみ）
①場所：情報を提供し指導を行うための設備，医薬品を通常陳列・交付する場所
②当該医薬品の特性，用法，用量，使用上の注意，併用を避けるべき医薬品その他適正な使用のため必要な情報を，購入者の状況に応じて個別に提供，必要な指導を行う
③医薬品を使用しようとする者がお薬手帳を所持しない場合はその所持を勧奨し，当該者がお薬手帳を所持する場合は，必要に応じ，当該お薬手帳を活用した情報の提供及び指導を行う（お薬手帳には，当該医薬品についても記録することが重要）
④副作用その他の事由によるものと疑われる症状が発生した場合の対応について説明
⑤購入者が当該情報の提供及び指導の内容を理解したこと及び更なる質問の有無について確認
⑥必要に応じて，当該医薬品に代えて他の医薬品の使用を勧める
⑦必要に応じて，医師又は歯科医師の診断を受けることを勧める

⑧情報の提供及び指導を行った薬剤師の氏名を伝える

※指導は要指導医薬品のみ

☐ 相談対応（販売時，販売後）

医薬品の適正な使用のため，医薬品の使用者・購入者から相談があった場合，薬剤師が必要な情報を提供し，又は必要な薬学的知見に基づく指導を行わなければならない。

※薬学的知見に基づく指導は要指導医薬品のみ。

(b) 第二類医薬品，第三類医薬品

☐ 情報提供者：**薬剤師，登録販売者**

☐ 販売・授与前の確認事項 { 第二類医薬品⇒ 努力義務 / 第三類医薬品⇒ 努力項目（望ましい） }

①年齢

②他の薬剤・医薬品の使用の状況

③性別

④症状

⑤④の症状に関して医師又は歯科医師の診断を受けたか否かの別及び診断を受けたことがある場合にはその診断の内容（医療機関の受診の有無）

⑥現にかかっている他の疾病がある場合は，その病名

⑦妊娠しているか否か及び妊娠中である場合は妊娠週数

⑧授乳しているか否か

⑨当該医薬品の購入や使用の経験

⑩調剤された薬剤又は医薬品の副作用その他の事由によると疑われる疾病にかかったことがあるか否か，かかったことがある場合はその症状，その時期，当該薬剤又は医薬品の名称，有効成分，服用した量及び服用の状況（薬剤・医薬品の副作用の経験やその内容）

⑪その他情報の提供を行うために確認することが必要な事項

☐ 指定第二類医薬品

第二類医薬品のうち，特定の使用者（小児，妊婦等）や相互作用に関して使用を避けるべき注意事項があり，それに該当する使用がなされた場合に重大な副作用を生じる危険性が高まる成分，又は依存性・習慣性がある成分が配合されたもの。

薬剤師又は登録販売者による情報提供ができるよう，陳列方法を工夫する等の対応が必要。

☐ 指定第二類医薬品を購入しようとする者等が，**禁忌事項**を確認すること及び当該医薬品の使用について薬剤師又は登録販売者に相談することを勧める旨を確実に認識できるよ

第4章

うにするために必要な措置を講じなければならない。

☐　相談対応（販売時，販売後）
医薬品の適正な使用のため，医薬品の使用者・購入者から相談があった場合，薬剤師・登録販売者が必要な情報を提供しなければならない。

【ポイントまとめ】
●情報提供の方法

情報提供の方法	薬局医薬品 要指導医薬品	第一類医薬品	第二類医薬品 第三類医薬品
店舗内の情報提供場所での情報提供	○	○	△
個別の情報提供	○	○	△
副作用発生時の対応の説明	○	○	△
購入者の理解・再質問の有無の確認	○	○	△
他剤推奨	○	○	△
受診勧奨	○	○	△
情報提供した薬剤師名の伝達	○	○	△
情報提供時の書面記載	○	○	△
情報提供時の確認	○	○	△

○：義務　　　△：努力義務，望ましい

●店舗販売業での医薬品の販売又は授与の業務を行う体制の基準

	専門家の勤務	対応する専門家	販売・相談対応	相談された場合
要指導医薬品	販売時間は，常時薬剤師が勤務	薬剤師	義務（対面で使用する本人に，書面による情報提供・指導で販売）	義務
一般用医薬品				
第一類医薬品	販売時間は，常時薬剤師が勤務	薬剤師	義務（書面による情報提供で販売）	義務
指定第二類医薬品 第二類医薬品	販売時間は常時薬剤師または，登録販売者が勤務	薬剤師 登録販売者	努力義務	義務
第三類医薬品		薬剤師 登録販売者	法上の規定なし	義務

※店舗販売業は，要指導医薬品又は一般用医薬品の販売又は授与に従事する薬剤師・登録販売者の週当たり勤務時間数の総和を当該店舗内の情報の提供及び指導を行う場所の数で除して得た数が，要指導医薬品又は　般用医薬品を販売し，又は授与する開店時間の一週間の総和以上であること。

4 リスク区分に応じた陳列等

(a) 薬局，店舗販売業

☐ 陳列
- ・医薬品は**他の物**（食品（保健機能食品を含む），医薬部外品，化粧品等）**と区別して**貯蔵，又は陳列。
- ・第一類医薬品，第二類医薬品及び第三類医薬品が混在しないように陳列。
- ・要指導医薬品及び一般用医薬品を混在しないように陳列。

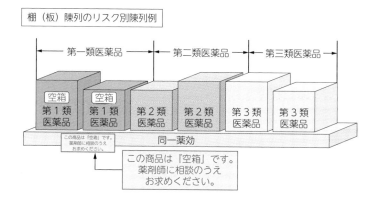

棚（板）陳列のリスク別陳列例

☐ 閉鎖措置
- ・要指導医薬品又は一般用医薬品を販売し，又は授与しない時間は，要指導医薬品又は一般用医薬品を通常**陳列し，又は交付する場所**を**閉鎖**しなければならない。
- ・要指導医薬品又は第一類医薬品を販売し，又は授与しない時間は，要指導医薬品陳列区画又は第一類医薬品陳列区画を閉鎖しなければならない。ただし，鍵をかけた陳列設備に陳列している場合を除く。

☐ 要指導医薬品
要指導医薬品陳列区画の内部の陳列設備に陳列。
例外）・鍵をかけた陳列設備での陳列
　　　　・要指導医薬品を購入しようとする者等が直接手の触れられない陳列設備での陳列

☐ 第一類医薬品
第一類医薬品陳列区画の内部の陳列設備に陳列。
例外）・鍵をかけた陳列設備での陳列
　　　　・第一類医薬品を購入しようとする者等が直接手の触れられない陳列設備での陳列

第4章

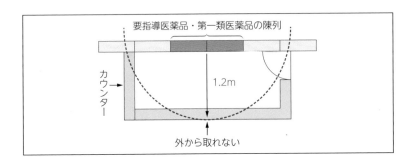

 要指導医薬品陳列区画・第一類医薬品陳列区画というのは，陳列設備から1.2m以内の範囲に購入者等が立ち入ることができない所です。

□　指定第二類医薬品

「情報提供設備」から7m以内の範囲に陳列。

例外）・鍵をかけた陳列設備に陳列

・陳列設備から1.2mの範囲に，購入者が進入できないような措置がある場合

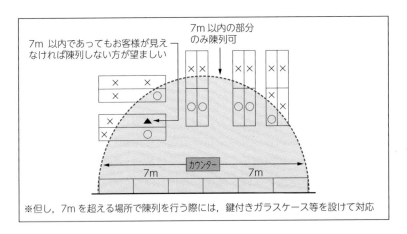

(b) 配置販売業

 配置販売業における「陳列」とは，配置箱の中のことをいいます。

□　配置箱の中では，医薬品は他の物と区別して貯蔵し，又は陳列しなければならない。

□　配置箱の中で一般用医薬品を陳列する場合は，第一類医薬品，第二類医薬品，第三類医薬品の区分ごとに陳列しなければならない。（第一類医薬品，第二類医薬品及び第三類医薬品を混在させない。）

5 掲示

(a) 薬局開設者, 店舗販売業者

☐ 薬局又は店舗を利用するために必要な情報を, 当該薬局又は店舗の見やすい位置に掲示板で掲示しなければならない。

☐ 掲示内容

薬局又は店舗の管理 及び運営に関する事項	薬局製造販売医薬品, 要指導医薬品及び 一般用医薬品の販売制度に関する事項
①許可の区分の別 ②開設者等の氏名又は名称, 許可証の記載事項 ③管理者の氏名 管理者の住所は不要です。 ④勤務する薬剤師又は第十五条第二項本文に規定する登録販売者以外の登録販売者若しくは同項本文に規定する登録販売者の別, その氏名及び担当業務 免許番号等は不要です。 ⑤取り扱う要指導医薬品及び一般用医薬品の区分 ⑥薬局, 店舗に勤務する者の**名札等による区別**に関する説明 ⑦営業時間, 営業時間外で相談できる時間及び営業時間外で医薬品の購入, 譲受けの申込みを受理する時間 ⑧相談時及び緊急時の電話番号その他連絡先	店舗で扱っていないものについても掲示します。 ①要指導医薬品, 第一類医薬品, 第二類医薬品及び第三類医薬品の定義・解説 ②要指導医薬品, 第一類医薬品, 第二類医薬品及び第三類医薬品の表示に関する解説 ③要指導医薬品, 第一類医薬品, 第二類医薬品及び第三類医薬品の情報の提供に関する解説 ④薬局製造販売医薬品を調剤室以外の場所に陳列する場合にあっては, 薬局製造販売医薬品の定義・解説並びに表示, 情報の提供及び陳列に関する解説 ⑤要指導医薬品の陳列に関する解説 ⑥指定第二類医薬品の陳列に関する解説 ⑦指定第二類医薬品を購入し, 又は譲り受けようとする場合は, 当該指定第二類医薬品の**禁忌**を確認すること及び当該指定第二類医薬品の使用について薬剤師又は登録販売者に**相談**することを勧める旨 ⑧一般用医薬品の陳列に関する解説 ⑨医薬品による健康被害の救済制度に関する解説 **⑩個人情報の適正な取扱いを確保するための措置** ⑪その他必要な事項

※「第十五条第二項本文に規定する登録販売者以外の登録販売者」とは「登録販売者」の名札を付ける登録販売者のことをいい,「同項本文に規定する登録販売者」とは「登録販売者(研修中)」の名札をつける登録販売者のことをいう(「8 その他の遵守事項等」を参照)。

 薬局製造販売医薬品とは, 薬局開設者が当該薬局における設備及び器具をもって製造し, 当該薬局において直接消費者に販売又は授与する医薬品のことです。厚生労働大臣の指定する有効成分以外の成分は使えません。

(b) 配置販売業者

☐ 必要な情報を記載した書面を添えて配置しなければならない。

☐　書面内容

区域の管理及び運営に関する事項	一般用医薬品の販売制度に関する事項
①許可の区分の別 ②配置販売業者の氏名又は名称，営業の区域その他の許可証の記載事項 ③区域管理者の**氏名** ④当該区域に勤務する薬剤師又は第十五条第二項本文に規定する登録販売者以外の登録販売者若しくは同項本文に規定する登録販売者の別，その氏名及び担当業務 ⑤取り扱う一般用医薬品の区分 ⑥当該区域に勤務する者の**名札等による区別**に関する説明 ⑦営業時間，営業時間外で相談できる時間及び営業時間外で医薬品の購入，譲受けの申込みを受理する時間 ⑧相談時及び緊急時の電話番号その他連絡先	①第一類医薬品，第二類医薬品及び第三類医薬品の定義・解説 ②第一類医薬品，第二類医薬品及び第三類医薬品の表示に関する解説 ③第一類医薬品，第二類医薬品及び第三類医薬品の情報の提供に関する解説 ④指定第二類医薬品の定義等に関する解説 ⑤指定第二類医薬品を購入し，又は譲り受けようとする場合は，当該指定第二類医薬品の**禁忌**を確認すること及び当該指定第二類医薬品の使用について薬剤師又は登録販売者に**相談**することを勧める旨 ⑥一般用医薬品の陳列に関する解説 ⑦医薬品による健康被害の救済制度に関する解説 ⑧**個人情報の適正な取扱いを確保するための措置** ⑨その他必要な事項

6　特定販売

☐　その薬局又は店舗におけるその**薬局又は店舗以外の場所にいる者**に対する一般用医薬品又は薬局製造販売医薬品（毒薬及び劇薬であるものを除く）の販売又は授与。
医療用医薬品，要指導医薬品の取り扱いはできない。
例）インターネットによる通信販売等。

☐　取扱い商品
当該薬局又は店舗に貯蔵し，又は陳列している一般用医薬品又は薬局製造販売医薬品。

　店舗内の在庫のみ販売，授与することができます。
在庫を持たず，つど取り寄せての対応はできません。

☐　リスク別表示（広告）
特定販売について広告をするときは，第一類医薬品，指定第二類医薬品，第二類医薬品，第三類医薬品及び薬局製造販売医薬品の区分ごとに表示すること。

☐　閲覧の容易性
インターネットを利用して広告をする場合，都道府県知事等及び厚生労働大臣が容易に閲覧することができるホームページで行うこと。

☐　特定販売を行う場合であっても，一般用医薬品を購入しようとする者等から，対面又は電話により相談応需の希望があった場合には，薬局開設者又は店舗販売業者は，その**薬局又は店舗において**医薬品の販売又は授与に従事する薬剤師又は登録販売者に，**対面又**

は電話により情報提供を行わせなければならない。

☐ 表示事項

インターネットでは，ホームページに見やすく表示。

その他の広告方法を用いる場合は，当該広告に見やすく表示。

薬局又は店舗の管理及び運営に関する事項	薬局製造販売医薬品，要指導医薬品及び一般用医薬品の販売制度に関する事項	特定販売に伴う事項
①許可の区分の別 ②開設者等の氏名又は名称，許可証の記載事項 ③管理者の氏名 ④勤務する薬剤師又は第十五条第二項本文に規定する登録販売者以外の登録販売者若しくは同項本文に規定する登録販売者の別，その氏名及び担当業務 ⑤取り扱う要指導医薬品及び一般用医薬品の区分 ⑥薬局，店舗に勤務する者の名札等による区別に関する説明 ⑦営業時間，営業時間外で相談できる時間及び営業時間外で医薬品の購入，譲受けの申込みを受理する時間 ⑧相談時及び緊急時の電話番号その他連絡先	①要指導医薬品，第一類医薬品，第二類医薬品及び第三類医薬品の定義・解説 ②要指導医薬品，第一類医薬品，第二類医薬品及び第三類医薬品の表示に関する解説 ③要指導医薬品，第一類医薬品，第二類医薬品及び第三類医薬品の情報の提供に関する解説 ④薬局製造販売医薬品を調剤室以外の場所に陳列する場合にあっては，薬局製造販売医薬品の定義・解説並びに表示，情報の提供及び陳列に関する解説 ⑤要指導医薬品の陳列に関する解説 ⑥指定第二類医薬品の表示等に関する解説 ⑦指定第二類医薬品を購入し，又は譲り受けようとする場合は，当該指定第二類医薬品の禁忌を確認すること及び当該指定第二類医薬品の使用について薬剤師又は登録販売者に相談することを勧める旨 ⑧一般用医薬品の表示に関する解説 ⑨医薬品による健康被害の救済制度に関する解説 ⑩個人情報の適正な取扱いを確保するための措置 ⑪その他必要な事項	①薬局又は店舗の主要な外観の写真 ②薬局製造販売医薬品又は一般用医薬品の陳列の状況を示す写真 ③現在勤務している薬剤師又は第十五条第二項本文に規定する登録販売者以外の登録販売者若しくは同項本文に規定する登録販売者の別及びその氏名 勤務者の写真は不要です。 ④開店時間と特定販売を行う時間が異なる場合にあっては，その開店時間及び特定販売を行う時間 ⑤特定販売を行う薬局製造販売医薬品又は一般用医薬品の使用期限

第4章

7 医薬品の購入等に関する記録等

(a) 薬局，店舗販売業

配置販売業者が医薬品を購入し，又は譲り受けたときも同様です。

☐ 薬局開設者及び店舗販売業者は，**医薬品を購入し，又は譲り受けたとき及び薬局開設者，医薬品の製造販売業者，製造業者若しくは販売業者又は病院，診療所若しくは飼育動物診療施設の開設者に販売し，又は授与したときは，次に掲げる事項を書面に記載し

なければならない。ただし、④（氏名又は名称以外の事項に限る）及び⑤については、購入者等（医薬品を購入若しくは譲り受けた者又は販売若しくは授与した者）と常時取引関係にある場合を除く。

①品名

②数量

③購入等の年月日

④購入者等の氏名又は名称、住所又は所在地及び電話番号その他の連絡先

⑤④の事項を確認するために提示を受けた資料

⑥購入者等が自然人（しぜんじん）であり、かつ、購入者等以外の者が医薬品の取引の任に当たる場合及び購入者等が法人である場合にあつては、医薬品の取引の任に当たる自然人（しぜんじん）が、購入者等と雇用関係にあること又は購入者等から医薬品の取引の指示を受けたことを示す資料

> 購入者等とは、取引先のことです。
> 自然人とは、法人に対して個人を指す法律用語です。
> 雇用関係にあることを示す資料とは、例えば社員証が該当します。
> 取引の指示を受けたことを示す資料とは、例えば配達伝票が該当します。

☐ 医療用医薬品（体外診断用医薬品を除く）については、①から⑥までの事項に加え、ロット番号（ロットを構成しない医薬品については製造番号又は製造記号）及び使用の期限を記載する必要がある。

なお一般用医薬品等についても、偽造医薬品の流通防止に向けた対策の観点から、併せて記載することが望ましい。

(b) 複数の事業所について許可を受けている場合

☐ 法に基づく許可を受けて医薬品を業として販売又は授与する者（許可事業者）が、複数の事業所について許可を受けている場合には、事業所間の医薬品の移転であっても、移転先及び移転元のそれぞれの事業所ごとに、次の①から⑤までの事項を記録しなければならない（記載の日から3年間保存）。

ただし②及び③については医療用医薬品（体外診断用医薬品を除く）である場合に限るが、一般用医薬品等についても、偽造医薬品の流通防止に向けた対策の観点から併せて記載することが望ましい。

①品名

②ロット番号（ロットを構成しない医薬品については製造番号又は製造記号）

③使用の期限

④数量

⑤移転先及び移転元の場所並びに移転の年月日

(c) 貯蔵設備を設ける区域

□ 薬局及び店舗販売業の店舗の構造設備に係る基準として，「医薬品の貯蔵設備を設ける区域が，他の区域から明確に区別されていること」が規定されている。また，薬局開設者及び店舗販売業者が講じなければならない措置として，「医薬品の貯蔵設備を設ける区域に立ち入ることができる者の特定」が規定されている。

> 例えば，外部の人が立ち入る場合には，入退室の際に記録簿をつけます。
> 監視カメラの設置までは求められていません。

8 その他の遵守事項等

□ 従事者の表示（名札，白衣等）
医薬品の販売等に従事する薬剤師，登録販売者又は一般従事者であることが容易に判別できるよう勤務する者に名札を付けさせること，その他必要な措置を講じなければならない。
※登録販売者の名札
　・過去5年間のうち2年以上（従事期間が月単位で計算して，1カ月に80時間以上従事した月が24月以上，又は，従事期間が通算して2年以上あり，かつ，過去5年間において合計1,920時間以上）の実務・業務経験あり：登録販売者
　・過去5年間のうち1年以上（従事期間が月単位で計算して，1カ月に160時間以上従事した月が12月以上，又は，従事期間が通算して1年以上あり，かつ，過去5年間において合計1,920時間以上）の実務・業務経験があり，法に基づいて毎年度受講する必要がある研修に加えて，店舗又は区域の管理及び法令遵守に関する追加的な研修を修了している：登録販売者
　・上記以外の登録販売者：登録販売者（研修中）

> ただし，従事期間が通算して1年以上で，かつ，過去に店舗管理者等として業務に従事した経験がある場合は適用されません。
> 登録販売者（研修中）については，薬剤師又は登録販売者の管理及び指導の下に業務に従事しなければなりません。

□ 一般用医薬品のうち，濫用等のおそれのあるものとして**厚生労働大臣が指定**するものを販売又は授与するときは，以下の方法により行わなければならない。
　①**薬剤師**又は**登録販売者**に，次に掲げる事項を確認させる。
　　（ⅰ）購入者が**若年者**である場合，購入者の**氏名及び年齢**（書面で記録する必要はない）
　　（ⅱ）購入者・使用者の，他の薬局・店舗での濫用等のおそれのある医薬品の購入状況
　　（ⅲ）適正使用のために必要と認められる数量を超えて当該医薬品を購入しようとす

る場合は，その理由

（ⅳ）その他，当該医薬品の適正な使用を目的とする購入又は譲受けであることを確認するために必要な事項

 若年者とは，高校生，中学生等のことをいいます。

②薬剤師又は登録販売者に，①の規定により確認した事項を勘案し，適正な使用のため必要と認められる数量に限り，販売し，又は授与させる。

□ 濫用等のおそれのある成分
　・エフェドリン
　・コデイン
　・ジヒドロコデイン
　・ブロモバレリル尿素
　・プソイドエフェドリン
　・メチルエフェドリン

「エコなブロー」で覚えよう。
・エ⇒　エフェドリン（3種類）
・コ⇒　コデイン類（2種類）
・ブロ⇒　ブロモバレリル尿素

□ 医薬品の直接の容器又は直接の被包に表示された使用の期限を超過した医薬品を，正当な理由なく，販売し，授与し，販売若しくは授与の目的で貯蔵し，若しくは陳列し，又は広告してはならない。

□ 医薬品を競売に付してはならない（オークション形式での販売禁止）。

□ 医薬品について広告するときは，当該医薬品の購入者・使用者による当該医薬品に関する意見その他医薬品の使用が不適正なものとなるおそれのある事項を表示してはならない（レビュー，口コミ掲載の禁止）。

□ 医薬品の購入履歴，ホームページの利用の履歴等の情報に基づき，自動的に特定の医薬品の購入を勧誘する方法等の医薬品の使用が不適正なものとなるおそれのある方法により医薬品を広告してはならない（興味関心連動型広告，インタレストベース広告，行動ターゲティング広告の禁止）。

【ポイントまとめ】

● 医薬品区分と販売方法

	薬局医薬品		要指導医薬品	一般用医薬品		
	医療用医薬品	薬局製造販売医薬品※1		第一類医薬品	第二類医薬品（指定第二類医薬品）	第三類医薬品
説明	人体に対する作用が著しく，重篤な副作用が生じるおそれのある医薬品	薬局の設備・器具を用いて製造し，薬局で直接消費者に販売・授与する医薬品	ダイレクトOTC医薬品，スイッチ直後品目，毒薬，劇薬	特にリスクが高い医薬品	リスクが比較的高い医薬品（特に注意を要するものを指定第二類医薬品とする。）	リスクが比較的低い医薬品
販売できる業態	薬局のみ		薬局・店舗販売業※2	薬局・店舗販売業※3・配置販売業※3		
販売者	薬剤師のみ				薬剤師・登録販売者	
販売時の情報提供	義務				努力義務	規定なし
対面販売／特定販売※4, ※5	対面販売のみ	特定販売可	対面販売のみ※6	特定販売可		
相談があった場合の対応	義務					
記録の作成・保存	義務				努力義務	

※1：薬局製剤製造販売業及び薬局製剤製造業の許可を取得している薬局のみ販売できる。
※2：要指導医薬品を販売する時間内は，薬局又は店舗内で薬剤師が情報提供・指導を行えること。
※3：第一類医薬品を販売する時間内は，薬局又は店舗内で薬剤師が情報提供を行えること。
　　　第一類医薬品を適正に使用されると薬剤師が判断しない限り，情報提供は免除されない。
※4：その薬局又は店舗以外の場所にいる者に対する一般用医薬品又は薬局製造販売医薬品（毒薬及び劇薬を除く）の販売又は授与。
　　　いわゆる電話販売，カタログ販売，インターネット販売のこと。
※5：薬局製造販売医薬品及び第一類医薬品の特定販売のみ行う時間も，薬局又は店舗内に薬剤師が勤務していることが必要。
※6：使用する本人に対面で販売。

p 313〜p 315の知識確認問題問28〜問50にチャレンジしよう！

4. 医薬品販売に関する法令遵守

1　適正な販売広告

☐　医薬品は，誇大広告等や**承認前の医薬品等の広告が禁止**されている。
医薬品等の販売広告は，法による保健衛生上の観点からの規制のほか，「不当景品類及び不当表示防止法」や「特定商取引に関する法律」の規制もされている。

☐　広告等の依頼主だけでなく，その広告等に関与するすべての人が対象。
製薬企業等の宣伝広告に関して，業界団体の自主基準のほか，広告媒体となるテレビ，ラジオ，新聞又は雑誌の関係団体においても，自主的な広告審査等が行われている。

☐　誇大広告等
・医薬品，医薬部外品，化粧品，医療機器又は再生医療等製品の名称，製造方法，効能，効果又は性能に関して，明示的・暗示的問わず，**虚偽**又は**誇大**な記事を広告し，記述し，又は流布してはならない。
・医師その他の者がこれを**保証したもの**と誤解されるおそれがある記事を広告し，記述し，又は流布してはならない。
・医薬品，医薬部外品，化粧品，医療機器又は再生医療等製品に関して**堕胎**を暗示し，又は**わいせつ**にわたる文書又は図画を用いてはならない。

　堕胎とは，非合法に行われる人工妊娠中絶のことです。

☐　承認前の医薬品等の広告
承認前の医薬品，医療機器又は再生医療等製品について，名称，製造方法，効能，効果又は性能に関する広告をしてはならない。

☐　以下の**全てを満たす**場合，医薬品の広告に該当するものと判断される。
・顧客を誘引する（顧客の購入意欲を昂進させる）意図が明確であること
・特定の医薬品の商品名（販売名）が明らかにされていること
・一般人が認知できる状態であること

☐　一般用医薬品の販売広告として，薬局，店舗販売業又は配置販売業において販売促進の

ため用いられるチラシやダイレクトメール（電子メールを含む），POP広告等も含まれる。（ポスター，ステッカー，ディスプレー等も広告に含まれる。）

> POPとは，主に小売店の店頭プロモーションとして設置されている広告のことです。

☐ 違反広告に係る措置命令等

厚生労働大臣又は都道府県知事等は，誇大広告等や承認前の医薬品等の広告についての法の規定に違反した者に対して，その行為の中止，再発防止等の措置命令を行うことができる。

☐ 課徴金制度

厚生労働大臣は医薬品，医療機器等の名称，製造方法，効能，効果又は性能に関する虚偽・誇大な広告を行った者に対して，違反を行っていた期間中における対象商品の売上額×4.5％の課徴金を納付させる命令を行う。

2 医薬品等適正広告基準

> 医薬品の販売広告に係る法令遵守，また生命関連製品である医薬品の本質を踏まえて，広告の適正化を図ることを目的として示されたものです。

☐ 購入者等に対して，医薬品について事実に反する認識を得させるおそれがある広告のほか，過度の消費や乱用を助長するおそれがある広告についても不適正なものとしている。

(a) 事実に反する認識を得させるおそれがある広告

☐ 以下の広告は不適当。
　・承認の範囲を超える効能効果の内容が表現された広告
　・医師による診断・治療によらなければ一般に治癒が期待できない疾患（例えば，がん，糖尿病，心臓病等）について自己治療が可能であるかの広告表現
　・医薬品の効能効果または安全性について，最大級の表現又はこれに類する表現等

☐ 漢方処方製剤等では，使用する人の体質等を限定した上で特定の症状等に対する改善を目的として，効能効果に一定の前提条件（いわゆる「しばり表現（例：防風通聖散は，体力充実して，腹部に皮下脂肪が多く，便秘がちなものの……）」）が付されていることが多い。
この「しばり表現」を省いて広告することは原則として認められていない。
漢方処方製剤の効能効果は，配合されている個々の生薬成分が相互に作用しているた

め，構成生薬の作用を**個別に挙げて**説明することも不適当。

☐ 一般用医薬品と同じ有効成分を含有する医療用医薬品の効能効果をそのまま標榜することも，承認されている内容を正確に反映した広告といえない。

 一般用医薬品と医療用医薬品では，同じ有効成分でも，承認を受けた効能効果が異なる場合があります。

☐ 医薬品の有効性又は安全性について，それが確実であることを保証するような表現がなされた広告は，明示的・暗示的を問わず，虚偽又は誇大な広告とみなされる。
使用前・使用後に関わらず図画・写真等を掲げる際には，効能効果等の保証表現となるものは認められない。

☐ チラシやパンフレット等の同一紙面に，医薬品と食品，化粧品，雑貨類等の医薬品ではない製品を併せて掲載すること自体は問題ないが，医薬品でない製品について医薬品的な効能効果があるように見せかけ，誤認を与えるおそれがある場合には，必要な承認等を受けていない医薬品の広告とみなされる（無承認無許可医薬品）。

(b) 過度の消費や乱用を助長するおそれのある広告

☐ 以下の広告は不適当。
　・商品名を連呼する音声広告
　・不安を煽（あお）って購入を促す広告
　・不必要な人にまで使用を促したり，安易な使用を促すおそれがある広告
　・医薬品について，食品的又は化粧品的な用法が強調されている広告

☐ 「天然成分を使用しているので副作用がない」，「いくら飲んでも副作用がない」といった事実に反する広告表現は，過度の消費や乱用を助長するおそれがあるだけでなく，虚偽誇大な広告にも該当。

☐ 医薬関係者，医療機関，公的機関，団体等が，公認，推薦，選用等している旨の広告については，仮に**事実であったとしても，原則として不適当**とされる（市町村が行う衛生害虫類駆除事業に際して特定の殺虫剤・殺鼠（さっそ）剤を住民に推薦するときを除く）。

3　適正な販売方法

☐ 生活者に医薬品の過度の消費や乱用を助長するおそれがある販売方法は，販売広告と同様，保健衛生上の観点から必要な監視指導が行われている。
　・キャラクターグッズ等の景品類を提供して販売。
　　⇒　不当景品類及び不当表示防止法の限度内であれば認められている。

・医薬品を懸賞や景品として授与する。
⇒　原則として認められていない。

☐　組み合わせ販売
・購入者等に対して情報提供を十分に行える程度の範囲内で，購入者の利便性のため組み合わせることに合理性がある（消毒薬と絆創膏等）⇒　適正
・効能効果が重複する組み合わせ⇒　不適正
・相互作用等により保健衛生上の危害を生じるおそれのある組み合わせ⇒　不適正
・販売側の都合による抱き合わせ，在庫処分等の目的の組み合わせ⇒　不適正
・組み合わせた個々の医薬品等の法定表示事項が，組み合わせ販売のため使用される容器の外から明瞭に見えなければならない

☐　以下の場合は，許可の種類に応じた許可行為から逸脱するため違反。
・薬局及び店舗販売業において，許可を受けた以外の場所を拠点として販売等
・配置販売業において，医薬品を先用後利によらず現金売りを行う

4　行政庁の監視指導，苦情相談窓口

(a) 行政庁の監視指導

☐　薬事監視員
厚生労働大臣，都道府県知事，保健所を設置する市の市長及び特別区の区長は，その職員のうちから薬事監視員を命じ，監視指導を行わせている。
薬局及び医薬品の販売業に関する監視指導に関しては，基本的に当該薬局の開設許可，販売業の許可を所管する都道府県又は保健所設置市若しくは特別区の薬事監視員が行っている。

☐　立入検査等
都道府県知事等は，薬局開設者又は医薬品の販売業者が法令等を遵守しているかどうかを確かめるために，以下のことを行わせることができる。
・薬局開設者又は医薬品の販売業者に対して必要な報告をさせる
・薬事監視員に，医薬品を業務上取り扱う場所に立ち入らせる
・薬事監視員に，構造設備若しくは**帳簿書類等を検査**させる
・薬事監視員に，従業員その他の関係者に質問させる
・薬事監視員に，無承認無許可医薬品，不良医薬品又は不正表示医薬品等の疑いのある**物**を，試験のため必要な**最少分量**に限り，**収去**させる

 収去とは，強制的に取り去ることです。

□　罰則

行政庁の監視指導に対して，薬局開設者や医薬品の販売業者が，命ぜられた報告を怠ったり，虚偽の報告をした場合，薬事監視員による立入検査や収去を拒んだり，妨げたり，忌避した場合，また，薬剤師や登録販売者を含む従業員が，薬事監視員の質問に対して正当な理由なく答弁しなかったり，虚偽の答弁を行った場合には，「罰金に処する」こととされている。

(b) 行政庁による処分

①改善命令等

□　都道府県知事等は，薬局開設者又は医薬品の販売業者（配置販売業者を除く）に対し，
・**構造設備**が基準に適合しない
・その構造設備によって不良医薬品を生じるおそれがある場合
構造設備の**改善を命じ**，又はその改善がなされるまでの間，施設の全部若しくは一部の使用を禁止することができる。

□　都道府県知事等は，薬局開設者又は医薬品の販売業者に対し，一般用医薬品の販売等を行うための業務体制が基準（体制省令）に適合しなくなった場合，その業務体制の整備を命ずることができ，法令の遵守を確保するため措置が不十分であると認める場合においては，その改善に必要な措置を講ずべきことを命ずることができる。

□　都道府県知事等は，薬局開設者又は医薬品の販売業者に薬事に関する法令に違反する行為があった場合，保健衛生上の危害の発生又は拡大を防止するため必要があると認めるときは，その業務の運営の改善に必要な措置を採るべきことを命ずることができる。

□　都道府県知事等は，薬局開設者又は医薬品の販売業者について，当該薬局の開設又は販売業の許可の際に付された条件に違反する行為があったとき，その薬局開設者又は医薬品の販売業者に対して，その条件に対する違反を是正するために必要な措置を採るべきことを命ずることができる。⇒　**改善措置**命令

□　都道府県知事等は，薬局の管理者又は店舗管理者若しくは区域管理者について
・薬事に関する法令又はこれに基づく処分に違反する行為があったとき
・管理者として不適当であると認めるとき
その薬局開設者又は医薬品の販売業者に対して，変更を命ずることができる。
⇒　管理者の**変更**命令

②業務停止命令等

□　都道府県知事は，配置販売業の配置員が，その業務に関し，法若しくはこれに基づく命令又はこれらに基づく処分に違反する行為があったとき，配置販売業者に対して，期間

を定めてその配置員による配置販売の業務の停止を命ずることができ，また，必要があるときは，その配置員に対しても，期間を定めてその業務の停止を命ずることができる。

☐ 都道府県知事等は，薬局開設者又は医薬品の販売業者について
・薬事に関する法令又はこれに基づく処分に違反する行為があったとき
・薬局開設者又は医薬品の販売業者が禁錮以上の刑に処せられる等，その許可の基準として求めている事項に反する状態に該当するに至ったとき
その許可を取り消し，又は期間を定めてその業務の全部若しくは一部の停止を命ずることができる。

☐ **厚生労働大臣**は，医薬品による保健衛生上の危害の発生又は拡大を防止するため必要があると認めるときは，薬局開設者又は医薬品の販売業者に対して，医薬品の販売又は授与を一時停止することその他保健衛生上の危害の発生又は拡大を防止するための応急措置を採るべきことを命ずることができる。
⇒ **緊急**命令

③廃棄・回収命令等

☐ 厚生労働大臣又は都道府県知事等は，医薬品を業務上取り扱う者（薬局開設者，医薬品の販売業者を含む）に対し，不正表示医薬品，不良医薬品，無承認無許可医薬品等について，**廃棄，回収**その他公衆衛生上の危険の発生を防止するに足りる措置を採るべきことを命ずることができる。

☐ 厚生労働大臣，都道府県知事等は，
・廃棄等の命令を受けた者がその命令に従わないとき
・緊急の必要があるとき
薬事監視員に，その不正表示医薬品等を廃棄させ，若しくは回収させ，又はその他の必要な処分をさせることができる。

☐ 行政庁による命令がなくても，医薬品等の製造販売業者等が，その医薬品等の使用によって保健衛生上の危害が発生し，又は拡大するおそれがあることを知ったときは，これを防止するために廃棄，回収，販売の停止，情報の提供その他必要な措置を講じなければならない。薬局開設者又は医薬品の販売業者，薬剤師その他の医薬関係者は，医薬品等の製造販売業者等が行う必要な措置の実施に協力するよう努めなければならない。

(c) 苦情相談窓口

☐ 薬事監視員を任命している行政庁の薬務主管課，保健所，薬事監視事務所等には，薬局や医薬品の販売業の販売広告，販売方法等の一般用医薬品の販売等に関して，生活者か

らの苦情や相談が寄せられている。

☐　苦情等の内容から，薬事に関する法令への違反，不遵守につながる情報が見出された場合には，立入検査等によって事実関係を確認のうえ，薬局開設者又は医薬品の販売業者等に対して，必要な指導，処分等を行っている。

☐　生活者からの苦情等は，（独）国民生活センター，各地区の消費生活センター又は消費者団体等の民間団体にも寄せられている。それら機関，団体等では生活者へのアドバイスのほか，必要に応じて**行政庁**への通報や問題提起を行っている。

 （独）とは，「独立行政法人」の略称です。

☐　医薬品の販売関係の業界団体・職能団体（JACDS等）では，一般用医薬品の販売等に関する苦情を含めた様々な相談を購入者等から受けつける窓口を設置し，業界内における自主的なチェックと自浄的是正を図る取組みもなされている。

 JACDSとは，「日本チェーンドラッグストア協会」の略称です。

 p 315〜p 316の知識確認問題問51〜問60にチャレンジしよう！

【第4章：知識確認問題にチャレンジ】（解答と解説はp 381）

以下の文章は，第4章の知識を問う選択肢に頻出する誤文です。
どこが間違っているか，答えなさい。

1) 医薬品医療機器等法は，医薬品，医薬部外品，化粧品，医療機器及び生物由来製品の品質，有効性及び安全性の確保並びにこれらの使用による保健衛生上の危害の発生及び拡大の防止のために必要な規制を行うとともに，危険薬物の規制に関する措置を講ずるほか，医療上特にその必要性が高い医薬品，医療機器及び生物由来製品の研究開発の促進のために必要な措置を講ずることにより，保健衛生の向上を図ることを目的とする。

2) 二以上の都道府県において販売従事登録を受けようと申請した者は，当該申請を行ったそれぞれの都道府県知事の登録を受けることができる。

3) 登録販売者の販売従事登録を受けた事項（本籍地，氏名，住所）に変更を生じたときは，10日以内にその旨を届け出なければならない。

4) 日本薬局方に収められている物の一部は，医薬品に該当する。

5) 日本薬局方とは都道府県知事が医薬品の性状及び品質の適正を図るために厚生労働大臣の意見を聴いて，保健医療上重要な医薬品について必要な規格・基準及び標準的試験法等を定めたものである。

6) 要指導医薬品とは，効能及び効果において人体に対する作用が著しいものであって，薬剤師その他の医薬関係者から提供された情報に基づく需要者の選択により使用されることが目的とされるものであり，かつ，その適正な使用のために薬剤師の対面による情報の提供及び薬学的知見に基づく指導が必要なものである。

7) 一般用医薬品，要指導医薬品には注射等の侵襲性の高い使用方法が用いられているものもある。

8) 一般用医薬品及び要指導医薬品の効能効果の表現は，診断疾患名（胃炎等）で示されている。

9) 要指導医薬品には，毒薬又は劇薬に該当するものはない。

10) 業務上劇薬を取り扱う者は，劇薬を他の物と区別し，鍵を施して貯蔵，陳列しなければならない。

11) 毒薬については，容器等に白地に黒枠，黒字をもって，当該医薬品の品名及び「毒」の文字が記載されていなければならない。また劇薬については，容器等に赤地に白枠，白字をもって当該医薬品の品名及び「劇」の文字が記載されていなければならない。

12) 毒薬又は劇薬を，18歳未満の者その他安全な取扱いに不安のある者に交付することは禁止されている。

13) 毒薬又は劇薬を，一般の生活者に対して販売又は譲渡する際には，当該医薬品を譲り受ける者から，品名，数量，使用目的，譲受人の生年月日，譲受人の氏名，住所及び職業が記入され，署名又は記名押印された文書（文書に代えて，一定の条件を満たす電子的ファイルに記録したものによることもできる。）の交付を受けなければならない。

14) 生物由来製品は，人その他の生物（植物を除く）に由来するものを原料又は材料として製造（小分けを含む）をされる医薬品，医薬部外品，化粧品又は再生医療等製品のうち，保健衛生上特別の注意を要するものとして，厚生労働大臣が独立行政法人医薬品医療機器総合機構の意見を聴いて指定するものと定義されている。

15) 一般用医薬品又は要指導医薬品においても，生物由来の原材料が用いられているものがあり，生物由来製品として指定された一般用医薬品又は要指導医薬品がある。

16) 第三類医薬品は，第一類医薬品及び第二類医薬品と異なり，保健衛生上のリスクがなく副作用も認められない一般用医薬品である。

17) 第三類医薬品に分類されている医薬品は，今後，第一類医薬品又は第二類医薬品に分類が変更されることはない。

18) 一般用医薬品及び要指導医薬品の容器等には，製造業者の氏名又は名称及び住所を記載する。

19) 指定第二類医薬品の容器等には，枠の中に「指定」の文字を記載する。

20) 薬用化粧品類は，医薬品的な効能効果を表示・標榜することは一切認められていない。

21) 医薬部外品を製造販売する場合には，製造販売業の承認が必要であり，厚生労働大臣が基準を定めて指定するものを除き，品目ごとの届出が必要である。

22) 防除用医薬部外品については，直接の容器または被包に「指定医薬部外品」と表示しなければならない。

23) 化粧品の成分本質（原材料）については，原則として医薬品の成分を配合してもよいとされている。

24) 化粧品を販売等する場合には，医薬品のような販売業の許可が必要である。

25) 特定保健用食品は，健康増進法（平成14年法律第103号）に基づく届出を行った上で，食生活において特定の保健の目的で摂取する者に対して，その摂取により当該保健の目的が期待できる旨の表示をする食品である。

26) 栄養機能食品として栄養成分の機能表示を行う場合は，消費者庁長官の許可を要する。

27) 機能性表示食品は，事業者の責任において，科学的根拠に基づいた機能性を表示し，安全性及び機能性に関する審査を受け，消費者庁長官の許可を受けた食品である。

28) 医薬品医療機器等法第25条において，医薬品の販売業の許可は，店舗販売業の許可，又は卸売販売業の許可の2種類に分けられている。

29) 一般の生活者に対して直接医薬品を販売することができるのは，薬局，店舗販売業及び卸売販売業の許可を受けた者のみである。

30) 医薬品の販売業の許可は，5年ごとにその更新を受けなければ，その期間の経過によって，その効力を失う。

31) 病院又は診療所の調剤所は，薬局としての開設の許可を受けなければ，薬局の名称を付してはならない。

32) 店舗販売業において，店舗管理者が薬剤師の場合は，要指導医薬品又は一般用医薬品以外の医薬品を販売等することができる。

33) 配置販売業者は，薬剤師が区域管理者として配置販売に従事していれば，すべての一般用医薬品を販売することができる。

34) 配置販売業者又はその配置員は，医薬品の配置販売に従事しようとするときは，配置販売業者の氏名及び住所，配置販売に従事する者の氏名及び住所並びに区域及びその期間（規則第150条）を，医薬品の配置販売に従事してから30日以内に，配置販売に従事している区域の都道府県知事に届け出なければならない。

35) 配置販売業では，特定の購入者の求めに応じて第三類医薬品の包装を開封して分割販売することができる。

36) 店舗販売業者は，要指導医薬品又は第一類医薬品を販売し，又は授与したとき，品名，数量，販売・授与した日時，販売・授与した薬剤師の氏名，情報提供を行った薬剤師の氏名，医薬品の購入者等が情報提供の内容を理解したことの確認の結果を書面に記載し，3年間保存しなければならない。

37) 薬局開設者又は店舗販売業者が第二類医薬品を販売又は授与する場合には，医薬品の販売又は授与に従事する薬剤師又は登録販売者に，書面を用いて必要な情報を提供させなければならない。

38) 薬局開設者又は店舗販売業者は，一般用医薬品を使用する者から相談があった場合には，医薬品の販売又は授与に従事する薬剤師又は登録販売者に，必要な情報を提供させるよう努めなければならない。

39) 店舗販売業者は，第一類医薬品を購入し，又は譲り受ける者から説明を要しない旨の意思の表明がなくても，販売に従事する薬剤師が，当該医薬品が適正に使用されると認められると判断した場合には，必要な情報提供をせずに販売することが認められている。

40) 薬局開設者又は店舗販売業者が要指導医薬品を陳列するときは，必ず鍵をかけた陳列設備に陳列しなければならない。

41) 薬局開設者又は店舗販売業者は，第二類医薬品を陳列する場合，薬局等構造設備規則に規定する「情報提供を行うための設備」から7m以内の範囲に陳列しなければならない。

42) 配置販売業者は，第二類医薬品及び第三類医薬品を，効能効果が同一の場合に限り，混在して配置することができる。

43) 店舗販売業者は，店舗に勤務する薬剤師又は登録販売者の氏名及び薬剤師名簿登録番号又は登録販売者の販売従事登録番号を，当該店舗の見やすい位置に掲示板で掲示しなければならない。

44) 薬局開設者は，取り扱う薬局製造販売医薬品，要指導医薬品又は一般用医薬品の使用期限を，当該薬局の見やすい位置に，掲示板で掲示しなければならない。

45) 特定販売を行う場合は，当該薬局以外の場所に貯蔵し又は陳列している一般用医薬品又は医療用医薬品を販売し，又は授与することができる。

46) 特定販売により要指導医薬品を購入しようとする者等から，対面又は電話により相談応需の希望があった場合には，薬局開設者又は店舗販売業者は，その薬局又は店舗において医薬品の販売又は授与に従事する薬剤師又は登録販売者に，対面又は電話により情報提供を行わせなければならない。

47) 店舗販売業者及び配置販売業者が医薬品の仕入れ先である卸売販売業者と常時取引関係にある場合には，当該卸売販売業者の氏名又は名称を書面に記載しなくても良い。

48) 濫用等のおそれのある医薬品を購入し，又は譲り受けようとする者が若年者である場合にあっては，当該者の氏名及び住所を書面で記録しなければならない。

49) 濫用等のおそれのある医薬品を販売し，又は授与するときの，当該医薬品の適正な使用が目的であるかの確認は，薬剤師が行うこととされている。

50) 濫用等のおそれのある医薬品として，アリルイソプロピルアセチル尿素を有効成分として含有する製剤が指定されている。

51) 一般用医薬品の販売広告としては，薬局，店舗販売業又は配置販売業において販売促進のため用いられるチラシやダイレクトメール（電子メールを含む），POP広告等は含まれない。

52) 漢方処方製剤等では，構成生薬の作用を個別に挙げて説明することはできるが，効能効果に一定の前提条件（いわゆる「しばり表現」）が付されている場合，「しばり表現」を省いて広告することは原則として認められていない。

53) 医薬関係者は，医薬品，医薬部外品，化粧品，医療機器又は再生医療等製品の名称，製造方法，成分，性状又は品質に関して，明示的であると暗示的であるとを問わず，虚偽又は誇大な記事を広告し，記述し，又は流布してはならない。

54) 医師その他の者が医薬品の効能，効果等を保証した旨の記事は，その内容が事実であれば広告することができる。

55) キャラクターグッズ等の景品類を提供して販売することは，不当景品類及び不当表示防止法の限度内であっても認められていない。

56) 組み合わせ販売においては，個々の医薬品等の外箱等に記載された医薬品医療機器等法に基づく記載事項が，組み合わせ販売のため使用される容器の外から見えない状態でも販売することが認められる。

57) 都道府県知事等は，薬事監視員に，医薬品の販売業者が医薬品を業務上取り扱う場所に立ち入り，無承認無許可医薬品，不良医薬品又は不正表示医薬品等の疑いのある物を，全て収去させなければならない。

58) 行政庁の監視指導に対して，薬局開設者や医薬品の販売業者が，命ぜられた報告を怠ったり，虚偽の報告をした場合と異なり，薬剤師や登録販売者を含む従業員が薬事監視員の質問に対して正当な理由なく答弁しなかったり，虚偽の答弁を行った場合について罰則は定められていない。

59) 都道府県知事等は，薬局の管理者又は店舗管理者若しくは区域管理者について，その者に薬事に関する法令又はこれに基づく処分に違反する行為があったとき，又はその者が管理者として不適当であると認めるときは，その薬局開設者又は医薬品の販売業者に対して，その解雇を命ずることができる。

第4章

60)　都道府県知事は，配置販売業の配置員が，その業務に関し，法若しくはこれに基づく命令又は
　　これらに基づく処分に違反する行為をした場合，その配置員に対してのみ期間を定めて業務の
　　停止を命ずることができる。

第5章

医薬品の
適正使用・安全対策

医薬品の添付文書にどのような情報が記載されているか学習しましょう。また，医薬品を使用して健康被害が生じた際の医薬品副作用被害救済制度について理解しましょう。

 この章のポイントを簡単にまとめてみました

【第5章-1】
添付文書では特に「使用上の注意」について理解しましょう。また「緊急安全性情報」「安全性速報」「医薬品医療機器総合機構（PMDA）ホームページ」に関してもよく出題されます。

【第5章-2】
「医薬品・医療機器等安全性情報報告制度」を理解しましょう。「副作用・感染症報告の期限」「医薬関係者による副作用報告」についてよく出題されます。

【第5章-3】
「医薬品副作用被害救済制度」を理解しましょう。「給付の種類」「救済制度の対象とならないケース」「医薬品PLセンター」がよく出題されます。

【第5章-4】
アンプル入りかぜ薬，小柴胡湯，塩酸フェニルプロパノールアミン含有医薬品等での副作用事例や，どんな対応が取られたかを理解しましょう。

【第5章-5】
「薬と健康の週間」「ダメ。ゼッタイ。」普及運動は必ず出題されます。試験で取りこぼさないようにしましょう。

1. 医薬品の適正使用情報

□ 医薬品は，効能・効果，用法・用量，起こり得る副作用等，適正な使用のために必要な情報（**適正使用情報**）を伴って初めて機能を発揮する。

□ 適正使用情報は，一般の生活者に理解しやすい**平易な表現**でなされているが，その内容は一般的・網羅的（関連する項目を残らず取り入れる）なものとならざるをえない。

□ 要指導医薬品又は一般用医薬品の場合，その医薬品のリスク区分に応じた販売又は授与する者その他の医薬関係者から提供された情報に基づき，**一般の生活者が自己の判断**で使用するものであるため，添付文書や製品表示に記載されている適正使用情報は，適切な選択，適正な使用を図る上で特に重要である。

> セルフメディケーションの主役は一般の生活者です。
> 薬剤師，登録販売者その他の医薬関係者は情報提供等によりサポートします。

□ 医薬品の販売等に従事する専門家は，情報提供及び相談対応を行う際，添付文書や製品表示に記載されている内容を，使用する生活者の状況に応じて，必要と思われる事項に焦点を絞り，効果的かつ効率的な説明がなされることが重要である。

1 添付文書の読み方

> 実際の添付文書を見ながら学習すると，わかりやすいですよ！

□ 法の規定により，要指導医薬品，一般用医薬品及び薬局製造販売医薬品には，添付文書又はその容器若しくは被包に，「用法，用量その他使用及び取扱い上の必要な注意」等の記載が義務づけられている。

□ 一般用医薬品の添付文書の記載事項（全12項目）

添付文書の一例です。
⑨以外は全て必須記載項目です。

| ①改訂年月 | ②添付文書の必読及び保管に関する事項 |

| ③販売名 | ③薬効名 | ③リスク区分 |

④製品の特徴

⚠ ⑤使用上の注意

⊠ してはいけないこと

相談すること

その他の注意

⑥効能又は効果

⑦用法及び用量

⑧成分及び分量

⑨病気の予防・症状の改善につながる事項（必須ではない）

⑩保管及び取扱い上の注意

⑪消費者相談窓口

⑫製造販売業者の名称及び所在地

⑫は製造業者ではなく，
製造販売業者です。

①改訂年月

☐　添付文書の内容は，医薬品の有効性・安全性等に係る新たな知見，使用に係る情報に基づき，必要に応じて**随時**改訂される。

定期的，1年に1回ではなく，随時改訂されます。

☐　重要な内容が変更された場合には，「**改訂年月**」，「改訂された**箇所**」が明示される。

②添付文書の必読及び保管に関する事項

☐　添付文書の販売名の上部に，「使用にあたって，この説明文書を**必ず読むこと**。また，必要なときに読めるよう**大切に保存する**こと」等の文言が記載されている。

- [ ] 添付文書は，必要なときにいつでも取り出して読むことができるように保管する。

- [ ] 一般用医薬品を使用した人が医療機関を受診する際は，その添付文書を持参し，医師や薬剤師に見せて相談する。

③販売名，薬効名及びリスク区分（人体に直接使用しない検査薬では「販売名及び使用目的」）

- [ ] 通常の医薬品では，承認を受けた販売名が記載される。

- [ ] 薬効名とは，医薬品の薬効又は性質（例えば，主たる有効成分等）が簡潔な分かりやすい表現で示されたものである。

 例えば，総合感冒薬，鎮咳去痰薬等です。

　販売名に薬効名が含まれている場合（例えば，「○○○胃腸薬」等），薬効名の記載は省略されることがある。

- [ ] リスク区分が記載される。

④製品の特徴

- [ ] 医薬品を使用する人に，製品の概要を分かりやすく説明することを目的として記載されている（概要を知るために必要な内容を簡潔に記載）。

⑤使用上の注意

- [ ] 「してはいけないこと」，「相談すること」及び「その他の注意」から構成され，適正使用のために重要と考えられる項目が前段に，他の記載事項と比べて目立つように記載される。
「使用上の注意」，「してはいけないこと」及び「相談すること」の各項目の見出しには，それぞれ例示された標識的マークが付されていることが多い（「その他の注意」はマークなし）。

⚠ 使用上の注意　🚫 してはいけないこと　 相談すること

●してはいけないこと

- [ ] 守らないと症状が悪化する事項，副作用又は事故等が起こりやすくなる事項として，以下の（a）〜（d）について記載される。
一般用検査薬では，「その検査結果のみで**確定診断はできない**ので，判定が陽性であれば速やかに医師の診断を受ける旨」が記載されている。

(a)「次の人は使用（服用）しないこと」

□ アレルギーの既往歴，症状や状態，基礎疾患，年齢，妊娠の可能性の有無，授乳の有無等からみて重篤（じゅうとく）な副作用を生じる危険性が特に高いため，使用を避けるべき人について，生活者が自らの判断で認識できるよう記載される。

□ 改善が期待できない症状，使用によって状態が悪化するおそれのある疾病や症状で，一般の生活者に誤って使用されやすいものがある場合にも記載される。

□ 重篤（じゅうとく）な副作用として，ショック（アナフィラキシー），皮膚粘膜眼症候群，中毒性表皮壊死融解症（えし），喘息等が掲げられている医薬品では，「アレルギーの既往歴がある人等は使用しないこと」として記載される。

□ 小児が使用した場合に特異的な有害作用のおそれがある成分を含有する医薬品では，「15歳未満の小児」，「6歳未満の小児」等と記載される。
　例）
　15歳未満の小児：
　　アスピリン，サザピリン（ライ症候群）
　　プロメタジン（致命的な呼吸抑制）
　　イブプロフェン，オキセサゼイン（一般用医薬品では小児向け製品なし）
　　ロペラミド（麻痺性イレウス）
　　抗ヒスタミン成分を主薬とする催眠鎮静薬（神経過敏，興奮のおそれ）
　6歳未満の小児：アミノ安息香酸エチル（メトヘモグロビン血症）
　3歳未満の小児：ヒマシ油類（急激で強い瀉下（しゃげ）作用のため）

(b)「次の部位には使用しないこと」

□ 局所に適用する医薬品で，患部の状態によっては症状を悪化させたり，誤った部位に使用すると副作用を生じたりするおそれがある場合，使用を避けるべき患部の状態，適用部位等に分けて記載される。

(c)「本剤を使用（服用）している間は，次の医薬品を使用（服用）しないこと」

□ 要指導医薬品・一般用医薬品で，併用すると作用の増強，副作用等のリスクの増大が予測されるものについて，注意を喚起し，使用を避ける等適切な対応が図られるよう記載される。

□ 医療用医薬品との併用は，治療のために処方された医薬品の使用を**自己判断で控えることは適当でない**ため，「相談すること」の項において，「医師（又は歯科医師）の治療を受けている人」等として記載される。

(d) その他「してはいけないこと」

第5章

☐　副作用又は副作用により誘発される事故の防止を図るため，避けるべき事項が記載される。小児では当てはまらない内容もあるが，小児に使用される医薬品においても，その医薬品の配合成分に基づく一般的な注意事項として記載される。

 小児は飲酒，車の運転をしませんが，注意として記載されています。

☐　「服用後，乗物又は機械類の運転操作をしないこと」
　　眠気や異常なまぶしさ等が引き起こされると，重大な事故につながるおそれがあるため，その症状の内容とともに注意事項が記載される。
　　例)
　　・眠気
　　　抗ヒスタミン成分（ジフェンヒドラミン塩酸塩，クロルフェニラミンマレイン酸塩等）
　　　麻薬性鎮咳成分（コデインリン酸塩水和物，ジヒドロコデインリン酸塩）
　　　催眠鎮静成分（ブロモバレリル尿素，アリルイソプロピルアセチル尿素）
　　　止瀉薬（ロペラミド塩酸塩，ロートエキス）
　　・眠気，目のかすみ，異常なまぶしさ
　　　胃腸鎮痛鎮痙薬（スコポラミン臭化水素酸塩水和物，メチルオクタトロピン臭化物）
　　・目のかすみ，異常なまぶしさ
　　　胃腸薬（ピレンゼピン塩酸塩水和物）
　　　胃腸鎮痛鎮痙薬（抗コリン成分）

☐　「授乳中の人は本剤を服用しないか，本剤を服用する場合は授乳を避けること」
　　一部が乳汁中に移行し，乳児に悪影響を及ぼすおそれがある成分を含む医薬品に記載される。
　　例)
　　・ジフェンヒドラミン塩酸塩，ジフェンヒドラミンサリチル酸塩：乳児に昏睡
　　・アミノフィリン水和物，テオフィリン：乳児に神経過敏
　　・ロートエキス：乳児に頻脈，乳汁分泌抑制
　　・センナ，センノシド，ダイオウ，カサントラノール，ヒマシ油類：乳児に下痢
　　・コデインリン酸塩水和物，ジヒドロコデインリン酸塩：乳児にモルヒネ中毒

☐　「服用前後は飲酒しないこと」
　　アルコールによって，医薬品の作用の増強，副作用を生じる危険性の増大等が予測される場合に記載される。
　　例)
　　・ビスマス（次硝酸ビスマス，次没食子酸ビスマス）：吸収増大による精神神経系障害

　　　・ブロモバレリル尿素，アリルイソプロピルアセチル尿素，ジフェンヒドラミン：鎮静
　　　　作用増強

□　「長期連用しないこと」等
　　連用すると副作用等が現れやすくなる成分，効果が減弱して医薬品に頼りがちになりや
　　すい成分，比較的作用の強い成分が配合されている場合に記載される。
　　例）
　　　・アルミニウムを含む成分が配合された胃腸薬，胃腸鎮痛鎮痙薬：アルミニウム脳症及
　　　　びアルミニウム骨症を生じるおそれ
　　　・カンゾウ，グリチルリチン酸等を含む成分（1日用量がグリチルリチン酸として
　　　　40mg以上，又はカンゾウとして1g以上を含有する場合）：偽アルドステロン症

●相談すること（使用前）

□　その医薬品を使用する前に，その適否について専門家に相談した上で適切な判断がなさ
　　れるべきである場合として，次のような記載（a）〜（g）がある。

（a）「医師（又は歯科医師）の治療を受けている人」

□　医師又は歯科医師の治療を受けているとき，自己判断で要指導医薬品・一般用医薬品が
　　使用されると，治療の妨げとなったり，医療用医薬品と同種の有効成分の重複や相互作
　　用等を生じることがあるため，治療を行っている医師等に相談して，使用の適否につい
　　て判断を仰ぐべきである。

（b）「妊婦又は妊娠していると思われる人」

□　「してはいけないこと」の項で記載されている場合と異なり，ヒトにおける具体的な悪
　　影響が判明しているものでないが，妊婦における使用経験に関する科学的データが限ら
　　れているため安全性の評価が困難とされている場合も多い。
　　一般の生活者の自己判断による医薬品の使用は，最低限にとどめることが望ましい。既
　　に妊娠が判明し，定期的な産科検診を受けている場合は，担当医師に相談する。

（c）「授乳中の人」

□　「してはいけないこと」の項に記載するほどではない場合，「相談すること」に記載さ
　　れる。

（d）「高齢者」

□　65歳以上であっても，年齢のみからリスクを判断することは難しく，個々の状態に応
　　じて，使用の適否について慎重な判断がなされるべきである。

（e）「薬等によりアレルギー症状を起こしたことがある人」

第5章

□　その医薬品を使用してアレルギー症状を起こしたことはなくても，他の医薬品でアレルギーの既往歴がある人，アレルギー体質の人は，アレルギー性の副作用を生じるリスクが高い。やむを得ず使用する場合には，アレルギー性の副作用の初期症状等に留意しながら使用する。

(f)「次の症状がある人」

□　軽率な使用がなされると状態の悪化や副作用等を招きやすい症状（一般の生活者が誤って使用してしまいやすい症状を含む）や，医療機関を受診することが適当と考えられる場合に記載される。

(g)「次の診断を受けた人」

□　現に医師の治療を受けているか否かによらず，その医薬品が使用されると状態の悪化や副作用等を招きやすい基礎疾患等が記載される。

●相談すること（使用後）

□　医薬品を使用したあとに，副作用と考えられる症状等を生じた場合，薬理作用から発現が予測される軽微な症状が見られた場合や症状の改善が見られない場合には，使用を中止した上で適切な対応が円滑に図られるよう，次のような記載（a）〜（c）がなされている。

(a) 副作用と考えられる症状を生じた場合に関する記載

□　**まず一般的な副作用**について**関係部位別**に症状が記載され，そのあとに**続けて，まれに発生する重篤な副作用**について**副作用名**ごとに症状が記載される。

□　一般的な副作用は，そのまま使用を継続すると状態の悪化を招いたり，回復が遅れるおそれがある。一般的な副作用（例：発疹，発赤）であっても，重篤な副作用の初期症状である可能性がある。

□　重篤な副作用は，入院相当以上の健康被害につながるおそれがあるため，初期段階において速やかに医師の診療を受ける。

(b) 薬理作用等から発現が予測される軽微な症状がみられた場合に関する記載

□　発現が予測される軽微な症状（例：抗ヒスタミン薬の眠気等）であっても，症状の持続又は増強がみられた場合には，いったん使用を中止した上で専門家に相談する。

(c) 一定期間又は一定回数使用したあとに症状の改善が見られない場合に関する記載

□　その医薬品の適用範囲でない疾患による症状や，合併症が生じている可能性等，要指導医薬品・一般用医薬品で対処できる範囲を超えており，医師の診療を受けることが必要

な場合もある。

☐　漢方処方製剤では，継続使用により効果が得られるとされているものが多いが，長期連用する場合には，専門家に相談する旨が記載される（本記載がない漢方処方製剤は，短期の使用に限られる）。

☐　一般用検査薬では，検査結果が陰性であっても何らかの症状がある場合は，再検査するか，又は医師に相談する旨等が記載される。

● その他の注意

☐　容認される軽微なものについては，「次の症状が現れることがある」として記載される。
　　例）
　　・浣腸薬：立ちくらみ，肛門部の熱感，不快感があらわれることがあります。
　　・ロートエキス：母乳が出にくくなることがあります。

⑥効能又は効果（一般用検査薬では「使用目的」）

☐　一般の生活者が自ら判断できる症状，用途等が示されている。なお，「適応症」として記載されている場合もある。
　　「効能又は効果」に関連する注意事項がある場合には，「効能又は効果」の項目に続けて，これと区別して記載される。

⑦用法及び用量（一般用検査薬では「使用方法」）

☐　年齢区分，1回用量，1日の使用回数等について一般の生活者に分かりやすく，表形式で示される等工夫して記載される。

☐　用法・用量に関連する使用上の注意事項がある場合には，「用法及び用量」の項目に続けて，これと区別して記載される。

☐　点眼剤に類似した容器に収められた外用液剤では，容器本体に赤枠・赤字で「目に入れない」旨の文字，また，「水虫薬」の文字等点眼薬と区別可能な表示についても目立つよう記載されている。

⑧成分及び分量（一般用検査薬では「キットの内容及び成分・分量」）

☐　有効成分の名称（一般的名称のあるものについては，その一般的名称。有効成分が不明なものにあっては，その本質及び製造方法の要旨。）及び分量が記載される。

☐　添加物として配合されている成分も掲げられている（人体に直接使用しない検査薬等を除く）。現在のところ，製薬企業界の自主申し合わせに基づいて，添付文書及び外箱への記載がなされている（必須記載ではない）。「香料」，「pH調整剤」，「等張化剤」のよ

第5章

うに用途名で記載されているものもある。
添加物にはアレルギーの原因となり得るものがある。

☐ 尿や便が着色することがある旨の注意や，服用後，尿や便の検査値に影響を与えることがある場合の注意等，配合成分（有効成分及び添加物）に関連した使用上の注意事項がある場合には，「成分及び分量」の項目に続けて，これと区別して記載される。

☐ 妊娠検査薬では，専門家による購入者等への情報提供の参考として，**検出感度**も併せて記載される。

⑨病気の予防・症状の改善につながる事項（いわゆる「養生訓」）

養生訓は，簡単に言うと，日常生活でこんなことに気をつけましょうというアドバイスのことです。

☐ その医薬品の適用となる症状等に関連して，日常生活上，どのようなことに心がけるべきか等，症状の予防・改善につながる事項について一般の生活者に分かりやすく記載されていることがある（**必須記載ではない**）。

⑩保管及び取扱い上の注意

(a)「直射日光の当たらない涼しい場所に保管すること」

☐ 医薬品は，適切な保管がなされないと化学変化や雑菌の繁殖等を生じることがある。

☐ **シロップ剤**等は変質しやすいため，**開封後**は**冷蔵庫**内に保管されるのが望ましい。

冷凍庫保管ではなく，冷蔵庫保管です。

☐ **錠剤，カプセル剤，散剤**等は，取り出したときに室温との急な温度差で湿気を帯びるおそれがあるため，**冷蔵庫内での保管は不適当**である。

(b)「小児の手の届かないところに保管すること」

☐ **小児が容易に手に取れる場所，目につくところ**に医薬品が置かれた場合に，誤飲事故が多く報告されている。

(c)「他の容器に入れ替えないこと」

☐ 別の容器へ移し替えると，どんな医薬品であったか分からなくなり，**誤用の原因**となる。
移し替えた容器が汚れていたりした場合，適切な品質が保持できない。

(d) その他「他の人と共用しないこと」等

☐ 点眼薬では，**複数の使用者間**で使い回されると，使用に際して薬液に細菌汚染があった場合に別の使用者に感染するおそれがある。

☐ 可燃性ガスを噴射剤としているエアゾール製品や消毒用アルコール等，危険物に該当する製品における**消防法**に基づく注意事項や，エアゾール製品に対する**高圧ガス保安法**に基づく注意事項については，その**容器**への表示が義務づけられているが，**添付文書**において「保管及び取扱い上の注意」としても記載される。

⑪消費者相談窓口

☐ 製造販売元の製薬企業（**製造販売業者**）が購入者等からの相談に応じるための窓口担当部門の名称，電話番号，受付時間等が記載される。

⑫製造販売業者の名称及び所在地

☐ 製造販売業の許可を受け，製造責任を有する製薬企業の名称及び所在地が記載される。販売を他社に委託している場合は，販売を請け負っている販社等の名称及び所在地も併せて記載されることがある。

2 製品表示の読み方

☐ 毒薬・劇薬・要指導医薬品に該当する医薬品の表示や，一般用医薬品のリスク区分を示す識別表示等の法定表示事項のほかにも，医薬品の製品表示として，購入者等における適切な医薬品の選択，適正な使用に資する様々な情報が記載されている。

☐ 医薬品によっては添付文書の形でなく，「用法，用量その他使用及び取扱い上必要な注意」等の記載を，外箱等に行っている場合がある。

 添付文書の内容を，外箱や容器に直接記載している場合があります。例えば，栄養ドリンク剤等です。

☐ 購入者等が購入後に製品を開封し添付文書を見て初めて，自分（又は家族）にとって適当な製品でなかったことが分かるといった事態等を防ぐため，添付文書の内容のうち，効能・効果，用法・用量，添加物等のほか，使用上の注意の記載から以下の①～④の事項が，外箱等に記載される。

①使用上の注意「してはいけないこと」の項

☐ 「してはいけないこと」の項から，「次の人は使用（服用）しないこと」，「次の部位には

使用しないこと」，「服用後，乗物又は機械類の運転操作をしないこと」，「授乳中は本剤を服用しないか本剤を服用する場合は授乳,を避けること」等，副作用や事故等が起きる危険性を回避するための事項が記載される。

- [ ] 1回服用量中0.1mLを超える**アルコール**を含有する内服液剤（滋養強壮を目的とするもの）には，「アルコール含有○○mL以下」のように，**アルコールを含有する旨及びその分量**が記載される。

② **「使用にあたって添付文書をよく読むこと」等，添付文書の必読に関する事項**

- [ ] 包装中に封入されている医薬品だけが取り出され，添付文書が読まれないといったことのないように記載される。

③**専門家への相談勧奨に関する事項**

- [ ] 症状，体質，年齢等からみて，副作用による危険性が高い場合，医師等の治療を受けていて一般使用者の判断のみで使用することが不適当な場合に記載される。記載スペースが狭小な場合は，「使用が適さない場合があるので，使用前には必ず医師，歯科医師，薬剤師又は登録販売者に相談してください」等と記載される。

④ **「保管及び取扱い上の注意」の項のうち，医薬品の保管に関する事項**

- [ ] 購入後すぐ開封せずにそのまま保管する場合や持ち歩く場合があるため，添付文書を見なくても適切な保管がなされるよう，その容器や包装にも，保管に関する注意事項が記載される。

- [ ] **使用期限の表示**については，適切な保存条件の下で製造後**3年**を超えて性状及び品質が安定であることが確認されている医薬品において**法的な表示義務はない**が，流通管理等の便宜上，外箱等に記載されるのが通常となっている（配置販売される医薬品では，**「配置期限」**として記載される場合がある）。

- [ ] 表示された「使用期限」は，**未開封**状態で保管された場合に**品質**が保持される期限である。

- [ ] 医薬品医療機器等法の規定による法定表示事項のほか，他の法令に基づく事項も表示される。
  - ・可燃性ガスを噴射剤とするエアゾール製品，消毒用アルコールには，**消防法に基づく**注意事項（「火気厳禁」等）が記載される。
  - ・エアゾール製品には，**高圧ガス保安法に基づく**注意事項（「高温に注意」，使用ガスの名称等）が記載される。
  - ・資源の有効な利用の促進に関する法律に基づき，容器包装の識別表示（識別マーク）も記載される。

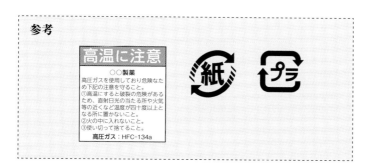

参考

3 安全性情報等，その他の情報

☐ 法の規定により，医薬品の製造販売業者等は，医薬品の有効性及び安全性に関する事項その他医薬品の適正な使用のために必要な情報を収集し，検討するとともに，薬局開設者，店舗販売業者，配置販売業者及びそこに従事する薬剤師や登録販売者に対して，提供するよう努めなければならない。

☐ 緊急安全性情報

作成タイミング 作成目的	医薬品，医療機器又は再生医療等製品について**緊急かつ重大な**注意喚起や使用制限に係る対策が必要な状況にある場合
作成決定	①**厚生労働省**からの命令，指示 ②**製造販売業者の自主決定等**に基づいて作成
情報伝達方法	①報道発表 ②（独）医薬品医療機器総合機構（略称：総合機構，PMDA）による医薬品医療機器情報配信サービス（PMDAメディナビ） ③製造販売業者から医療機関や薬局等への直接配布，ダイレクトメール，ファックス，電子メール等 ④期限：**1カ月以内**に情報提供される
特徴	①**A4**サイズの**黄色**地の印刷物で，**イエローレター**とも呼ばれる。 ②一般用医薬品にも関係する緊急安全性情報が**発出されたことがある。**（小柴胡湯による間質性肺炎）

 きんきゅうは，きいろと覚えよう。

第5章

☐　安全性速報

作成タイミング 作成目的	医薬品，医療機器又は再生医療等製品について一般的な使用上の注意の改訂情報よりも**迅速な注意喚起**や適正使用のための対応の注意喚起が必要な状況にある場合
作成決定	①**厚生労働省**からの命令，指示 ②**製造販売業者の自主決定等**に基づいて作成
情報伝達方法	①医薬品医療機器総合機構（PMDA）ホームページによる医薬品医療機器情報配信サービス（PMDAメディナビ） ②製造販売業者から医療機関や薬局等への直接配布，ダイレクトメール，ファクシミリ，電子メール等 ③期限：**1カ月**以内に情報提供される
特徴	A4サイズの**青色地**の印刷物で，**ブルーレター**とも呼ばれる。

☐　医薬品・医療機器等安全性情報

作成タイミング 作成目的	医薬品（一般用医薬品を含む），医療機器等による重要な副作用，不具合等に関する情報を**厚生労働省**がとりまとめたもの。
内容	医薬品の安全性に関する解説記事，使用上の注意の改訂内容，主な対象品目，参考文献等が掲載される。
情報伝達方法	①各都道府県，保健所設置市及び特別区，関係学会等へ冊子を送付 ②厚生労働省ホームページに掲載 ③**医薬品医療機器総合機構（PMDA）ホームページに掲載** ④医学・薬学関係の専門誌等へ転載

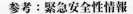
参考：緊急安全性情報

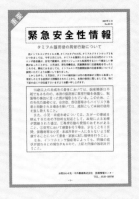

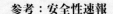
参考：安全性速報

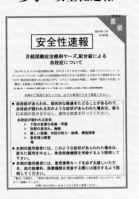

参考：医薬品・医療機器等安全性情報

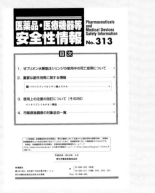

☐　**医薬品医療機器総合機構（PMDA）ホームページ**には以下の情報が掲載される。
　　・医療用医薬品の**添付文書情報**
　　・一般用医薬品・要指導医薬品の**添付文書情報**
　　・**「医薬品・医療機器等安全性情報」**
　　・厚生労働省が製造販売業者等に指示した**緊急安全性情報**，「使用上の注意」の改訂

情報

・製造販売業者等や医療機関等から報告された，**医薬品による副作用が疑われる症例情報**

確定していなくても，「疑いあり」の段階で掲載されます。

・医薬品の承認情報
・医薬品等の**製品回収**に関する情報
・患者向医薬品ガイド
・その他，厚生労働省が医薬品等の安全性について発表した資料

☐ 医薬品医療機器総合機構（PMDA）では，医薬品・医療機器の安全性に関する特に重要な情報を電子メールによりタイムリーに配信する医薬品医療機器情報配信サービス（PMDA メディナビ）を行っている。
誰でも利用可能で，最新の情報を入手できる。

一般の生活者も，最新の医薬品情報を入手できます。

4 購入者等に対する情報提供への活用

☐ 薬局開設者，店舗販売業者，配置販売業者及び医薬品の販売に従事する薬剤師や登録販売者は，医薬品の適正な使用を確保するため，相互の密接な連携の下に，製造販売業者等から提供される情報の活用その他必要な情報の収集，検討及び利用を行うことに努めなければならない。

☐ 添付文書情報の活用
添付文書は，法の改正により，**医療用医薬品への紙の添付文書の同梱を廃止**し，注意事項等情報は電子的な方法により提供されることとなった。一方で，**一般用医薬品**等の消費者が直接購入する製品は，使用時に添付文書情報の内容を直ちに確認できる状態を確保する必要があるため，引き続き**紙の添付文書が同梱**されている。

☐ 購入者等が抱く疑問等に対する答えは添付文書に記載されていることも多く，そうした相談への対応においても，添付文書情報は有用である。

☐ 「してはいけないこと」の項に記載された内容のうち，その医薬品を実際に使用する人に当てはまると思われる事項や，「相談すること」の項に記載された内容のうち，その医薬品を実際に使用する人における副作用の回避，早期発見につながる事項等が，積極的な情報提供のポイントとなる。

第5章

☐　製品表示情報の活用
　　添付文書情報が事前に閲覧できる環境が整っていない場合は，製品表示から読み取れる適正使用情報が有効に活用され，購入者等に対して適切な情報提供がなされることが重要となる。

☐　その他の適正使用情報の活用
　　添付文書や外箱表示は，記載内容が改訂された場合，実際に反映された製品が流通し，購入者等の目に触れるようになるまでには一定の期間を要する。
　　購入者等に対して，常に最新の知見に基づいた適切な情報提供を行うため，情報を積極的に収集し，専門家としての資質向上に努めることが求められる。

☐　情報通信技術の発展・普及に伴い，一般の生活者も，相当程度専門的な情報に容易にアクセスできる状況となっている。
　　専門家から説明された内容について，購入者側において検証することも可能である。

☐　一方で，生活者が接する医薬品の情報は，断片的かつ必ずしも正確でない場合も多く，医薬品販売に従事する専門家においては，科学的な根拠に基づいた正確なアドバイスを与え，セルフメディケーションを適切に支援することが期待される。

p 359〜p 360の知識確認問題問1〜問17にチャレンジしよう！

2. 医薬品の安全対策

☐ 医薬品の市販後の安全対策として，
　・副作用等の情報を収集する制度
　・収集された安全性情報を評価し適切な措置を講じる体制
　・医薬品を適正に使用したにもかかわらず生じた健康被害に対する救済制度
　等が設けられている。

① 医薬品の副作用情報等の収集，評価及び措置

☐ 1961年に起こったサリドマイド薬害事件を契機として，医薬品の安全性に関する問題を世界共通のものとして取り上げる気運が高まり，1968年，世界保健機関（WHO）加盟各国を中心に，各国自らが医薬品の副作用情報を収集，評価する体制（WHO国際医薬品モニタリング制度）を確立することにつながった。

1 副作用情報等の収集

(a) 医薬品・医療機器等安全性情報報告制度

☐ 薬局開設者，病院，診療所若しくは飼育動物診療施設の開設者又は医師，歯科医師，薬剤師，登録販売者，獣医師その他の医薬関係者は，医薬品の副作用等によるものと疑われる健康被害の発生を知った場合において，保健衛生上の危害の発生又は拡大を防止するため必要があると認めるときは，**厚生労働大臣**に報告しなければならない（**実務上**は，法の規定により，医薬品安全性情報報告書を**医薬品医療機器総合機構**（PMDA）に提出することとされている）。

> この報告制度には，報告（提出）期限はありません。

☐ 副作用等が疑われる事例に直接に接する医薬関係者からの情報を広く収集することによって，医薬品の安全対策のより着実な実施を図ることを目的としており，WHO加盟国の一員として日本が対応した安全対策に係る制度の一つである。

第5章

- □ 制度の歴史
  - ・1967年3月より，**約3,000の医療機関**をモニター施設に指定して，厚生省（当時）が直接副作用報告を受ける「**医薬品副作用モニター制度**」としてスタートした。
  - ・一般用医薬品による副作用等の情報を収集するため，1978年8月より，**約3,000のモニター薬局**で把握した副作用事例等について，定期的に報告が行われるようになった。
  - ・1997年7月に「**医薬品等安全性情報報告制度**」として拡充された。
  - ・2002年7月薬事法が改正され，医師や薬剤師等の医薬関係者による副作用等の報告を義務化することにより，副作用等に関する情報の収集体制がより一層強化された。
  - ・2006年6月薬事法が改正され，登録販売者制度の導入に伴い，**登録販売者も本制度に基づく報告を行う医薬関係者として位置づけ**られた。

(b) 企業からの副作用等の報告制度

- □ 市販後の医薬品においても，常にその品質，有効性及び安全性に関する情報を収集し，医薬関係者に必要な情報を提供することが，企業責任として重要である。

- □ **製造販売業者等**は，製造販売をし，又は承認を受けた医薬品について，副作用等によるものと疑われる健康被害の発生，その使用によるものと疑われる感染症の発生等を知ったときは，**定められた期限**までに**厚生労働大臣**に報告することが義務づけられている（実務上は，法の規定により，医薬品安全性情報報告書を**医薬品医療機器総合機構（PMDA）**に提出することとされている）。

- □ **医薬関係者**（登録販売者を含む）は，法の規定により，製造販売業者等が行う**情報収集に協力するよう努め**なければならない。

●企業からの副作用等の報告

☐ 副作用症例報告

		重篤性 （じゅうとく）	報告期限	
			国内事例	外国事例
医薬品によるものと疑われる副作用症例の発生	使用上の注意から予測できないもの	死亡	15日以内	
		重篤（死亡を除く）	15日以内	
		非重篤	定期報告	
	使用上の注意から予測できるもの	死亡	15日以内	
		重篤（死亡を除く）：新有効成分含有医薬品として承認後2年以内	15日以内	
		市販直後調査等によって得られたもの	15日以内	
		重篤（死亡を除く）：上記以外	30日以内	
		非重篤		
	発生傾向が使用上の注意等から予測することが出来ないもの	重篤（死亡含む）	15日以内	
	発生傾向の変化が保健衛生上の危害の発生又は拡大のおそれを示すもの	重篤（死亡含む）	15日以内	

☐ 感染症症例報告

		重篤性 （じゅうとく）	報告期限	
			国内事例	外国事例
医薬品によるものと疑われる感染症症例の発生	使用上の注意から予測できないもの	重篤（死亡を含む）	15日以内	
		非重篤	15日以内	
	使用上の注意から予測できるもの	重篤（死亡を含む）	15日以内	
		非重篤		

☐ 外国での措置報告

	報告期限	
外国における製造，輸入又は販売の中止，回収，廃棄その他の保健衛生上の危害の発生又は拡大を防止するための措置の実施		15日以内

第5章

☐ 研究報告

	報告期限
副作用・感染症により，癌その他の重大な疾病，障害若しくは死亡が発生するおそれがあることを示す**研究報告**	30日以内
副作用症例・感染症の発生傾向が著しく変化したことを示す**研究報告**	30日以内
承認を受けた効能若しくは効果を有しないことを示す**研究報告**	30日以内

> 報告期限は15日以内が大多数ですので，例外を覚えましょう。
> 【30日以内】・研究報告
> 　　　　　　・使用上の注意から予測できる重篤（じゅうとく）な副作用（死亡を除く）
> 【定期報告】・使用上の注意から予測できない非重篤（じゅうとく）な副作用

☐ 一般用医薬品に関しても，承認後の調査が製造販売業者等に求められており，副作用等の発現状況等の収集・評価を通じて，承認後の安全対策につなげている。

☐ ダイレクトOTC医薬品については，**10年**を超えない範囲で厚生労働大臣が**承認時に定める一定期間（概ね8年）**，承認後の使用成績等を製造販売業者等が集積し，厚生労働省へ提出する制度（**再審査制度**）が適用される。

> ダイレクトOTC医薬品とは，既存の医薬品と明らかに異なる有効成分が配合されたものです。医療用医薬品として使用されておらず，副作用症例が少ないので，再度その薬を使い続けてよいか審査する「再審査制度」が適用されます。

☐ スイッチOTC医薬品については，承認条件として**承認後の一定期間（概ね3年）**，安全性に関する調査及び調査結果の報告が求められている。

> スイッチOTC医薬品とは，医療用医薬品において使用されていた有効成分を一般用医薬品において初めて配合したものです。医療用医薬品として使用されており，さまざまな副作用症例が既に存在するので，OTC医薬品としての品質，有効性及び安全性等を再評価する（審査はしない）「再評価制度（安全性評価）」が適用されます。

☐ 血液製剤等の生物由来製品を製造販売する企業に対し，当該製品又は当該製品の原料又は材料による感染症に関する最新の論文や知見に基づき，当該企業が製造販売する生物由来製品の安全性について評価し，その成果を定期的に国へ報告する制度を導入している。

2　副作用情報等の評価及び措置

☐ 収集された副作用等の情報は，その医薬品の製造販売業者等において評価・検討され，必要な安全対策が図られる。

☐ 各制度により集められた副作用情報は，
- 医薬品医療機器総合機構（PMDA）において専門委員の意見を聴きながら調査検討が行われる。
- その結果に基づき，厚生労働大臣は，薬事審議会の意見を聴いて，使用上の注意の改訂の指示等を通じた注意喚起のための情報提供や，効能・効果や用法・用量の一部変更，調査・実験の実施の指示，製造・販売の中止，製品の回収等の安全対策上必要な行政措置を講じている。

副作用情報と対応については，
第一段階：医薬品医療機器総合機構（PMDA）で専門委員が調査検討を行います。
第二段階：厚生労働大臣が薬事審議会の意見を聴いて対応を決定します。

2 医薬品による副作用等が疑われる場合の報告の仕方

☐ 法の規定に基づく医薬品の副作用等報告では，保健衛生上の危害の発生又は拡大を防止するためとの趣旨に鑑みて，医薬品等によるものと疑われる，身体の変調・不調，日常生活に支障を来す程度の健康被害（死亡を含む）について報告が求められている（「「医薬品・医療機器等安全性情報報告制度」実施要領」により，実施方法が示されている）。

☐ 医薬部外品又は化粧品による健康被害についても，自発的な情報協力が要請されている。
無承認無許可医薬品又は健康食品によると疑われる健康被害は，最寄りの保健所に連絡する。

医薬部外品，化粧品の副作用報告は義務ではありませんが，積極的に報告する必要があります。（例：美白化粧品による白斑（はくはん））

☐ 医薬品との因果関係が明確でない場合であっても報告の対象となり得る。

☐ 安全対策上必要があると認めるときは，医薬品の過量使用や誤用等によるものと思われる健康被害についても報告が必要である。

☐ 医薬品の副作用は，使用上の注意に記載されているものだけとは限らない。

添付文書に記載されていない新たな副作用の可能性も考慮します。

第5章

☐　副作用の症状がその医薬品の適応症状と見分けがつきにくい場合もある（例えば，かぜ薬による間質性肺炎等）。

☐　報告様式の入手方法
　　・医薬品医療機器総合機構（PMDA）**ホームページ**から入手できる
　　・医学・薬学関係の**専門誌**等に掲載される

☐　**報告様式の記入欄すべてに記入がなされる必要はなく，把握可能な範囲**でかまわない。

☐　複数の専門家が医薬品の販売等に携わっている場合も，健康被害の情報に直接接した**専門家1名から報告書が提出**されれば十分である。

☐　**報告期限は特に定められていない**が，保健衛生上の危害の発生又は拡大防止の観点から，報告の必要性を認めた場合は，適宜速やかに報告書を**医薬品医療機器総合機構（PMDA）**に送付する。

> 報告書の提出先は「医薬品医療機器総合機構（PMDA）」です。厚生労働省ではありません。
> 製造販売業者等の場合は報告期限がありますので注意しましょう。

☐　報告書の送付方法
　　・郵送
　　・ファクシミリ
　　・電子メール
　　・ウェブサイトに直接入力することによる電子的な報告

☐　報告者に対しては，安全性情報受領確認書が交付される。

●**再確認**

> 「医薬品・医療機器等安全性情報報告制度」（医薬関係者による副作用報告）についてのまとめです。
> ・報告期限は特に定められていない。
> ・報告様式（書式）が定められている。
> ・書類は全部記載されていなくてもOK。
> ・代表者1名が報告すればよい。
> ・医薬品との因果関係が不明確でも報告。
> ・医薬品医療機器総合機構（PMDA）に提出。

【参考：医薬品安全性情報報告書】

別紙1　様式①

□ 医療用医薬品
□ 要指導医薬品
□ 一般用医薬品

医薬品安全性情報報告書

☆ 医薬品医療機器法に基づいた報告制度です。
記入前に裏面の「報告に際してのご注意」をお読みください。

化粧品等の副作用等は、様式②をご使用ください。
健康食品等の使用によると疑われる健康被害については、最寄りの保健所へご連絡ください。

患者情報

患者イニシャル	性別	副作用等発現年齢	身長	体重	妊娠
	□男 □女	歳（乳児：　ヶ月　週）	cm	kg	□無 □有（妊娠　週）□不明

原疾患・合併症	既往歴	過去の副作用歴	特記事項	
1.	1.	□無・□有	飲酒 □有（　　）	□無 □不明
		医薬品名：	喫煙 □有（　　）	□無 □不明
2.	2.	副作用名：	ｱﾚﾙｷﾞｰ□有（　　）	□無 □不明
		□不明	その他（　　）	□無 □不明

副作用等に関する情報

副作用等の名称又は症状、異常所見	副作用等の重篤性「重篤」の場合、＜重篤の判定基準＞の該当する番号を（　）に記入	発現期間（発現日 ～ 転帰日）	副作用等の転帰後遺症ありの場合、（　）に症状を記入
1.	□重篤 →（　　） □非重篤	年　月　日 ～　年　月　日	□回復 □軽快 □未回復 □死亡 □不明 □後遺症あり（　　）
2.	□重篤 →（　　） □非重篤	年　月　日 ～　年　月　日	□回復 □軽快 □未回復 □死亡 □不明 □後遺症あり（　　）

＜重篤の判定基準＞ ①：死亡 ②：障害 ③：死亡につながるおそれ ④：障害につながるおそれ ⑤：治療のために入院又は入院期間の延長 ⑥：①〜⑤に準じて重篤である ⑦：後世代における先天性の疾病又は異常

＜死亡の場合＞被疑薬と死亡の因果関係：□有 □無 □不明

＜胎児への影響＞□影響あり □影響なし □不明

被疑薬及び使用状況に関する情報

被疑薬（副作用との関連が疑われる医薬品の販売名）	製造販売業者の名称（業者への情報提供の有無）	投与経路	1日投与量（1回量×回数）	投与期間（開始日～終了日）	使用理由（疾患名、症状名）
	（□有□無）			～	
	（□有□無）			～	
	（□有□無）			～	

最も関係が疑われる被疑薬に○をつけてください。

併用薬（副作用発現時に使用していたその他の医薬品の販売名 可能な限り投与期間もご記載ください。）

副作用等の発現及び処置等の経過（記入欄が不足する場合は裏面の報告者意見の欄等もご利用ください。）

年　月　日

※被疑薬投与前から副作用等の発現後の全経過において、関連する状態・症状、検査値等の推移、診断根拠、副作用に対する治療・処置、被疑薬の投与状況等を経時的に記載してください。検査値は下表もご利用ください。

副作用等の発現に影響を及ぼすと考えられる上記以外の処置・診断：□有 □無
有りの場合 →（□放射線療法 □輸血 □手術 □麻酔 □その他（　　　　　　））
再投与：□有 □無　有りの場合→ 再発：□有 □無　ワクチンの場合、ロット番号（　　　）
一般用医薬品の場合：□薬局等の店頭での対面販売　□インターネットによる通信販売　□不明、その他
購入経路→　□その他（電話等）の通信販売　□配置薬 □不明 □その他（　　　）

報告日：　年　月　日（既に医薬品医療機器総合機構へ報告した症例の続報の場合はチェックしてください。→□）
報告者 氏名：　　　　　　　　施設名（所属部署まで）：
（職種：□医師、□歯科医師、□薬剤師、□看護師、□その他（　　　　　　　　）　）
住所：〒

電話：　　　　　　FAX：

医薬品等副作用被害救済制度及び　　　　：□患者が請求予定 □患者に紹介済み □患者の請求予定はない
生物由来製品感染等被害救済制度について □制度対象外（抗がん剤等、非入院相当ほか）□不明、その他
※一般用医薬品を含めた医薬品（抗がん剤等の一部の除外医薬品を除く。）の副作用等による重篤な健康被害については、医薬品等副作用被害救済制度又は生物由来製品等感染等被害救済制度があります（詳細は裏面）。

➤ FAX 又は電子メールでのご報告は、下記までお願いします。両面ともお送りください。
（FAX：0120-395-390 電子メール：anzensei-hokoku@pmda.go.jp 医薬品医療機器総合機構安全第一部情報管理課宛）

第5章

患者名ではなく，患者イニシャルを記載します。
その他，年齢，身長，性別等が記載されます。

p 360〜p 361の知識確認問題問18〜問26にチャレンジしよう！

3. 医薬品の副作用等による健康被害の救済

- □ サリドマイド事件，スモン事件等を踏まえ，1979年に薬事法が改正され，医薬品の市販後の安全対策の強化を図るため，
  - ・再審査・再評価制度の創設
  - ・副作用等報告制度の整備
  - ・保健衛生上の危害の発生又は拡大を防止するための緊急命令
  - ・廃棄・回収命令に関する法整備

  等がなされた。

  併せて，医薬品副作用被害救済基金法（現「独立行政法人医薬品医療機器総合機構法」）による救済制度が創設された。

- □ 医薬品は，最新の医学・薬学の水準においても予見しえない副作用が発生することがあり，また，副作用が起こり得ることが分かっていても，医療上の必要性から使用せざるをえない場合もある。

 例えば抗がん剤は，副作用が分かっていても使う必要があります。

- □ 副作用による健康被害については，民法ではその賠償責任を追及することが難しく，たとえ追求することが出来ても，多大な労力と時間を費やさなければならない。

1 医薬品副作用被害救済制度

- □ 医薬品（要指導医薬品及び一般用医薬品を含む）を**適正に使用**したにもかかわらず発生した副作用による被害者の迅速な救済を図るため，**製薬企業の社会的責任に基づく公的制度**として1980年5月より運営が開始された。

 適正使用とは，添付文書に従い正しく使用することです。

- □ 健康被害を受けた**本人**又は**家族**の給付請求を受け，その健康被害が医薬品の副作用によるものかどうか，医薬品が適正に使用されたかどうか等，医学的薬学的判断を要する事項について**薬事審議会**の諮問・答申を経て，**厚生労働大臣**が判定した結果に基づいて，医療費，障害年金，遺族年金等の各種給付が行われる。

☐ 救済給付業務に必要な費用
　・給付費：**製造販売業者**から年度ごとに納付される**拠出金**が充てられる。
　・事務費：その**2分の1**相当額は**国庫補助**により賄われている。

☐ 健康被害を受けた**本人**又は**家族**の給付請求は，**医薬品医療機器総合機構（PMDA）**に対し実施する。

 給付請求は，家族でもOKです。
薬事審議会が専門知識に基づき意見を述べます。
判定は厚生労働大臣が実施します。

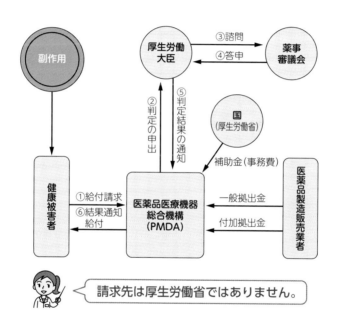

 請求先は厚生労働省ではありません。

☐ 2002年の薬事法改正に際し，生物由来製品を適正に使用したにもかかわらず，それを介して生じた感染等による疾病，障害又は死亡について，医療費，障害年金，遺族年金等の給付を行うこと等により，生物由来製品を介した感染等による健康被害の迅速な救済を図ることを目的として，「生物由来製品感染等被害救済制度」が創設された。

☐ 医薬品医療機器総合機構（PMDA）のその他の業務
　・製薬企業又は国からの委託を受けて，裁判上の和解が成立したスモン患者に対して健康管理手当や介護費用の支払業務を行っている。
　・（公財）友愛福祉財団からの委託を受けて，血液製剤によるHIV感染者・発症者に対する健康管理費用の支給等を行っている。

 （公財）とは，公益財団法人の略です。

第5章

2 医薬品副作用被害救済制度等への案内，窓口紹介

☐ 要指導医薬品又は一般用医薬品の使用により副作用を生じた場合であって，その副作用による健康被害が救済給付の対象となると思われたとき，健康被害を受けた購入者等に対して救済制度があることや，救済事業を運営する医薬品医療機器総合機構（PMDA）の相談窓口等を紹介し，相談を促す等の対応が期待される。

 医薬関係者には，救済給付の範囲や給付の種類等に関する一定の知識が必要となります。

(a) 給付の種類（7種類）

☐ 給付の種類によっては請求期限が定められており，期限を過ぎた分については請求できない。
請求期限あり：医療費，医療手当，遺族年金，遺族一時金，葬祭料
請求期限なし：**障害年金，障害児養育年金**

 障害年金，障害児養育年金は生涯大丈夫（請求期限なし）と覚えよう。

給付の種類		請求の期限
医療費	医薬品の副作用による**疾病の治療に要した費用を実費補償するもの**。（健康保険等による給付の額を差し引いた自己負担分）	医療費の支給の対象となる費用の支払いが行われたときから**5年**以内
医療手当	医薬品の副作用による疾病の治療に伴う**医療費以外の費用の負担に着目して給付されるもの**（定額）。	請求に係る医療が行われた日の属する月の翌月の初日から**5年**以内
障害年金	医薬品の副作用により一定程度の障害の状態にある**18歳以上の人の生活補償等を目的**として給付されるもの（定額）。	請求期限なし
障害児養育年金	医薬品の副作用により一定程度の障害の状態にある**18歳未満の人を養育する人に対して給付される**もの（定額）。	請求期限なし
遺族年金	生計維持者が医薬品の副作用により死亡した場合に，その**遺族の生活の立て直し等を目的**として給付されるもの（定額）。ただし，**最高10年間**を限度とする。	死亡のときから**5年**以内遺族年金を受けることができる先順位者が死亡した場合には，その死亡のときから**2年**以内
遺族一時金	生計維持者以外の人が医薬品の副作用により**死亡した場合に，その遺族に対する見舞等を目的**として給付されるもの（定額）。	遺族年金と同じ
葬祭料	医薬品の副作用により死亡した人の**葬祭を行うことに伴う出費に着目して給付されるもの**（定額）。	遺族年金と同じ

(b) 救済給付の支給対象範囲

☐ 医薬品副作用被害救済制度は，**医薬品を適正に使用したにもかかわらず**，副作用によって一定程度以上の健康被害が生じた場合に，医療費等の諸給付を行うものである。

☐ 救済給付の対象となるには，添付文書や外箱等に記載されている用法・用量，使用上の注意に従って使用されていることが基本となる。

> 適正使用が原則です。医薬品の不適正な使用による健康被害については，救済給付の対象となりません。

☐ 救済給付の対象となる健康被害の程度
- ・副作用による疾病のため，**入院を必要とする程度**の医療を受ける場合（入院治療が必要と認められる場合であって，**やむをえず自宅療養を行った場合**も含まれる。）
- ・副作用による**重い後遺障害**（日常生活に著しい制限を受ける程度以上の障害）が残った場合

> 重篤な副作用が対象です。

☐ 医薬品を適正に使用して生じた健康被害であっても，医療機関での治療を要さずに寛解_{かんかい}したような軽度のものは給付対象に含まれない。

☐ 救済制度の対象とならない医薬品が定められており，要指導医薬品又は一般用医薬品では，
①**殺虫剤・殺鼠剤**_{さっそ}
②**殺菌消毒剤**（人体に直接使用するものを除く）
③**一般用検査薬**
④一部の日局収載医薬品（**精製水，ワセリン**等）が該当する。

> 適正使用をすれば，副作用や人体への悪影響が発生しないものは対象外となります。

☐ 救済制度の対象から除外される健康被害
- ・製品不良等，**製薬企業に損害賠償責任がある場合**
- ・**無承認無許可医薬品**（いわゆる健康食品，個人輸入により入手された医薬品を含む）

第5章

●再確認（救済制度のまとめ）

支給対象	非支給対象
・適正使用 ・入院を必要とする程度の重篤な副作用（やむをえず自宅療養を行った場合も含まれる） ・重い後遺障害 ・死亡	・不適正な使用 ・一般的な副作用（軽度な副作用） ・対象外の医薬品 　①殺虫剤・殺鼠剤 　②殺菌消毒剤（人体に直接使用するものを除く） 　③一般用検査薬 　④一部の日局収載医薬品（精製水，ワセリン等） ・製薬企業に損害賠償責任がある場合 ・無承認無許可医薬品（いわゆる健康食品，個人輸入により入手された医薬品を含む）

(c) 救済給付の請求にあたって必要な書類

☐　要指導医薬品又は一般用医薬品の使用による副作用被害への救済給付の請求には，

　　・**医師の診断書**

　　・要した医療費を証明する書類（**受診証明書**）

　　・その医薬品を販売等した薬局開設者，医薬品の販売業者の作成した**販売証明書**

　　等が必要となる。

☐　医薬品の副作用であるかどうか判断がつきかねる場合でも，給付請求を行うことは可能である。

(d) 医薬品ＰＬセンター

☐　医薬品副作用被害救済制度の対象とならないケースのうち，製品不良等，**製薬企業に損害賠償責任がある場合**には，「**医薬品ＰＬセンター**」への相談が推奨される。

☐　**日本製薬団体連合会**により平成７年７月のＰＬ法の施行と同時に医薬品ＰＬセンターが開設された。

☐　消費者が，**医薬品**又は**医薬部外品**に関する苦情（健康被害以外の損害も含まれる）について製造販売元の企業と交渉するに当たって，**公平・中立な立場**で申立ての相談を受け付け，交渉の仲介や調整・あっせんを行い，**裁判によらずに迅速な解決**に導くことを目的としている。

　医薬品ＰＬセンターは「医療機器」には対応していません。

●再確認

「医薬品医療機器総合機構の業務」についてのまとめです。
・医薬品安全性情報報告書の受付
・医薬品医療機器総合機構（PMDA）ホームページの運営
・医薬品医療機器情報配信サービスの配信
・医薬品副作用被害救済制度の受付
・スモン患者に対して健康管理手当や介護費用の支払業務
・血液製剤によるHIV感染者・発症者に対する健康管理費用の支給

p 361の知識確認問題問27〜問36にチャレンジしよう！

第5章

4. 一般用医薬品に関する主な安全対策

(a) アンプル入りかぜ薬

☐　アンプル入りかぜ薬：承認基準制定。

・**解熱鎮痛成分としてアミノピリン，スルピリン**が配合されたアンプル入りかぜ薬の使用による**重篤な副作用（ショック）**で，1959年から1965年までの間に計38名の死亡例が発生した。

・アンプル剤は他の剤形（錠剤，散剤等）に比べて吸収が**速く**，血中濃度が**急速に高値に達する**ため通常用量でも**副作用を生じやすい**。

・1965年，厚生省（当時）より関係製薬企業に対し，**アンプル入りかぜ薬製品の回収**が要請された。

・アンプル剤以外の一般用かぜ薬についても，1970年に**承認基準**が制定され，成分・分量，効能・効果等が見直された。

承認基準とは，承認審査の合理化，透明化を図るため，薬効群ごとに，その成分・分量，用法・用量，効能・効果等に関する概括的（大まか）な基準を定めたものです。

(b)　小柴胡湯による間質性肺炎

☐　小柴胡湯による間質性肺炎：緊急安全性情報の配布。

・小柴胡湯による間質性肺炎は，1991年4月以降，使用上の注意に記載されていたが，**小柴胡湯とインターフェロン製剤**の併用例による**間質性肺炎**が報告されたことから，1994年1月，インターフェロン製剤との併用を**禁忌**とする旨の使用上の注意の改訂がなされた。

インターフェロン製剤は，ウイルス性肝炎等の治療薬（医療用医薬品）です。

・それ以降も**慢性肝炎**患者が**小柴胡湯**を使用して**間質性肺炎**が発症し，死亡を含む重篤な転帰に至った例もあったことから，1996年3月，厚生省（当時）より関係製薬企業に対して**緊急安全性情報**の配布が指示された。

一般用医薬品の小柴胡湯も緊急安全性情報の対象となりました。

（c）一般用かぜ薬による間質性肺炎

☐　一般用かぜ薬による間質性肺炎：使用上の注意の改訂。
- 2003年5月までに，一般用かぜ薬の使用によると疑われる**間質性肺炎**の発生事例が，計26例報告された。
- 厚生労働省は，「一般用かぜ薬は，一般の消費者が自らの選択により購入して使用するものであること」，「間質性肺炎は重篤（じゅうとく）な副作用であり，その初期症状は一般用かぜ薬の効能であるかぜの諸症状と区別が難しく，症状が悪化した場合には注意が必要なこと」を踏まえ，同年6月，一般用かぜ薬全般につき**使用上の注意の改訂**を指示した。

（d）塩酸フェニルプロパノールアミン含有医薬品

☐　塩酸フェニルプロパノールアミン（PPA）含有医薬品：プソイドエフェドリン塩酸塩（PSE）等へ切替え指示。
- 塩酸フェニルプロパノールアミン（PPA）は，鼻充血や結膜充血を除去し，鼻づまり等の症状緩和を目的として，鼻炎用内服薬，鎮咳去痰薬（ちんがいきょたん），かぜ薬等に配合されていた。
- 2000年5月**米国**において，女性が**食欲抑制剤**（日本の鼻炎用内服薬等における配合量よりも高用量）として使用した場合に，**出血性脳卒中**の発生リスクとの関連性が高いとの報告がなされ，米国食品医薬品庁（FDA）から，米国内におけるPPA含有医薬品の自主的な販売中止が要請された。
- 日本では食欲抑制剤として承認されていないこと等から，同年11月，**心臓病**の人や**脳出血**の既往がある人等は使用しないよう注意喚起を行っていた。
　しかし，2003年8月までに，PPAが配合された一般用医薬品による**脳出血**等の副作用症例が複数報告（いずれも回復又は軽快）され，多くが**用法・用量**の範囲を超えた使用又は禁忌（きんき）とされている**高血圧症**患者の使用によるものであった。
- 厚生労働省から関係製薬企業等に対して，使用上の注意の改訂，情報提供の徹底等を行うとともに，代替成分として**プソイドエフェドリン塩酸塩（PSE）等への速やかな切替え**が指示された。

●再確認（安全対策のまとめ）

きっかけとなった医薬品	副作用	対応
（a）アンプル入りかぜ薬	重篤な副作用（ショック）	アンプル入りかぜ薬製品の回収 承認基準制定
（b）小柴胡湯	間質性肺炎	緊急安全性情報（一般用医薬品についても発出）
（c）一般用かぜ薬	間質性肺炎	使用上の注意の改訂
（d）塩酸フェニルプロパノールアミン含有医薬品	出血性脳卒中	プソイドエフェドリン塩酸塩（PSE）等へ切替え指示

p 361〜p 362の知識確認問題問37〜問40にチャレンジしよう！

5. 医薬品の適正使用のための啓発活動

- ☐ 登録販売者は，一般用医薬品の販売等に従事する医薬関係者として，適切な**セルフメディケーション**の普及定着，医薬品の適正使用の推進のための活動に積極的に参加，協力することが期待される。

- ☐ 医薬品の持つ特質及びその使用・取扱い等について正しい知識を広く生活者に浸透させることにより，保健衛生の維持向上に貢献することを目的とし，毎年**10月17日〜23日**の1週間を「薬と健康の週間」として，国，自治体，関係団体等による広報活動やイベント等が実施される。

- ☐ 「6・26国際麻薬乱用撲滅デー」を広く普及し，薬物乱用防止を一層推進するため，毎年**6月20日〜7月19日**までの1カ月間，国，自治体，関係団体等により，「ダメ。ゼッタイ。」普及運動が実施される。

- ☐ **薬物乱用や薬物依存**は，違法薬物（麻薬，覚醒剤，大麻等）ばかりでなく，**一般用医薬品**によっても生じる。

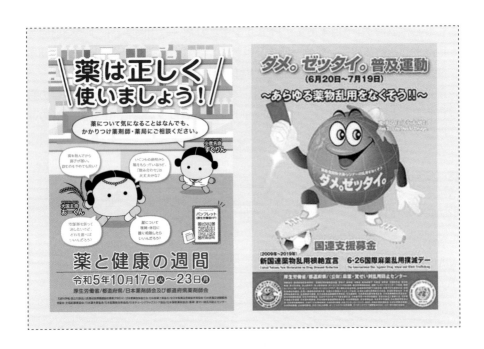

青少年では，薬物乱用の危険性に関する認識や理解が十分でなく，好奇心から身近に入手できる薬物（一般用医薬品を含む）を興味本位で乱用することがある。

> 一般用医薬品の「濫用等のおそれのある成分」を再確認しましょう。
> ・エフェドリン
> ・コデイン
> ・ジヒドロコデイン
> ・ブロモバレリル尿素
> ・プソイドエフェドリン
> ・メチルエフェドリン

☐ **要指導医薬品又は一般用医薬品の乱用をきっかけとして，違法な薬物の乱用につながる**こともあり，その場合，乱用者自身の健康を害するだけでなく，**社会的な弊害を生じるおそれが大きい**（大量摂取やアルコールとの同時摂取による急性中毒から転倒，昏睡，死亡等のほか，長期の乱用によって，臓器障害，情緒不安定，対人関係・社会生活上の障害等にいたった事例が報告されている）。医薬品の適正使用の重要性等に関して，**小中学生のうちからの啓発が重要**である。

第5章

ここからの表は，試験問題の作成に関する手引きでは「5章別表」と呼ばれる部分です。
第3章と第5章の共通で覚えておかなければならない内容で，添付文書の「してはいけないこと」「相談すること」に書かれている内容です。
ここをしっかり勉強することで，第3章，第5章両方の点数が上がりますので，しっかり取り組みましょう！

● 添付文書（してはいけないこと）

◆ 次の人は使用（服用）しないこと

アレルギーの既往歴	主な成分・薬効群等	理　由
喘息を起こしたことがある人	インドメタシン ピロキシカム **フェルビナク** ケトプロフェン	喘息発作を誘発するおそれがあるため。
かぜ薬・解熱鎮痛剤で喘息を起こしたことがある人	アセトアミノフェン アスピリン イブプロフェン イソプロピルアンチピリン	アスピリン喘息を誘発するおそれがあるため。
アレルギーによる皮膚症状を起こしたことがある人	ケトプロフェン	接触皮膚炎，光線過敏症を誘発するおそれがあるため。
牛乳によるアレルギー症状を起こしたことがある人	**タンニン酸アルブミン**	乳製カゼイン由来のため，牛乳アレルギーのアレルゲンとなる可能性があるため。
	カゼイン（添加物）	牛乳タンパクの主成分であり，牛乳アレルギーのアレルゲンとなる可能性があるため。

◆ 症状・状態

次の症状がある人	主な成分・薬効群等	理　由
胃酸過多	カフェイン	カフェインが，胃液の分泌を亢進し，症状を悪化させる恐れがあるため。
前立腺肥大による排尿困難	**プソイドエフェドリン塩酸塩**	交感神経刺激作用により，尿の貯留・尿閉を生じるおそれがあるため。
激しい腹痛又は吐きけ・嘔吐	ヒマシ油が配合された瀉下薬	急性腹症（腸管の狭窄，閉塞，腹腔内器官の炎症等）の可能性があるため。
患部が化膿している人	インドメタシン	感染に対する効果はなく，逆に感染の悪化が自覚されにくくなるおそれがあるため。
	ステロイド性抗炎症成分	細菌等の感染に対する抵抗力を弱めて，感染を増悪させる可能性があるため。

◆基礎疾患等

次の診断を受けた人	主な成分・薬効群等	理　由
心臓病	プソイドエフェドリン塩酸塩 芍薬甘草湯	徐脈又は頻脈を引き起こし，心臓病の症状を悪化させるおそれがあるため。
	カフェイン	
胃潰瘍		胃液の分泌を亢進し，胃潰瘍の症状を悪化させるおそれがあるため。
高血圧	プソイドエフェドリン塩酸塩	交感神経興奮作用で血圧上昇のおそれがあるため。
甲状腺機能障害		交感神経興奮作用で甲状腺機能亢進のおそれがあるため。
糖尿病		肝臓でグリコーゲンを分解して血糖値を上昇させる作用があり，糖尿病を悪化させるおそれがあるため。
日常的に不眠の人，不眠症の診断を受けた人	抗ヒスタミン成分を主薬とする催眠鎮静薬（睡眠改善薬）	睡眠改善薬は，慢性的な不眠症状に用いる医薬品でないため。 医療機関において不眠症の治療を受けている場合には，その治療を妨げるおそれがあるため。
その他	主な成分・薬効群等	理　由
透析療法を受けている人	**スクラルファート** **合成ヒドロタルサイト** アルジオキサ 等のアルミニウムを含む成分が配合された胃腸薬，胃腸鎮痛鎮痙薬	長期間服用した場合に，アルミニウム脳症及びアルミニウム骨症を発症したとの報告があるため。

◆小児における年齢制限

	主な成分・薬効群等	理　由
15歳未満の小児	アスピリン サザピリン サリチル酸ナトリウム	外国において，ライ症候群の発症との関連性が示唆されているため。
	プロメタジンを含む成分	外国において，乳児突然死症候群，乳児睡眠時無呼吸発作のような致命的な呼吸抑制が現れたとの報告があるため。
	抗ヒスタミン成分を主薬とする催眠鎮静薬（睡眠改善薬）	小児では，神経過敏，興奮を起こすおそれが大きいため。
	イブプロフェン オキセサゼイン	一般用医薬品では，小児向けの製品はないため。
	ロペラミド	外国で乳幼児が過量摂取した場合に，中枢神経系障害，呼吸抑制，腸管壊死に至る麻痺性イレウスを起こしたとの報告があるため。
6歳未満の小児	**アミノ安息香酸エチル**	メトヘモグロビン血症を起こすおそれがあるため。

第5章

◆妊婦，授乳婦等

	主な成分・薬効群等	理　由
妊婦又は妊娠していると思われる人	ヒマシ油類	腸の急激な動きに刺激されて流産・早産を誘発するおそれがあるため。
	ジフェンヒドラミン塩酸塩を主薬とする催眠鎮静薬（睡眠改善薬）	妊娠に伴う不眠は，睡眠改善薬の適用症状でないため。
	エチニルエストラジオール	妊娠中の女性ホルモン成分の摂取によって，胎児の先天性異常の発生が報告されているため。
	オキセサゼイン	妊娠中における安全性が確立されていないため。
出産予定日12週以内の妊婦	アスピリン **イブプロフェン**	妊娠期間の延長，胎児の動脈管の収縮・早期閉鎖，子宮収縮の抑制，分娩時出血の増加のおそれがあるため。
授乳中の人は本剤を服用しないか，本剤を服用する場合は授乳を避けること	ジフェンヒドラミン塩酸塩	乳児に昏睡を起こすおそれがあるため。
	テオフィリン アミノフィリン	乳児に神経過敏を起こすことがあるため。
	ロートエキス	乳児に頻脈を起こすことがあるため。（なお，授乳婦の乳汁分泌が抑制されることがある。）
	センノシド ダイオウ	乳児に下痢を起こすおそれがあるため。

◆服用後，乗物又は機械類の運転操作をしないこと

主な成分等	懸念される症状
クロルフェニラミンマレイン酸塩 **ジフェンヒドラミン塩酸塩** コデインリン酸塩 ジヒドロコデインリン酸塩 デキストロメトルファン臭化水素酸塩水和物 **ブロモバレリル尿素** ロペラミド塩酸塩 ロートエキス	眠気等。
スコポラミン臭化水素酸塩水和物 メチルオクタトロピン臭化物	眠気，目のかすみ，異常なまぶしさを生じることがあるため。
ピレンゼピン塩酸塩水和物	目のかすみ，異常なまぶしさを生じることがあるため。

◆連用に関する注意

	主な成分・薬効群等	理　由
長期連用しないこと	かぜ薬，解熱鎮痛薬，抗菌性点眼薬，鼻炎用内服薬，鎮静薬，アレルギー用薬 インドメタシン ケトプロフェン ピロキシカム	一定期間又は一定回数使用しても症状の改善がみられない場合は，ほかに原因がある可能性があるため。
連用しないこと	ヒマシ油	
短期間の服用にとどめ，連用しないこと	グリチルリチン酸二カリウム カンゾウ	偽アルドステロン症を生じるおそれがあるため。
長期連用しないこと	スクラルファート **アルジオキサ** ケイ酸アルミニウム	アルミニウム脳症及びアルミニウム骨症を生じるおそれがあるため。
長期連用しないこと	ステロイド性抗炎症成分	副腎皮質の機能低下を生じるおそれがあるため。
症状があるときのみの服用にとどめ，連用しないこと	**芍薬甘草湯**	うっ血性心不全，心室頻拍の副作用が現れることがあるため。
1週間以上継続して服用しないこと	次没食子酸ビスマス 次硝酸ビスマス	海外において，長期連用した場合に精神神経症状が現れたとの報告があるため。
連用しないこと	浣腸薬（成分によらず記載）	感受性の低下（いわゆる"慣れ"）が生じて，習慣的に使用される傾向があるため。

◆大量に使用しないこと

主な成分・薬効群	理　由
センノシド，ダイオウ，カサントラノール，ピコスルファートナトリウム等の刺激性瀉下成分が配合された瀉下剤	腸管粘膜への刺激が大きくなり，腸管粘膜に炎症を生じるおそれがあるため。

◆乱用に関する注意

	主な成分	理　由
過量服用・長期連用しないこと	コデインリン酸塩水和物 ジヒドロコデインリン酸塩	倦怠感や虚脱感等が現れることがあるため。依存性・習慣性がある成分が配合されており，乱用事例が報告されているため。

◆食品との相互作用に関する注意

	主な成分	理　由
服用後は飲酒をしないこと	アリルイソプロピルアセチル尿素	鎮静作用の増強が生じるおそれがあるため。

◆併用薬に関する注意

	主な成分	理　由
他の瀉下薬	茵蔯蒿湯 人黄甘草湯 防風通聖散 三黄瀉心湯 大柴胡湯	激しい腹痛を伴う下痢等の副作用が現れやすくなるため。

第5章

◆その他：副作用等を避けるため必要な注意

次の部位には 使用しないこと	主な成分	理　由
本剤の使用中は，天候にかかわらず，戸外活動を避けるとともに，日常の外出時も本剤の塗布部を衣服，サポーター等で覆い，紫外線に当てないこと。なお，塗布後も当分の間，同様の注意をすること	ケトプロフェン	使用中又は使用後しばらくしてから重篤な光線過敏症が現れることがあるため。

2023年度は，以下のような問題が出題されました。
正解を覚えるだけではなく，一緒に出題された成分についても覚えることが勉強のポイントです。

問　次の医薬品成分のうち，一般用医薬品の添付文書等において，「次の人は使用（服用）しないこと」の項目中に「本剤又は本剤の成分，牛乳によるアレルギー症状を起こしたことがある人」と記載することとされている成分はどれか。（東京都2023年度，問104）
　　1　硫酸ナトリウム
　　2　リドカイン
　　3　ジプロフィリン
　　4　タンニン酸アルブミン
　　5　セトラキサート塩酸塩

答　4

解説
1：「相談すること」の項目中に「心臓病の診断を受けた人」「腎臓病の診断を受けた人」の記載がある。
2：「次の人は使用（服用）しないこと」の項目中に「本剤又は本剤の成分によりアレルギー症状を起こしたことがある人」の記載がある。
3：「相談すること」の項目中に「てんかんの診断を受けた人」「甲状腺機能障害，甲状腺機能亢進症の診断を受けた人」「心臓病の診断を受けた人」の記載がある。
5：「相談すること」の項目中に「血栓のある人，血栓症を起こすおそれのある人」の記載がある。

●添付文書（相談すること）

◆妊婦又は妊娠していると思われる人

主な成分・薬効群等	理　由
アスピリン エテンザミド イブプロフェン アセトアミノフェン	動物実験（ラット）で催奇形性が現れたとの報告があるため。
ブロモバレリル尿素	胎児障害の可能性があり，使用を避けることが望ましいため。
コデインリン酸塩水和物	動物実験（マウス）で催奇形性が報告されているため。
ジヒドロコデインリン酸塩	吸収された成分の一部が胎盤関門を通過して胎児へ移行することが知られているため。
瀉下薬	腸の急激な動きに刺激されて流産・早産を誘発するおそれがあるため。

◆授乳中の人

薬効群	乳汁中に移行する可能性がある成分等
かぜ薬，解熱鎮痛薬，鎮咳去痰薬，鼻炎用内服薬，アレルギー用薬	プソイドエフェドリン塩酸塩 トリプロリジン塩酸塩水和物
かぜ薬，解熱鎮痛薬，眠気防止薬，乗物酔い防止薬，鎮咳去痰薬（カフェインとして1回分量100mg以上を含有する場合）	カフェイン
止瀉薬	ロペラミド塩酸塩
婦人薬	エチニルエストラジオール

◆高齢者

主な成分	理　由
解熱鎮痛成分	効き目が強すぎたり，副作用が現れやすいため。
メチルエフェドリン塩酸塩 トリメトキノール塩酸塩水和物	心悸亢進，血圧上昇，糖代謝促進を起こしやすいため。
スコポラミン臭化水素酸塩水和物	緑内障の悪化，口渇，排尿困難又は便秘の副作用が現れやすいため。

◆特定の症状・状態

次の症状がある人	主な成分・薬効群等	理　由
高熱	かぜ薬	かぜ以外のウイルス性の感染症その他の重篤な疾患の可能性があるため。
むくみ	グリチルリチン酸を含む成分	偽アルドステロン症の発症のおそれがあるため。
下痢	緩下作用のある成分が配合された内服痔疾用薬	下痢症状を助長するおそれがあるため。
はげしい下痢	小児五疳薬	大腸炎の可能性があるため。
急性のはげしい下痢	タンニン酸アルブミン	下痢を止めるとかえって症状を悪化させることがあるため。
便秘を避けなければならない肛門疾患	ロペラミド塩酸塩	便秘が引き起こされることがあるため。
吐きけ・嘔吐	ビサコジルを主薬とする坐薬	急性腹症（腸管の狭窄，閉塞，腹腔内器官の炎症等）の可能性があり，瀉下薬の刺激によって，その症状を悪化させるおそれがあるため。

第5章

◆特定の症状・状態

次の症状がある人	主な成分・薬効群等	理　由
排尿困難	ジフェンヒドラミン塩酸塩 クロルフェニラミンマレイン酸塩 ジフェニドール塩酸塩 スコポラミン臭化水素酸塩水和物 イソプロパミドヨウ化物 ロートエキス 構成生薬としてマオウを含む漢方処方製剤	排尿筋の弛緩と括約筋の収縮が起こり，尿の貯留を来すおそれがある。 特に，前立腺肥大症を伴っている場合には，尿閉を引き起こすおそれがあるため。

◆基礎疾患等

次の診断を受けた人	主な成分・薬効群等	理　由
てんかん	ジプロフィリン	中枢神経系の興奮作用により，てんかんの発作を引き起こすおそれがあるため。
胃・十二指腸潰瘍	アスピリン エテンザミド アセトアミノフェン サリチルアミド	胃・十二指腸潰瘍を悪化させるおそれがあるため。
	次硝酸ビスマス	ビスマスの吸収が高まり，血中に移行する量が多くなり，ビスマスによる精神神経障害が発現するおそれがあるため。
肝臓病	エテンザミド イブプロフェン サントニン アセトアミノフェン	肝機能障害を悪化させるおそれがあるため。
	ピペラジンリン酸塩	肝臓における代謝が円滑に行われず，体内への蓄積によって副作用が現れやすくなるため。
甲状腺疾患	ポビドンヨード	ヨウ素の体内摂取が増える可能性があり，甲状腺疾患の治療に影響を及ぼすおそれがあるため。
甲状腺機能障害 甲状腺機能亢進症	メチルエフェドリン塩酸塩 フェニレフリン塩酸塩 メトキシフェナミン塩酸塩 マオウ	甲状腺機能亢進症の主症状は，交感神経系の緊張等によってもたらされており，交感神経系を興奮させる成分は，症状を悪化させるおそれがあるため。
	ジプロフィリン	中枢神経系の興奮作用により，症状の悪化を招くおそれがあるため。
	乳酸カルシウム水和物	甲状腺ホルモンの吸収を阻害するおそれがあるため。
高血圧	アドレナリン作動成分が配合された鼻炎用点鼻薬 メチルエフェドリン塩酸塩 フェニレフリン塩酸塩	交感神経興奮作用により血圧を上昇させ，高血圧を悪化させるおそれがあるため。

次の診断を受けた人	主な成分・薬効群等	理　由
心臓病	**メチルエフェドリン塩酸塩** フェニレフリン塩酸塩 スコポラミン臭化水素塩水和物 ロートエキス	心臓に負担をかけ，心臓病を悪化させるおそれがあるため。
	イブプロフェン アスピリン	むくみ（浮腫），循環体液量の増加が起こり，心臓の仕事量が増加し，心臓病を悪化させるおそれがあるため。
	硫酸ナトリウム	血液中の電解質のバランスが損なわれ，心臓の負担が増加し，心臓病を悪化させるおそれがあるため。
	グリセリンが配合された浣腸薬	排便直後に，急激な血圧低下等が現れることがあり，心臓病を悪化させるおそれがあるため。
腎臓病	エテンザミド イブプロフェン	むくみ（浮腫），循環体液量の増加が起こり，腎臓病を悪化させるおそれがあるため。
	スクラルファート ケイ酸アルミン酸マグネシウム 合成ヒドロタルサイト アルジオキサ	過剰のアルミニウムイオンが体内に貯留し，アルミニウム脳症，アルミニウム骨症を生じるおそれがあるため。
	酸化マグネシウム 水酸化マグネシウム	ナトリウム，カルシウム，マグネシウム等の無機塩類の排泄が遅れたり，体内貯留が現れやすいため。
	プソイドエフェドリン塩酸塩	腎臓における排泄が円滑に行われず，副作用が現れやすくなるため。
糖尿病	アドレナリン作動成分 　メチルエフェドリン塩酸塩 　トリメトキノール塩酸塩水和物 　フェニレフリン塩酸塩 　メトキシフェナミン塩酸塩 　マオウ	肝臓でグリコーゲンを分解して血糖値を上昇させる作用があり，糖尿病の症状を悪化させるおそれがあるため。
緑内障	**パパベリン塩酸塩**	眼圧が上昇し緑内障を悪化させるおそれがあるため。
	抗コリン成分が配合された鼻炎用内服薬 抗コリン成分が配合された鼻炎用点鼻薬 ロートエキス ジフェニドール塩酸塩 スコポラミン臭化水素塩水和物 ジフェンヒドラミン塩酸塩 クロルフェニラミンマレイン酸塩	抗コリン作用によって房水流出路（房水通路）が狭くなり，眼圧が上昇し，緑内障を悪化させるおそれがあるため。
血栓のある人，血栓症を起こすおそれのある人	トラネキサム酸（内服） セトラキサート塩酸塩	生じた血栓が分解されにくくなるため。

第5章

次の診断を受けた人	主な成分・薬効群等	理　由
貧血	ピペラジンを含む成分	貧血の症状を悪化させるおそれがあるため。
全身性エリテマトーデス，混合性結合組織病	イブプロフェン	無菌性髄膜炎の副作用を起こしやすいため。
胃・十二指腸潰瘍，潰瘍性大腸炎，クローン病	イブプロフェン	プロスタグランジン産生抑制作用によって消化管粘膜の防御機能が低下し，胃・十二指腸潰瘍，潰瘍性大腸炎，クローン病が再発するおそれがあるため。
モノアミン酸化酵素阻害剤（セレギリン塩酸塩等）で治療を受けている人	プソイドエフェドリン塩酸塩	モノアミン酸化酵素阻害剤との相互作用によって血圧を上昇させるおそれがあるため。
インターフェロン製剤で治療を受けている人	小柴胡湯	インターフェロン製剤との相互作用によって，間質性肺炎を起こしやすくなるため。

2023年度は，以下のような問題が出題されました。

問　次の基礎疾患等のうち，グリセリンが配合された浣腸薬の添付文書等において，「相談すること」の項目中に「次の診断を受けた人」として記載することとされているものはどれか。（奈良県　2023年度，問119を一部改変）
　　　1　心臓病
　　　2　腎臓病
　　　3　貧血
　　　4　糖尿病

答　1

解説
2：エテンザミド，イブプロフェン等に記載がある。
3：ピペラジンリン酸塩等のピペラジンを含む成分に記載がある。
4：アドレナリン作動成分に記載がある。

p 362〜p 363の知識確認問題問41〜問55にチャレンジしよう！

【第5章：知識確認問題にチャレンジ】（解答と解説はp 387）

以下の文章は，第5章の知識を問う選択肢に頻出する誤文です。
どこが間違っているか，答えなさい。

1) 医薬品の適正使用情報は，専門的な表現でなされているが，その内容は一般的・網羅的なものとならざるをえない。

2) 一般用医薬品の添付文書の内容は，医薬品の有効性・安全性等に係る新たな知見，使用に係る情報に基づき，1年に1回定期的に改訂される。

3) 添付文書の販売名の下部に，「使用にあたって，この説明文書を必ず読むこと。また，必要なときに読めるよう大切に保存すること」等の文言が記載されている。

4) 一般用検査薬では，その検査結果のみで確定診断ができる。

5) 一般用医薬品の添付文書の副作用については，まずまれに発生する重篤な副作用について副作用名ごとに症状が記載され，そのあとに続けて，一般的な副作用について関係部位別に症状が記載されている。

6) シロップ剤等は変質しやすいため，開封後は室温にて保管されるのが望ましい。

7) 錠剤，カプセル剤，散剤等は変質しやすいため，冷蔵庫内で保管することが適当である。

8) 医薬品を携行する場合は，別の容器へ移し替えることが望ましい。

9) 1回服用量中0.01mLを超えるアルコールを含有する内服液剤（滋養強壮を目的とするもの）については，アルコールを含有する旨及びその分量が製品表示として記載されている。

10) 適切な保存条件の下で製造後5年を超えて性状及び品質が安定であることが確認されている医薬品においては，外箱等に使用期限を表示することは医薬品医療機器等法で義務付けられていない。

11) 緊急安全性情報は，医薬品，医療機器又は再生医療等製品について一般的な使用上の注意の改訂情報よりも迅速な注意喚起や適正使用のための対応の注意喚起が必要な状況にある場合に作成される。

12) 一般用医薬品に関係する緊急安全性情報が発出されたことはない。

13) 安全性速報はA4サイズの青色地の印刷物でブルーレターとも呼ばれる。また，情報伝達は1週間以内に行われる。

第5章

14) 製造販売業者は，医薬品（一般用医薬品を含む），医療機器等による重要な副作用，不具合等に関する情報をとりまとめ，「医薬品・医療機器等安全性情報」として，広く医薬関係者向けに情報提供を行っている。

15) 医薬品医療機器総合機構（PMDA）のホームページには，「医薬品・医療機器等安全性情報」，一般用医薬品・要指導医薬品の添付文書情報は掲載されていない。

16) 医薬品医療機器総合機構（PMDA）が行っている医薬品医療機器情報配信サービス（PMDA メディナビ）は，医薬関係者のみ利用可能である。

17) 令和3年8月1日から，一般用医薬品への紙の添付文書の同梱を廃止し，注意事項等情報は電子的な方法により提供されることとなったが，医療用医薬品は引き続き紙の添付文書が同梱される。

18) 薬局開設者，病院，診療所若しくは飼育動物診療施設の開設者又は医師，歯科医師，薬剤師に限り，医薬品の副作用等によるものと疑われる健康被害の発生を知った場合において，保健衛生上の危害の発生又は拡大を防止するため必要があると認めるときは，その旨を医薬品医療機器総合機構（PMDA）に報告しなければならない。なお，実務上は，報告書を厚生労働大臣に提出することとされている。

19) 製造販売業者は，製造販売をし，又は承認を受けた医薬品について，副作用等によるものと疑われる健康被害の発生，その使用によるものと疑われる感染症の発生等を知ったときは，企業内で適切な対策を講じることができれば報告する必要はない。

20) 企業からの副作用等報告では，医薬品によるものと疑われる副作用症例（死亡）が発生し，使用上の注意から予測できないものは，30日以内の報告が義務付けられている。

21) 企業からの副作用等報告では，承認を受けた効能若しくは効果を有さないことを示す研究報告の報告期限は，15日以内と義務付けられている。

22) 企業からの副作用等報告では，医薬品によるものと疑われる副作用症例（非重篤）が発生し，使用上の注意から予測できないもの（国内事例）は，15日以内の報告が義務付けられている。

23) 既存の医薬品と明らかに異なる有効成分が配合されたものについては，3年を超えない範囲で厚生労働大臣が承認時に定める一定期間，承認後の使用成績等を製造販売業者等が集積し，厚生労働省へ提出する制度（再審査制度）が適用される。

24) 医薬関係者による副作用報告では，医薬品との因果関係が明確でない場合は報告の対象とならない。

25) 医薬関係者による副作用報告では，複数の専門家が医薬品の販売等に携わった場合，携わったすべての専門家から報告書が提出される必要がある。

26) 医薬品副作用報告について，医薬品の販売等に従事する専門家は，報告の必要性を認めた日から起算して，15日以内に報告しなければならない。

27) 医薬品副作用被害救済制度の給付請求は，健康被害を受けた本人のみが行うことができる。

28) 医薬品副作用被害救済制度の救済給付業務に必要な費用のうち，給付費については，製造業者から年度ごとに納付される拠出金が充てられる。

29) 医薬品副作用被害請求制度で請求期限がないのは遺族年金，遺族一時金である。

30) 健康被害の程度が入院治療を必要とする程度であっても，やむをえず自宅療養を行った場合については，医薬品副作用被害救済制度の救済対象とならない。

31) 殺虫剤・殺鼠剤の使用による健康被害は，医薬品副作用被害救済制度の救済給付の対象となる。

32) 一般用検査薬の使用による健康被害は，医薬品副作用被害救済制度の救済給付の対象となる。

33) 無承認無許可医薬品（いわゆる健康食品として販売されたもののほか，個人輸入により入手された医薬品を含む。）の使用による健康被害は，医薬品副作用被害救済制度の救済給付の対象となる。

34) 医薬品副作用被害救済制度の対象となるケースのうち，製品不良等，製薬企業に損害賠償責任がある場合には，医薬品PLセンターへの相談が推奨される。

35) 医薬品PLセンターは，医薬品医療機器総合機構（PMDA）により，PL法の施行と同時に開設された。

36) 医薬品又は医薬部外品に対する苦情を申し立てた消費者が製造販売元の企業と交渉するに当たって，医薬品PLセンターは裁判による解決に導くことを目的としている。

37) アミノピリン，スルピリンが配合されたアンプル入りかぜ薬の使用による重篤な副作用（間質性肺炎）で死亡例が発生したことを踏まえ，厚生省（当時）は関係製薬企業に対し，アンプル入りかぜ薬製品の回収を要請した。

38) 小柴胡湯とインターフェロン製剤の併用例によるうっ血性心不全が報告されたことから，インターフェロン製剤との併用を禁忌とする旨の使用上の注意の改訂がなされた。

第5章

39) 2003年5月までに，一般用かぜ薬の使用によると疑われる出血性脳卒中の発生事例が，計26例報告され，厚生労働省は，一般用かぜ薬全般につき使用上の注意の改訂を指示した。

40) 塩酸フェニルプロパノールアミンが配合された一般用医薬品による偽アルドステロン症等の副作用症例が複数報告され，厚生労働省は，代替成分としてジフェンヒドラミン塩酸塩等への速やかな切替えを指示した。

41) 医薬品の持つ特質及びその使用・取扱い等について正しい知識を広く生活者に浸透させることにより，保健衛生の維持向上に貢献することを目的とし，毎年9月17日〜23日の1週間を「薬と健康の週間」として，国，自治体，関係団体等による広報活動やイベント等が実施されている。

42) 「6・26国際麻薬乱用撲滅デー」を広く普及し，薬物乱用防止を一層推進するため，毎年6月26日から1週間，国，自治体，関係団体等により，「ダメ。ゼッタイ。」普及運動が実施されている。

43) 薬物乱用や薬物依存は，違法薬物（麻薬，覚醒剤，大麻等）により生じるが，一般用医薬品によっては生じない。

44) 医薬品の適正使用の重要性等に関して，高校生のうちからの啓発が重要である。

45) 一般用医薬品のインドメタシンの添付文書において，「次の人は使用（服用）しないこと」の項目に，「次の症状がある人」として「前立腺肥大による排尿困難」と記載することとされている。

46) アスピリン，イブプロフェンは，出産予定日24週以内の妊婦に対して，使用（服用）しないこととされている。

47) エチニルエストラジオールは，妊娠期間の延長，胎児の動脈管の収縮・早期閉鎖，子宮収縮の抑制，分娩時出血の増加のおそれがあるため，「次の人は使用（服用）しないこと」の項目に，「妊婦又は妊娠していると思われる人」と記載されている。

48) アスピリンが配合された医薬品は，中枢神経系の興奮作用により，てんかんの発作を引き起こすおそれがあるため，てんかんの診断を受けた人は「相談すること」とされている。

49) 緑内障の診断を受けた人がジフェニドール塩酸塩を使用した場合，その抗アドレナリン作用によって眼圧が上昇し，緑内障を悪化させるおそれがある。

50) プソイドエフェドリン塩酸塩が配合されている一般用医薬品の添付文書には，「次の人は使用（服用）しないこと」の項目において「次の診断を受けた人」として，てんかん，糖尿病，高血

圧，甲状腺機能障害が記載されている。

51）ジフェンヒドラミン塩酸塩が配合された睡眠改善薬の添付文書には，乳児に神経過敏を起こすことがあるため，「次の人は使用（服用）しないこと」の項目に，「授乳中の人は本剤を服用しないか，本剤を服用する場合は授乳を避けること」と記載することとされている。

52）ヒマシ油類は，添付文書の「してはいけないこと」の項目に，「次の人は使用（服用）しないこと」として「6歳未満の小児」と記載される成分である。

53）芍薬甘草湯は，偽アルドステロン症を生じるおそれがあるため，「してはいけないこと」の項目中に，「症状があるときのみの服用にとどめ，連用しないこと」と記載することとされている。

54）一般用医薬品のロペラミド塩酸塩の添付文書において，「相談すること」の項目に，「次の診断を受けた人」として「胃・十二指腸潰瘍」と記載することとされている。

55）スクラルファートが配合されている一般用医薬品の添付文書には，「相談すること」の項目に，「透析療法を受けている人」と記載することとされている。

第5章

【第1章：知識確認問題にチャレンジ】解答と解説

1) 医薬品が人体に及ぼす作用は複雑，かつ，多岐に渡り，そのすべては解明されて**いない**。

2) 人体に使用されない医薬品**であっても**，人の健康に影響を与えることが**ある**。

3) 医薬品は，人の疾病の診断，治療**若しくは予防に使用される**。

4) 医薬品の効果とリスクは，用量と**作用強度**の関係（用量－反応関係）に基づいて評価される。

5) 投与量と効果又は毒性の関係は，薬物用量を増加させるに伴い，「**無作用量**」から最小有効量を経て「治療量」に至り，治療量上限を超えると，やがて「**中毒量**」となり，「**最小致死量**」を経て，「致死量」に至る。

6) 動物実験で求められる**50%**致死量（LD_{50}）は，薬物の**毒性**の指標として用いられる。

7) 医薬品は，少量の投与でも長期投与されれば慢性的な毒性が発現する**場合がある**。

8) ヒトを対象とした臨床試験の実施の基準には，国際的にG**C**Pが制定されている。

9) 医薬品の製造販売後安全管理の基準としてG**V**Pが制定されている。

10) **特定保健用食品**については，特定の保健機能の表示が許可されている。

11) 機能性表示食品は，疾病に罹患して**いない**者の健康の維持及び増進に役立つ旨又は適する旨（疾病リスクの低減に係るものを除く。）を表示するものである。

12) 世界保健機関（ＷＨＯ）の定義によれば，医薬品の副作用とは，「疾病の予防，診断，治療のため，又は身体の機能を**正常化する**ために，人に**通常用いられる量**で発現する医薬品の有害かつ**意図しない**反応」とされている。

13) 医薬品にアレルギーを起こしたことがない人**でも**，病気に対する抵抗力が低下している場合**には**，アレルギーを生じることが**ある**。

14) 小児への使用を避けるべき医薬品を「子供だから大人用のものを半分にして飲ませればよい」として服用させる等，**安易に医薬品を使用するような場合には，特に有害事象につながる危険性が高い**。

15) 医薬品の乱用の繰り返しによって，慢性的な臓器障害等が生じるおそれが**ある**。

16) 相互作用は，医薬品が吸収，代謝，分布又は排泄される過程で起こるもの**と**，医薬品が薬理作用をもたらす部位**において起こるものがある**。

17) 酒類（アルコール）をよく摂取する者では，肝臓の代謝機能が**高まっている**ことが多く，その結果，アセトアミノフェンの薬効が**減弱**することがある。

18) 外用薬や注射薬**であっても**，食品によって医薬品の作用や代謝に影響を受ける可能性**がある**。

19) 医薬品の使用上の注意において，おおよその目安として，**新生児は生後4週未満，乳児は生後4週以上1歳未満**，幼児は1歳以上7歳未満，小児は7歳以上15歳未満をいう。

20) 小児は大人と比べて身体の大きさに対して腸が**長く**，服用した医薬品の吸収率が相対的に**高い**。

21) 小児は，血液脳関門が未発達であるため，吸収されて循環血液中に移行した医薬品の成分が脳に達し**やすく**，中枢神経系に影響を与える医薬品で副作用を起こし**やすい**。

22) 医薬品の使用上の注意においては，おおよその目安として**65**歳以上を「高齢者」としている。

23) 一般に高齢者は生理機能が衰えつつあり，特に，肝臓や腎臓の機能が低下していると医薬品の作用が**強く現れやすく**，若年時と比べて副作用を生じるリスクが**高く**なる。

24) 高齢者の生理機能の衰えの度合いは個人差が**大きい**。

25) 胎盤には，胎児の血液と母体の血液とが**混ざらない**仕組み（血液-胎盤関門）がある。

26) ビタミンA含有製剤は，妊娠前後の一定期間に通常の用量を超えて摂取すると，胎児に先天異常を起こす危険性が**高まる**とされている。

27) 医薬品の種類によっては，授乳婦が使用した医薬品の成分の一部が乳汁中に移行することが知られて**おり**，母乳を介して乳児が医薬品の成分を摂取する**場合がある**。

28) 医薬品を使用したとき，結果的又は偶発的に薬理作用**によらない作用**を生じることをプラセボ効果（偽薬効果）という。

29) プラセボ効果によってもたらされる反応や変化には，望ましいもの（効果）**と**不都合なもの（副作用）**とがある**。

30) 医薬品は，高温や多湿，**光（紫外線）**等によって品質の劣化を起こしやすいものが多い。

31) 「使用期限」は，**未開封状態で保管された場合に**品質が保持される期限である。

32) 一般用医薬品の役割の1つに，「**軽度な疾病に伴う症状の改善**」がある。

33) 一般用医薬品の役割の1つに，「生活習慣病等の疾病に伴う症状発現の**予防**（科学的・合理的に効果が期待できるものに限る）」がある。

34) セルフメディケーションの主役は**一般の生活者**である。

35) 症状が重いときに，一般用医薬品を使用することは，一般用医薬品の役割にかんがみて，**適切な対処とはいえない**。

36) 一般用医薬品で対処可能な範囲は，医薬品を使用する人によって変わってくるもの**であり，乳幼児や妊婦等では，その範囲は限られてくる**。

37) サリドマイド訴訟は，**催眠鎮静剤等**として販売されたサリドマイド製剤を妊婦が使用したことにより，出生児に四肢欠損，耳の障害等の先天異常が発生したことに対する損害賠償訴訟である。

38) 血管新生を妨げる作用は，サリドマイドの光学異性体のうち，**S体**のみが有する作用である。

39) スモン訴訟は，**整腸剤**として販売されていた**キノホルム製剤**を使用したことにより，**亜急性脊髄視神経症**に罹患したことに対する損害賠償訴訟である。

40) サリドマイド訴訟，スモン訴訟を契機として，**医薬品副作用被害救済制度**が創設された。

41) HIV訴訟は，**血友病**患者が，ヒト免疫不全ウイルス（HIV）が混入した原料**血漿**から製造された**血液凝固因子製剤**の投与を受けたことにより，HIVに感染したことに対する損害賠償訴訟である。

42) CJD訴訟は，脳外科手術等に用いられていた**ヒト**乾燥硬膜を介してCJDに罹患したことに対する損害賠償訴訟である。

43) CJDは，**タンパク質**の一種であるプリオンが原因とされている。

44) CJD訴訟は，**生物由来製品による感染等被害救済制度**が創設される契機のひとつとなった。

45) C型肝炎訴訟は，出産や手術での大量出血等の際に特定のフィブリノゲン製剤や血液凝固第IX因子製剤の投与を受けたことにより，C型肝炎**ウイルス**に感染したことに対する損害賠償訴訟である。

【第2章：知識確認問題にチャレンジ】解答と解説

1) 体の中で最も硬い部分は，<u>歯冠の表面を覆っているエナメル質</u>である。

2) 十二指腸で分泌される腸液に含まれる成分の働きによって，膵液中の<u>**トリプシノーゲンがトリプシン**</u>になる。

3) 膵臓は胃の後下部に位置し，<u>**弱アルカリ性**</u>の膵液や血糖値を調節するホルモンを分泌する。

4) 腸内に放出された胆汁酸塩の大部分は，<u>小腸</u>で再吸収されて<u>肝臓</u>に戻される。

5) 肝臓は，脂溶性ビタミンであるビタミンA，D等<u>**のほか，水溶性ビタミンであるビタミンB₆やB₁₂等の貯蔵臓器でもある**</u>。

6) 大腸の腸内細菌は，血液凝固や骨へのカルシウム定着に必要なビタミン<u>K</u>等を産生している。

7) 肺自体には肺を動かす筋組織が<u>**ないため，横隔膜や肋間筋によって拡張・収縮して**</u>呼吸運動が行われている。

8) 鼻汁には<u>**リゾチーム**</u>が含まれ，気道の防御機構の一つとなっている。

9) 肺胞の壁を介して，心臓から送られてくる血液から<u>**二酸化炭素**</u>が肺胞気中に拡散し，代わりに<u>**酸素**</u>が血液中の赤血球に取り込まれるガス交換が行われる。

10) <u>**咽頭**</u>の後壁にある扁桃は，リンパ組織が集まってできていて，気道に侵入してくる細菌，ウイルス等に対する免疫反応が行われる。

11) 喉頭から肺へ向かう気道が左右の肺へ分岐するまでの部分を<u>**気管**</u>といい，そこから肺の中で複数に枝分かれする部分を<u>**気管支**</u>という。

12) <u>**肺胞**</u>と毛細血管を取り囲んで支持している組織を間質という。

13) 心臓の内部は上部左右の<u>**心房**</u>，下部左右の<u>**心室**</u>の4つの空洞に分かれており，心房で血液を集めて心室に送り，心室から血液を拍出する。

14) 肺でのガス交換が行われた血液は，心臓の<u>**左**</u>側部分（<u>**左**</u>心房，<u>**左**</u>心室）に入り，そこから全身に送り出される。

15) 静脈にかかる圧力は比較的<u>**低い**</u>ため，血管壁は動脈よりも<u>**薄い**</u>。

16）　消化管壁を通っている毛細血管の大部分は，門脈に集まって**肝臓**に入る。

17）　脾臓は，古くなった**赤血球**を濾しとってマクロファージ（貪食細胞）により処理している。

18）　リンパ液の流れは，**主に骨格筋の収縮**によるものであり，流速は血流に比べて緩やかである。

19）　**ネフロン**は，腎小体と尿細管とで構成される腎臓の基本的な機能単位である。

20）　**糸球体**は，腎臓に入った動脈が細かく枝分かれし，毛細血管が小さな球状となったもの（フィルター）である。

21）　食品から摂取あるいは体内で生合成されたビタミン**D**は，腎臓で活性型ビタミン**D**に転換される。

22）　副腎皮質ホルモンの一つであるアルドステロンは，体内に**塩分**と水を貯留し，**カリウム**の排泄を促す作用があり，電解質と水分の排出調節の役割を担っている。

23）　副腎**髄質**では，自律神経系に作用するアドレナリン（エピネフリン）とノルアドレナリン（ノルエピネフリン）が産生・分泌される。

24）　男性は，加齢とともに前立腺が**肥大**し，尿道を圧迫して排尿困難等を生じることがある。

25）　水晶体は，その周りを囲んでいる毛様体の収縮・弛緩によって，近くの物を見るときには**丸く厚みが増し**，遠くの物を見るときには**扁平になる**。

26）　ビタミン**A**が不足すると，夜間視力低下である夜盲症を生じる。

27）　鼻腔は，鼻中隔によって**左右**に仕切られている。鼻中隔の前部は，毛細血管が豊富に分布していることに加えて粘膜が薄いため，傷つきやすく鼻出血を起こしやすい。

28）　副鼻腔は，鼻腔と同様**線毛**を有し粘液を分泌する細胞でできた粘膜で覆われており，副鼻腔に入った埃等は，粘液に捉えられて**線毛**の働きによって鼻腔内へ排出される。

29）　中耳は外耳と内耳をつなぐ部分で，**鼓膜，鼓室，耳小骨，耳管**からなる。

30）　内耳は，平衡器官である**前庭**と，聴覚器官である**蝸牛**の2つの部分からなり，いずれも内部はリンパ液で満たされている。

31）　皮膚は，表皮，真皮，皮下組織からなり，**表皮の角質層**は，角質細胞と細胞間脂質で構成され，**皮膚のバリア機能を担っている**。

32) メラニン色素は，**表皮の最下層**にあるメラニン産生細胞（メラノサイト）で産生され，太陽光に含まれる紫外線から皮膚組織を防護する役割がある。

33) 汗腺には，腋窩（わきのした）等の毛根部に分布する**アポクリン腺**（体臭腺）と，手のひら等毛根がないところも含め全身に分布する**エクリン腺**の2種類がある。

34) 骨には造血機能があり，**主として胸骨，肋骨，脊椎，骨盤，大腿骨の骨髄**で行われている。

35) **骨格筋と心筋**は，筋線維を顕微鏡で観察すると横縞模様が見えるので横紋筋とも呼ばれる。

36) 随意筋（骨格筋）は**体性神経系（運動神経）**で支配されるのに対して，不随意筋（平滑筋及び心筋）は**自律神経系**に支配されている。

37) 脳において，血液の循環量は心拍出量の約15%，ブドウ糖の消費量は全身の約**25%と多い**。

38) 血液脳関門とは，脳の毛細血管が中枢神経の間質液環境を血液内の組成変動から保護するように働く機能のことをいい，脳の血管は末梢の血管に比べて物質の透過に関する選択性が**高い**。

39) 脳は**脊髄**と，延髄（後頭部と頸部の境目あたりに位置する）でつながっている。延髄には，心拍数を調節する心臓中枢，呼吸を調節する呼吸中枢等がある。

40) 小児では，血液脳関門が未発達であるため，循環血液中に移行した医薬品の成分が脳の組織に達し**やすい**。

41) **自律**神経系の二重支配とは，効果を及ぼす各臓器・器官（効果器）に対して，交感神経系と副交感神経系の2つの神経系が支配していることである。

42) 交感神経の節後線維の末端から放出される神経伝達物質と呼ばれる生体物質は**ノルアドレナリン**であり，副交感神経の節後線維の末端から放出される神経伝達物質と呼ばれる生体物質は**アセチルコリン**である。汗腺（エクリン腺）を支配する交感神経線維の末端では，例外的に**アセチルコリン**が伝達物質として放出される。

43) 内服薬の有効成分の消化管からの吸収は，一般に，**濃度の高い方から低い方へ受動的に拡散していく**現象である。

44) 坐剤は，肛門から医薬品を挿入することにより，直腸内で溶解させ，薄い直腸内壁の粘膜から有効成分を吸収させるため，有効成分が**容易に循環血液中に入る**。

45) 内服薬を経口投与後，消化管で吸収された有効成分は，全身循環に**入る前**に門脈を経て肝臓を通過する。

46) 循環血液中に存在する有効成分の多くは，未変化体又はその代謝物の形で腎臓から尿中に排泄される。腎機能が**低下**した人では，正常の人よりも有効成分の尿中への排泄が遅れ，血中濃度が下がりにくいため，医薬品の効き目が過剰に現れたり，副作用を生じやすくなる。

47) チュアブル錠は，口の中で舐めたり噛み砕いたりして服用する剤形**であり，水なしでも服用できる**。

48) 外用局所に適用する剤形のうち，軟膏剤と**クリーム剤**は，有効成分が適用部位に留まりやすいという特徴があり，一般的には，患部を水で洗い流したい場合等には**クリーム剤**を用いることが多い。

49) ショック（アナフィラキシー）は，生体異物に対する**即時型**のアレルギー反応の一種である。

50) 皮膚粘膜眼症候群と中毒性表皮壊死融解症は，いずれも発症機序の詳細**は不明であり**，発症を予測すること**は極めて困難である**。

51) 皮膚粘膜眼症候群と中毒性表皮壊死融解症は，いずれも原因医薬品の使用開始後2週間以内に発症することが**多いが**，1カ月以上経ってから起こること**もある**。

52) 偽アルドステロン症では，副腎皮質からのアルドステロン分泌が**増加していないにもかかわらず**，体内に**塩分（ナトリウム）**と水が貯留し，体から**カリウム**が失われることから，進行すると，筋力低下，起立不能，歩行困難，痙攣等を生じる。

53) イレウス様症状は，小児や高齢者のほか，普段から**便秘**傾向のある人に発症のリスクが高い。

54) **間質性肺炎**は，肺の中で肺胞と毛細血管を取り囲んで支持している組織（間質）が炎症を起こしたものであり，息切れ・息苦しさ等の呼吸困難，空咳（痰の出ない咳），発熱等の症状を呈する。

55) 外用薬による光線過敏症は，太陽光線（紫外線）に曝されて初めて起こるかぶれ症状であり，医薬品が触れた部分**だけでなく，全身へ広がって重篤化する場合がある**。

【第3章：知識確認問題にチャレンジ】解答と解説

1) かぜ薬は，ウイルスの増殖を抑えたり，ウイルスを体内から除去するもの**ではなく，諸症状の緩和を図る対症療法薬である**。

2) かぜの約8割は**ウイルス（ライノウイルス，コロナウイルス，アデノウイルス等）**の感染が原因であるが，それ以外に**細菌の感染や，まれに冷気や乾燥，アレルギーのような非感染性の要因による場合もある**。

3) メチルエフェドリン塩酸塩は，**アドレナリン作動成分**である。

4) グアイフェネシン，ブロムヘキシン塩酸塩は，**去痰成分**である。

5) トラネキサム酸，グリチルリチン酸二カリウムは，**抗炎症成分**である。

6) **小青竜湯**は，体力中等度又はやや虚弱で，うすい水様の痰を伴う咳や鼻水が出るものの気管支炎，気管支喘息，鼻炎，アレルギー性鼻炎，むくみ，感冒，花粉症に適すとされる。

7) 麻黄湯，葛根湯，**小青竜湯**は，構成生薬としてマオウを含む。

8) アセトアミノフェンは，主として**中枢作用によって解熱・鎮痛をもたらすため，末梢における抗炎症作用は期待できない**。

9) アスピリン，イブプロフェンは，**15歳未満の小児に対しては，いかなる場合も一般用医薬品として使用してはならない**。

10) **イソプロピルアンチピリン**は，一般用医薬品で唯一のピリン系解熱鎮痛成分である。

11) ジリュウは，**フトミミズ科**の生薬成分である。

12) 抗ヒスタミン成分を主薬とする催眠鎮静薬は，睡眠改善薬として一時的な睡眠障害（寝つきが悪い，眠りが浅い）の緩和に用いられるもので**あり**，慢性的に不眠症状がある人や，医療機関において不眠症の診断を受けている人を対象とするもの**ではない**。

13) 小児及び若年者では，抗ヒスタミン成分により眠気とは反対の神経過敏や中枢興奮等が現れることがあり，特に**15歳未満**の小児ではそうした副作用が起きやすいため，抗ヒスタミン成分を含有する睡眠改善薬の使用は避ける。

14) ブロモバレリル尿素が配合された医薬品を使用した後は，乗物や危険を伴う機械類の運転操作

を避ける必要が**ある**。

15) ブロモバレリル尿素は，胎児に障害を引き起こす可能性が**ある**ため，妊婦への**使用は避ける**。

16) カフェインは，反復摂取により依存を形成する性質が**ある**。

17) カフェインは，腎臓におけるナトリウムイオン（同時に水分）の再吸収**抑制**があり，尿量の**増加**をもたらす。

18) カフェインは，胃液分泌**亢進**作用，心筋を興奮させる作用がある。

19) 眠気防止薬における1回摂取量はカフェインとして**200mg**，1日摂取量はカフェインとして**500mg**が上限とされている。

20) **ジフェニドール塩酸塩**は，内耳にある前庭と脳を結ぶ神経（前庭神経）の調節作用のほか，内耳への血流を改善する。

21) 抗ヒスタミン成分は，**延髄**にある嘔吐中枢への刺激や内耳の前庭における自律神経反射を抑える。

22) メクリジン塩酸塩は，他の抗ヒスタミン成分と比べて作用が現れるのが**遅く**持続時間が**長い**。

23) スコポラミン臭化水素酸塩水和物は，消化管からよく吸収され，肝臓で**速やか**に代謝されるため，作用の持続時間が**短い**。

24) **3歳未満**では乗物酔いが起こることはほとんどないため，乗物酔い防止薬に**3歳未満**の乳幼児向けの製品はない。

25) 小児鎮静薬には，血液の循環を**促す**作用があるとされる生薬成分を中心に配合される。

26) 小建中湯は，**体力虚弱**の小児に用いる。

27) コデインリン酸塩水和物は，中枢神経系に作用する**麻薬性**鎮咳成分であり，副作用として便秘が現れることがある。

28) ノスカピン，デキストロメトルファン臭化水素酸塩水和物は，**中枢神経系（延髄の咳嗽中枢）に作用して咳を抑える**成分である。

29) ジプロフィリンは，**自律神経系を介さずに気管支の平滑筋に直接作用して弛緩させ，**気管支を拡張させる成分である。

30) <u>麦門冬湯</u>は，体力中等度以下で，痰が切れにくく，ときに強く咳こみ，又は咽頭の乾燥感があるものの空咳，気管支炎，気管支喘息，咽頭炎，しわがれ声に適すとされるが，水様痰の多い人には不向きとされる。

31) トローチ剤やドロップ剤は，噛み砕いて飲み込むと効果が期待**できない**。

32) 噴射式の液剤では，**軽く息を吐きながら**噴射する。

33) ポビドンヨードは，**口腔内や喉に付着した細菌等の微生物を死滅させたり，その増殖を抑える**。

34) グリセリンは，**喉の粘膜を刺激から保護する**。

35) ヨウ素系殺菌消毒成分は，レモン汁やお茶等に含まれるビタミンCと反応すると殺菌作用が**失われる**。

36) <u>腎臓病</u>の診断を受けた人では，ナトリウム，カルシウム，マグネシウム，アルミニウム等の無機塩類の排泄が遅れたり，体内に貯留しやすくなる。

37) オウレン，オウバクは，**苦味**による健胃作用を期待して用いられる。

38) <u>ユウタン</u>は，クマ科の*Ursus arctos* Linné又はその他近縁動物の胆汁を乾燥したものを基原とする生薬である。

39) アルジオキサ，スクラルファートはアルミニウムを**含む**成分であるため，透析を受けている人では**使用を避ける**。

40) ロートエキス，ピレンゼピン塩酸塩は，副交感神経の伝達物質であるアセチルコリンの働きを**抑える**。

41) タンニン酸アルブミンは，**牛乳**アレルギーがある人では使用を避ける。

42) ロペラミド塩酸塩は，**食べ過ぎ・飲み過ぎによる下痢，寝冷えによる下痢**に用いられることを目的としており，**食あたりや水あたりによる下痢**については適用対象でない。

43) ヒマシ油は，**小腸**でリパーゼの働きによって生じる分解物が，**小腸**を刺激することで瀉下作用をもたらす。

44) センナ中に存在するセンノシドは，**大腸**に生息する腸内細菌によって分解され，分解生成物が**大腸**を刺激して瀉下作用をもたらす。

45) <u>ビサコジル</u>は，大腸のうち特に結腸や直腸の粘膜を刺激して，排便を促す。

46) ロートエキスは，吸収された成分の一部が母乳中に移行して乳児の脈が<u>速く</u>なるおそれがある。

47) パパベリン塩酸塩は，<u>消化管の平滑筋に直接働いて</u>胃腸の痙攣を鎮める作用を示すとされ，抗コリン成分と<u>異なり，胃液分泌を抑える作用は見出されない</u>。

48) <u>アミノ安息香酸エチル</u>は，メトヘモグロビン血症を起こすおそれがあり，6歳未満の小児への使用は避ける必要がある。

49) 浣腸薬は，便秘の場合に排便を促すことを目的として，直腸内に適用される医薬品であり，<u>繰り返し使用すると直腸の感受性の低下（いわゆる慣れ）が生じて効果が弱くなる</u>。

50) 坐剤で使用される炭酸水素ナトリウムは，直腸内で徐々に分解して<u>炭酸ガス</u>の微細な気泡を発生することで直腸を刺激する作用を期待して用いられる。

51) 駆虫薬のピペラジンリン酸塩は，<u>アセチルコリン</u>伝達を妨げて<u>回虫</u>及び<u>蟯虫</u>の運動筋を麻痺させる作用を示し，虫体を排便とともに排出させることを目的として用いられる。

52) 駆虫薬のパモ酸ピルビニウムは<u>蟯虫</u>の呼吸や栄養分の代謝を抑えて殺虫作用を示すとされる。

53) <u>センソ</u>は，ヒキガエル科のアジアヒキガエル等の耳腺の分泌物を集めたものを基原とする生薬で，微量で強い強心作用を示す。

54) <u>ジャコウ</u>は，シカ科のジャコウジカの雄の麝香腺分泌物を基原とする生薬で，強心作用のほか，呼吸中枢を刺激して呼吸機能を高めたり，意識をはっきりさせる等の作用があるとされる。

55) <u>ゴオウ</u>は，ウシ科のウシの胆嚢中に生じた結石を基原とする生薬で，強心作用のほか，末梢血管の拡張による血圧降下，興奮を静める等の作用があるとされる。

56) コレステロールの産生及び代謝は，主として<u>肝臓</u>で行われる。

57) <u>高密度リポタンパク質（HDL）</u>は，末梢組織のコレステロールを取り込んで肝臓へと運ぶ。

58) 血液中の<u>LDLが多く，HDLが少ない</u>と，心臓病や肥満，動脈硬化症等の生活習慣病につながる危険性が高くなる。

59) 医療機関で測定する検査値として，<u>LDL 140mg/dL以上，HDL 40mg/dL未満，中性脂肪150mg/dL以上</u>のいずれかである状態を，脂質異常症という。

60) ポリエンホスファチジルコリンは，**コレステロールと結合して代謝されやすいコレステロールエステルを形成し，肝臓におけるコレステロールの代謝を促す**。

61) ソイステロールは，**腸管におけるコレステロールの吸収を抑える**。

62) パンテチンは，**LDL**等の異化排泄を促進し，リポタンパクリパーゼ活性を高めて，**HDL**産生を高める。

63) **ビタミンE**は，コレステロールからの過酸化脂質の生成を抑えるほか，末梢血管における血行を促進する。

64) 鉄分の摂取不足を生じ**ても，初期には貯蔵鉄や血清鉄が減少するのみでヘモグロビン量自体は変化せず，ただちに貧血の症状は現れない**。

65) 鉄製剤を服用すると便が**黒く**なることがある。

66) 鉄製剤服用の前後30分にタンニン酸を含む飲食物（緑茶，紅茶，コーヒー，ワイン，柿等）を摂取すると，鉄の吸収が**悪くなる**ことがある。

67) 硫酸**コバルト**は，骨髄での造血機能を高める。

68) **ビタミンC**は，消化管内で鉄が吸収されやすい状態に保つ。

69) ユビデカレノンは，エネルギー代謝に関与する酵素の働きを助ける成分で，摂取された栄養素からエネルギーが産生される際に**ビタミンB**群とともに働く。

70) **ルチン**は，高血圧等における毛細血管の補強，強化の効果を期待して用いられる。

71) **ヘプロニカート，イノシトールヘキサニコチネート**は，ニコチン酸が遊離し，そのニコチン酸の働きによって末梢の血液循環を改善する。

72) **七物降下湯**は，体力中等度以下で，顔色が悪くて疲れやすく，胃腸障害のないものの高血圧に伴う随伴症状（のぼせ，肩こり，耳鳴り，頭重）に適すとされる。

73) リドカインは，**局所麻酔成分**として外用痔疾用薬に用いられる。

74) アラントインは，**組織修復成分**として外用痔疾用薬に用いられる。

75) タンニン酸，酸化亜鉛は，**粘膜表面に不溶性の膜を形成することによる，粘膜の保護・止血**を目的として外用痔疾用薬に用いられる。

解答と解説

76) <u>モクツウ</u>は，アケビ科のアケビ又はミツバアケビの蔓性の茎を，通例，横切りしたものを基原とする生薬である。

77) <u>猪苓湯</u>は，体力に関わらず使用でき，排尿異常があり，ときに口が渇くものの排尿困難，排尿痛，残尿感，頻尿，むくみに適すとされる。

78) <u>竜胆瀉肝湯</u>は，体力中等度以上で，下腹部に熱感や痛みがあるものの排尿痛，残尿感，尿の濁り，こしけ（おりもの），頻尿に適すとされる。

79) 婦人薬のエストラジオールは，長期連用により<u>血栓症</u>を生じるおそれがあり，また，乳癌や脳卒中等の発生確率が高まる可能性もある。

80) <u>サフラン，コウブシ</u>は，鎮静，鎮痛のほか，女性の滞っている月経を促す作用を期待して用いられる。

81) <u>桂枝茯苓丸</u>は，比較的体力があり，ときに下腹部痛，肩こり，頭重，めまい，のぼせて足冷え等を訴えるものの，月経不順，月経異常，月経痛，更年期障害，血の道症，肩こり，めまい，頭重，打ち身（打撲症），しもやけ，しみ，湿疹・皮膚炎，にきびに適すとされる。

82) アレルゲンが皮膚や粘膜から体内に入ると，その物質を特異的に認識した<u>**免疫グロブリン（抗体）**</u>によって肥満細胞が刺激される。

83) ヒスタミンは，器官や組織の表面に分布する特定のタンパク質（受容体）と反応することで，血管<u>**拡張**</u>，血管透過性<u>**亢進**</u>等の作用を示す。

84) 抗ヒスタミン成分は，<u>**抗コリン作用**</u>も示すため，排尿困難や口渇，便秘等の副作用が現れることがある。

85) アドレナリン作動成分は，交感神経系を刺激して鼻粘膜の血管を<u>**収縮**</u>させることによって鼻粘膜の充血や腫れを和らげる。

86) プソイドエフェドリン塩酸塩は，心臓病，高血圧，糖尿病又は甲状腺機能障害の診断を受けた人，前立腺肥大による排尿困難の症状がある人は，<u>**使用を避ける**</u>。

87) テトラヒドロゾリン塩酸塩は，<u>**アドレナリン作動成分**</u>である。

88) アドレナリン作動成分が配合された点鼻薬は，過度に使用されると鼻粘膜の血管が反応しなくなり，逆に血管が<u>**拡張**</u>して二次充血を招き，鼻づまり（鼻閉）がひどくなりやすい。

89) クロモグリク酸ナトリウムは，アレルギー性でない鼻炎や副鼻腔炎に対して<u>**は無効**</u>である。

90) 一般用医薬品の鼻炎用点鼻薬の対応範囲は，急性又はアレルギー性の鼻炎及びそれに伴う副鼻腔炎であり，蓄膿症等の慢性のものは対象となっていない。

91) 薬液を結膜囊内に行き渡らせるため，点眼後は，しばらく眼瞼（まぶた）を閉じて，目頭を押さえると，薬液が鼻腔内へ流れ込むのを防ぐことができ，効果的である。

92) ネオスチグミンメチル硫酸塩は，コリンエステラーゼの働きを抑える作用を示し，毛様体におけるアセチルコリンの働きを助けることで，目の調節機能を改善する。

93) アズレンスルホン酸ナトリウム，アラントインは，組織修復成分である。

94) コンドロイチン硫酸ナトリウムは，角膜の乾燥を防ぐことを目的として用いられる。

95) サルファ剤は，細菌感染（ブドウ球菌や連鎖球菌）による結膜炎やものもらい（麦粒腫），眼瞼炎等の化膿性の症状を改善する。

96) ヨウ素の殺菌力はアルカリ性になると低下するため，石けん等と併用する場合には，石けん分をよく洗い落としてから使用するべきである。

97) ベンザルコニウム塩化物は，石けんとの混合によって殺菌消毒効果が低下する。

98) クロルヘキシジングルコン酸塩は，一般細菌類，真菌類に対して比較的広い殺菌消毒作用を示すが，結核菌やウイルスに対する殺菌消毒作用はない。

99) 一般的に，じゅくじゅくと湿潤している患部には，軟膏が適すとされる。

100) ウンデシレン酸は，患部を酸性にすることで，皮膚糸状菌の発育を抑える。

101) カルプロニウム塩化物は，末梢組織（適用局所）においてアセチルコリンに類似した作用を示し，頭皮の血管を拡張，毛根への血行を促すことによる発毛効果を期待して用いられる。

102) オイゲノールは，齲蝕を生じた部分における細菌の繁殖を抑える。

103) カルバゾクロムは，炎症を起こした歯周組織からの出血を抑える。

104) 歯周組織の血行を促す効果を期待して，ビタミンEが用いられる。

105) セチルピリジニウム塩化物は，患部からの細菌感染を防止する。

106) 組織修復促進，抗菌等の作用を期待して，シコンが用いられる。

解答と解説

107)　茵蔯蒿湯は，構成生薬に**ダイオウ**を含む。

108)　咀嚼剤は，菓子のガムのように噛むと唾液が多く分泌され，吐きけや腹痛等の副作用が現れ**やすくなるため，ゆっくりと断続的に噛むこととされている**。

109)　禁煙補助剤は，うつ病と診断されたことのある人では，**使用を避ける**。

110)　禁煙補助剤は，妊婦又は妊娠していると思われる女性，母乳を与える女性では，**使用を避ける**。

111)　禁煙補助剤は，口腔内が酸性になるとニコチンの吸収が**低下**するため，コーヒーや炭酸飲料等口腔内を酸性にする食品を摂取した後しばらくは使用を避けることとされている。

112)　ニコチンは交感神経系を**興奮**させる作用を示す。

113)　**ビタミンD**は，腸管でのカルシウム吸収及び尿細管でのカルシウム再吸収を促して，骨の形成を助ける栄養素である。

114)　**ビタミンB$_1$**は，炭水化物からのエネルギー産生に不可欠な栄養素で，神経の正常な働きを維持する作用がある。

115)　**ビタミンB$_6$**は，タンパク質の代謝に関与し，皮膚や粘膜の健康維持，神経機能の維持に重要な栄養素である。

116)　**システイン**は，髪や爪，肌等に存在するアミノ酸の一種で，皮膚におけるメラニンの生成を抑える。

117)　**グルクロノラクトン**は，肝臓の働きを助け，肝血流を促進する働きがあり，全身倦怠感や疲労時の栄養補給を目的として配合される。

118)　現代中国で利用されている中医学に基づく薬剤は，中薬と呼ばれ，**漢方薬とは明らかに別物である**。

119)　漢方処方製剤は，用法用量において適用年齢の下限が設けられていない場合であっても，**生後3カ月未満**の乳児には使用しない。

120)　**防已黄耆湯**は，体力中等度以下で，疲れやすく，汗のかきやすい傾向があるものの肥満に伴う関節の腫れや痛み，むくみ，多汗症，肥満症（筋肉にしまりのない，いわゆる水ぶとり）に適す。

121)　**防風通聖散**は，体力が充実して，腹部に皮下脂肪が多く，便秘がちなものの高血圧や肥満に伴

う動悸・肩こり・のぼせ・むくみ・便秘，蓄膿症（副鼻腔炎），湿疹・皮膚炎，ふきでもの（にきび），肥満症に適す。

122) **ブシ**は，キンポウゲ科のハナトリカブト又はオクトリカブトの塊根を減毒加工して製したものを基原とする生薬であり，心筋の収縮力を高めて血液循環を改善する作用を持つ。

123) **カッコン**は，マメ科のクズの周皮を除いた根を基原とする生薬で，解熱，鎮痙等の作用を期待して用いられる。

124) **ブクリョウ**は，サルノコシカケ科のマツホドの菌核で，通例，外層をほとんど除いたものを基原とする生薬で，利尿，健胃，鎮静等の作用を期待して用いられる。

125) クレゾール石ケン液は，結核菌を含む一般細菌類，真菌類に対して比較的広い殺菌消毒作用を示すが，<u>大部分のウイルスに対する殺菌消毒作用はない</u>。

126) イソプロパノールのウイルスに対する不活性効果は，エタノールより<u>低い</u>。

127) 次亜塩素酸ナトリウム，サラシ粉は，強い酸化力により一般細菌類，真菌類，<u>ウイルス全般に対する殺菌消毒作用を示す</u>。

128) ジクロロイソシアヌル酸ナトリウムは，<u>プール等の大型設備</u>の殺菌・消毒に用いられることが多い。

129) 燻蒸処理を行う場合，ゴキブリの卵は医薬品の成分が<u>浸透しない殻で覆われているため，殺虫効果を示さない</u>。

130) 医薬品によるシラミの防除の方法は，殺虫成分として<u>フェノトリン</u>が配合されたシャンプーやてんか粉が用いられる。

131) 有機リン系殺虫成分のフェニトロチオンは，アセチルコリンを分解する酵素（アセチルコリンエステラーゼ）と<u>不可逆的</u>に結合してその働きを阻害する。

132) カーバメイト系殺虫成分のプロポクスルは，アセチルコリンエステラーゼの阻害によって殺虫作用を示すが，アセチルコリンエステラーゼとの結合は<u>可逆的</u>である。

133) 一般用検査薬において，検査に用いる検体は，尿，糞便，鼻汁，唾液，涙液<u>等採取に際して侵襲（採血や穿刺等）のないもの</u>である。

134) 検体中に存在しているにもかかわらず，その濃度が検出感度以下であったり，検出反応を妨害する他の物質の影響等によって，検査結果が陰性となった場合を<u>偽陰性</u>という。

135) 尿タンパク検査の場合，原則として<u>早朝尿</u>を検体とする。

136) 採尿の仕方としては，<u>中間尿</u>を採取して検査することが望ましい。

137) 通常，尿は<u>弱酸性</u>であるが，食事その他の影響で中性〜<u>弱アルカリ性</u>に傾くと，正確な検査結果が得られなくなることがある。

138) 妊娠検査薬は，妊娠の早期判定の補助として尿中の<u>ヒト絨毛性性腺刺激ホルモン（hCG）</u>の有無を調べるものである。

139) 一般的な妊娠検査薬は，月経予定日が過ぎて概ね<u>1週目以降</u>の検査が推奨される。

140) 妊娠検査薬は，温度の影響を受けることがあるため，<u>室温が極端に高いか，又は低い場所で検査操作を行った場合には，正確な検査結果が得られないことがある</u>。

【第4章：知識確認問題にチャレンジ】解答と解説

1) 医薬品医療機器等法は，医薬品，医薬部外品，化粧品，医療機器及び**再生医療等製品**の品質，有効性及び安全性の確保並びにこれらの使用による保健衛生上の危害の発生及び拡大の防止のために必要な規制を行うとともに，**指定薬物**の規制に関する措置を講ずるほか，医療上特にその必要性が高い医薬品，医療機器及び**再生医療等製品**の研究開発の促進のために必要な措置を講ずることにより，保健衛生の向上を図ることを目的とする。

2) 二以上の都道府県において販売従事登録を受けようと申請した者は，当該申請を行った**都道府県知事のうちいずれか一の都道府県知事の登録のみを**受けることができる。

3) 登録販売者の販売従事登録を受けた事項（本籍地，氏名，**性別**）に変更を生じたときは，**30日**以内にその旨を届け出なければならない。

4) 日本薬局方に収められている**物は，すべて**医薬品に該当する。

5) 日本薬局方とは**厚生労働大臣**が医薬品の性状及び品質の適正を図るために**薬事審議会**の意見を聴いて，保健医療上重要な医薬品について必要な規格・基準及び標準的試験法等を定めたものである。

6) 要指導医薬品とは，効能及び効果において人体に対する作用が**著しくない**ものであって，薬剤師その他の医薬関係者から提供された情報に基づく需要者の選択により使用されることが目的とされるものであり，かつ，その適正な使用のために薬剤師の対面による情報の提供及び薬学的知見に基づく指導が必要なものである。

7) 一般用医薬品，要指導医薬品には注射等の侵襲性の高い使用方法**は用いられていない**。

8) 一般用医薬品及び要指導医薬品の効能効果の表現は，**一般の生活者が判断できる症状（胃痛，胸やけ等）**で示されている。

9) **一般用**医薬品には，毒薬又は劇薬に該当するものはない。**要指導医薬品に該当することはある。**

10) 業務上**毒薬**を取り扱う者は，**毒薬**を他の物と区別し，鍵を施して貯蔵，陳列しなければならない。

11) 毒薬については，容器等に**黒地**に**白枠**，**白字**をもって，当該医薬品の品名及び「毒」の文字が記載されていなければならない。また劇薬については，容器等に**白地**に**赤枠**，**赤字**をもって当該医薬品の品名及び「劇」の文字が記載されていなければならない。

12) 毒薬又は劇薬を，**14歳**未満の者その他安全な取扱いに不安のある者に交付することは禁止されている。

13) 毒薬又は劇薬を，一般の生活者に対して販売又は譲渡する際には，当該医薬品を譲り受ける者から，品名，数量，使用目的，**譲渡年月日**，譲受人の氏名，住所及び職業が記入され，署名又は記名押印された文書（文書に代えて，一定の条件を満たす電子的ファイルに記録したものによることもできる。）の交付を受けなければならない。

14) 生物由来製品は，人その他の生物（植物を除く）に由来するものを原料又は材料として製造（小分けを含む）をされる医薬品，医薬部外品，化粧品又は**医療機器**のうち，保健衛生上特別の注意を要するものとして，厚生労働大臣が**薬事審議会**の意見を聴いて指定するものと定義されている。

15) 一般用医薬品又は要指導医薬品においても，生物由来の原材料が用いられているものが**あるが**，生物由来製品として指定された一般用医薬品又は要指導医薬品**はない**。

16) 第三類医薬品は，第一類医薬品及び第二類医薬品と異なり，保健衛生上のリスクが**比較的低い**一般用医薬品である。**ただし，日常生活に支障を来す程度ではないが，副作用等により身体の変調・不調が起こるおそれはある。**

17) 第三類医薬品に分類されている医薬品は，**日常生活に支障を来す程度の副作用を生じるおそれがあることが明らかとなった場合には，**第一類医薬品又は第二類医薬品に分類が変更される**こともある**。

18) 一般用医薬品及び要指導医薬品の容器等には，**製造販売業者等**の氏名又は名称及び住所を記載する。

19) 指定第二類医薬品の容器等には，枠の中に「**2**」の**数字**を記載する。

20) 薬用化粧品類は，**その効能効果が予め定められた範囲内であって，人体に対する作用が緩和であるものに限り，医薬部外品の枠内で，**医薬品的な効能効果を表示・標榜すること**が認められている**。

21) 医薬部外品を製造販売する場合には，製造販売業の**許可**が必要であり，厚生労働大臣が基準を定めて指定するものを除き，品目ごと**に承認を得る必要がある**。

22) **かつては医薬品であったが医薬部外品へ移行された製品群**については，直接の容器または被包に「指定医薬部外品」と表示しなければならない。

23) 化粧品の成分本質（原材料）については，原則として医薬品の成分を配合して**はならないこと**

とされており，配合が認められる場合であっても，添加物として使用されている等，薬理作用が期待できない量以下に制限されている。

24) 化粧品を販売等する場合には，医薬品のような販売業の許可は**必要なく，一般小売店において販売等することができる**。

25) 特定保健用食品は，健康増進法（平成14年法律第103号）に基づく**許可又は承認を受けて**，食生活において特定の保健の目的で摂取する者に対して，その摂取により当該保健の目的が期待できる旨の表示をする食品である。

26) 栄養機能食品として栄養成分の機能表示を行う場合は，消費者庁長官の許可を**要さない**。

27) 機能性表示食品は，事業者の責任において，科学的根拠に基づいた機能性を表示し，**販売前に安全性及び機能性の根拠に関する情報等が消費者庁長官へ届け出られたものであり，個別の許可を受けたものではない**。

28) 医薬品医療機器等法第25条において，医薬品の販売業の許可は，店舗販売業の許可，**配置販売業の許可**又は卸売販売業の許可の**3種類**に分けられている。

29) 一般の生活者に対して直接医薬品を販売することができるのは，薬局，店舗販売業及び**配置販**売業の許可を受けた者のみである。

30) 医薬品の販売業の許可は，**6年**ごとにその更新を受けなければ，その期間の経過によって，その効力を失う。

31) **薬局として開設の許可を受けていないものについては，病院又は診療所の調剤所を除き，**薬局の名称を付してはならない。

32) 店舗販売業においては，**薬局と異なり，薬剤師が従事していても調剤を行うことはできず，**要指導医薬品又は一般用医薬品以外の医薬品を販売等すること**はできない**。

33) 配置販売業者は，一般用医薬品のうち，**経年変化が起こりにくいこと等の基準（配置販売品目基準）に適合するもの以外の医薬品を販売等してはならない**。

34) 配置販売業者又はその配置員は，医薬品の配置販売に従事しようとするときは，配置販売業者の氏名及び住所，配置販売に従事する者の氏名及び住所並びに区域及びその期間（規則第150条）を，**あらかじめ，配置販売に従事しようとする**区域の都道府県知事に届け出なければならない。

35) 配置販売業では，**医薬品を開封して分割販売することは禁止されている**。

36) 店舗販売業者は，要指導医薬品又は第一類医薬品を販売し，又は授与したとき，品名，数量，販売・授与した日時，販売・授与した薬剤師の氏名，情報提供を行った薬剤師の氏名，医薬品の購入者等が情報提供の内容を理解したことの確認の結果を書面に記載し，**2年間**保存しなければならない。

37) 薬局開設者又は店舗販売業者が第二類医薬品を販売又は授与する場合には，医薬品の販売又は授与に従事する薬剤師又は登録販売者に，**必要な情報を提供させるよう努めなければならない。**

38) 薬局開設者又は店舗販売業者は，一般用医薬品を使用する者から相談があった場合には，医薬品の販売又は授与に従事する薬剤師又は登録販売者に，必要な情報を提供**させなければならない。**

39) 店舗販売業者は，第一類医薬品を購入し，又は譲り受ける者から説明を要しない旨の意思の表明が**あり**，販売に従事する薬剤師が，当該医薬品が適正に使用されると認められると判断した場合には，必要な情報提供をせずに販売することが認められている。

40) 薬局開設者又は店舗販売業者が要指導医薬品を陳列するときは，**鍵をかけた陳列設備又は要指導医薬品を購入しようとする者等が直接手の触れられない陳列設備に陳列する場合を除き，要指導医薬品陳列区画の内部の陳列設備に陳列しなければならない。**

41) 薬局開設者又は店舗販売業者は，**指定**第二類医薬品を陳列する場合，薬局等構造設備規則に規定する「情報提供を行うための設備」から7m以内の範囲に陳列しなければならない。

42) 配置販売業者は，**配置箱の中に一般用医薬品を陳列する場合は，第一類医薬品，第二類医薬品，第三類医薬品の区分ごとに陳列しなければならない。**

43) 店舗販売業者は，店舗に勤務する薬剤師又は登録販売者の氏名及び**担当業務**を，当該店舗の見やすい位置に掲示板で掲示しなければならない。

44) 薬局開設者は，**特定販売を行うことについてインターネットを利用して広告するときは，販売を行う薬局製造販売医薬品又は一般用医薬品**の使用期限を，見やすく表示しなければならない。

45) 特定販売を行う場合は，**当該薬局又は店舗に貯蔵し又は陳列している一般用医薬品又は薬局製造販売医薬品**を販売し，又は授与することができる。

46) 特定販売により**一般用**医薬品を購入しようとする者等から，対面又は電話により相談応需の希望があった場合には，薬局開設者又は店舗販売業者は，その薬局又は店舗において医薬品の販売又は授与に従事する薬剤師又は登録販売者に，対面又は電話により情報提供を行わせなければならない。

47) 店舗販売業者及び配置販売業者が医薬品の仕入れ先である卸売販売業者と常時取引関係にある場合**にも**，当該卸売販売業者の氏名又は名称を書面に記載**しなければならない。住所又は所在地及び電話番号その他の連絡先は除く。**

48) 濫用等のおそれのある医薬品を購入し，又は譲り受けようとする者が若年者である場合にあっては，当該者の氏名及び**年齢を確認しなければならない。書面での記録は必要ない。**

49) 濫用等のおそれのある医薬品を販売し，又は授与するときの，当該医薬品の適正な使用が目的であるかの確認は，薬剤師**又は登録販売者**が行うこととされている。

50) 濫用等のおそれのある医薬品として，**ブロモバレリル尿素**を有効成分として含有する製剤が指定されている。

51) 一般用医薬品の販売広告としては，薬局，店舗販売業又は配置販売業において販売促進のため用いられるチラシやダイレクトメール（電子メールを含む），POP広告等**も含まれる。**

52) 漢方処方製剤等では，構成生薬の作用を個別に挙げて説明することは**不適当であり**，効能効果に一定の前提条件（いわゆる「しばり表現」）が付されている場合，「しばり表現」を省いて広告することも原則として認められていない。

53) **何人も**，医薬品，医薬部外品，化粧品，医療機器又は再生医療等製品の名称，製造方法，**効能，効果又は性能**に関して，明示的であると暗示的であるとを問わず，虚偽又は誇大な記事を広告し，記述し，又は流布してはならない。

54) 医師その他の者が医薬品の効能，効果等を保証した**ものと誤解されるおそれがある記事を広告し，記述し，又は流布してはならない。**

55) キャラクターグッズ等の景品類を提供して販売することは，不当景品類及び不当表示防止法の限度内で**あれば認められている。**

56) 組み合わせ販売においては，個々の医薬品等の外箱等に記載された医薬品医療機器等法に基づく記載事項が，組み合わせ販売のため使用される容器の外から**明瞭に見えなければならない。**

57) 都道府県知事等は，薬事監視員に，医薬品の販売業者が医薬品を業務上取り扱う場所に立ち入り，無承認無許可医薬品，不良医薬品又は不正表示医薬品等の疑いのある物を，**試験のため必要な最少分量に限り**収去させる**ことができる。**

58) 行政庁の監視指導に対して，薬局開設者や医薬品の販売業者が，命ぜられた報告を怠ったり，虚偽の報告をした場合と**同様に**，薬剤師や登録販売者を含む従業員が薬事監視員の質問に対して正当な理由なく答弁しなかったり，虚偽の答弁を行った場合についても**罰則が**定められて

解答と解説

いる。

59）都道府県知事等は，薬局の管理者又は店舗管理者若しくは区域管理者について，その者に薬事に関する法令又はこれに基づく処分に違反する行為があったとき，又はその者が管理者として不適当であると認めるときは，その薬局開設者又は医薬品の販売業者に対して，その**変更**を命ずることができる。

60）都道府県知事は，配置販売業の配置員が，その業務に関し，法若しくはこれに基づく命令又はこれらに基づく処分に違反する行為をした場合，その**配置販売業者に対して，期間を定めてその配置員による配置販売の業務の停止を命ずることができ，また必要があるときは，その配置員に対しても期間を定めてその業務の停止を命ずることができる。**

【第5章：知識確認問題にチャレンジ】解答と解説

1) 医薬品の適正使用情報は，**一般の生活者に理解しやすい平易な**表現でなされているが，その内容は一般的・網羅的なものとならざるをえない。

2) 一般用医薬品の添付文書の内容は，医薬品の有効性・安全性等に係る新たな知見，使用に係る情報に基づき，**必要に応じて随時**改訂される。

3) 添付文書の販売名の**上部**に，「使用にあたって，この説明文書を必ず読むこと。また，必要なときに読めるよう大切に保存すること」等の文言が記載されている。

4) 一般用検査薬では，その検査結果のみで確定診断**はできないため，判定が陽性であれば速やかに医師の診断を受ける旨が記載されている。**

5) 一般用医薬品の添付文書の副作用については，まず**一般的な副作用について関係部位別**に症状が記載され，そのあとに続けて，**まれに発生する重篤な副作用について副作用名ごと**に症状が記載されている。

6) シロップ剤等は変質しやすいため，開封後は**冷蔵庫内に**保管されるのが望ましい。

7) 錠剤，カプセル剤，散剤等は，**取り出したときに室温との急な温度差で湿気を帯びるおそれがあるため，冷蔵庫内での保管は不適当である。**

8) 医薬品を別の容器へ移し替えると，**誤用の原因となるおそれがあるため，他の容器に入れ替えない。**

9) 1回服用量中**0.1mL**を超えるアルコールを含有する内服液剤（滋養強壮を目的とするもの）については，アルコールを含有する旨及びその分量が製品表示として記載されている。

10) 適切な保存条件の下で製造後**3年**を超えて性状及び品質が安定であることが確認されている医薬品においては，外箱等に使用期限を表示することは医薬品医療機器等法で義務付けられていない。

11) 緊急安全性情報は，医薬品，医療機器又は再生医療等製品について**緊急かつ重大な注意喚起や使用制限に係る対策が必要な状況にある場合に作成され，イエローレターとも呼ばれる。**

12) 一般用医薬品に関係する緊急安全性情報が発出されたことが**ある。**

13) 安全性速報はA4サイズの青色地の印刷物でブルーレターとも呼ばれる。また，情報伝達は**1カ月以内**に行われる。

14) **厚生労働省**は，医薬品（一般用医薬品を含む），医療機器等による重要な副作用，不具合等に関する情報をとりまとめ，「医薬品・医療機器等安全性情報」として，広く医薬関係者向けに情報提供を行っている。

15) 医薬品医療機器総合機構（PMDA）のホームページには，「医薬品・医療機器等安全性情報」，一般用医薬品・要指導医薬品の添付文書情報**も掲載されている**。

16) 医薬品医療機器総合機構（PMDA）が行っている医薬品医療機器情報配信サービス（PMDA メディナビ）は，**誰でも**利用可能である。

17) 令和3年8月1日から，**医療用医薬品**への紙の添付文書の同梱を廃止し，注意事項等情報は電子的な方法により提供されることとなったが，**一般用医薬品**は引き続き紙の添付文書が同梱される。

18) 薬局開設者，病院，診療所若しくは飼育動物診療施設の開設者又は医師，歯科医師，薬剤師，**登録販売者，獣医師その他の医薬関係者は**，医薬品の副作用等によるものと疑われる健康被害の発生を知った場合において，保健衛生上の危害の発生又は拡大を防止するため必要があると認めるときは，その旨を**厚生労働大臣**に報告しなければならない。なお，実務上は，報告書を**医薬品医療機器総合機構**（PMDA）に提出することとされている。

19) 製造販売業者は，製造販売をし，又は承認を受けた医薬品について，副作用等によるものと疑われる健康被害の発生，その使用によるものと疑われる感染症の発生等を知ったときは，**定められた期限までに厚生労働大臣に報告することが義務づけられている**。

20) 企業からの副作用等報告では，医薬品によるものと疑われる副作用症例（死亡）が発生し，使用上の注意から予測できないものは，**15日以内**の報告が義務付けられている。

21) 企業からの副作用等報告では，承認を受けた効能若しくは効果を有しないことを示す研究報告の報告期限は，**30日以内**と義務付けられている。

22) 企業からの副作用等報告では，医薬品によるものと疑われる副作用症例（非重篤）が発生し，使用上の注意から予測できないもの（国内事例）は，**定期報告**が義務付けられている。

23) 既存の医薬品と明らかに異なる有効成分が配合されたものについては，**10年**を超えない範囲で厚生労働大臣が承認時に定める一定期間，承認後の使用成績等を製造販売業者等が集積し，厚生労働省へ提出する制度（再審査制度）が適用される。

24) 医薬関係者による副作用報告では，医薬品との因果関係が明確でない場合**であっても**報告の対象**となり得る**。

25) 医薬関係者による副作用報告では，複数の専門家が医薬品の販売等に携わった場合**も，健康被**

害の情報に直接接した専門家１名から報告書が提出されれば十分である。

26) 医薬品副作用報告について，医薬品の販売等に従事する専門家は，保健衛生上の危害の発生又は拡大防止の観点から，報告の必要性を認めた場合は，報告期限は特に定められていないが，適宜速やかに報告書を医薬品医療機器総合機構（PMDA）に送付する。

27) 医薬品副作用被害救済制度の給付請求は，健康被害を受けた本人又は家族が行うことができる。

28) 医薬品副作用被害救済制度の救済給付業務に必要な費用のうち，給付費については，製造販売業者から年度ごとに納付される拠出金が充てられる。

29) 医薬品副作用被害救済制度で請求期限がないのは障害年金，障害児養育年金である。

30) 健康被害の程度が入院治療を必要とする程度であっても，やむをえず自宅療養を行った場合については，医薬品副作用被害救済制度の救済対象となる。

31) 殺虫剤・殺鼠剤の使用による健康被害は，医薬品副作用被害救済制度の救済給付の対象とならない。

32) 一般用検査薬の使用による健康被害は，医薬品副作用被害救済制度の救済給付の対象とならない。

33) 無承認無許可医薬品（いわゆる健康食品として販売されたもののほか，個人輸入により入手された医薬品を含む。）の使用による健康被害は，医薬品副作用被害救済制度の救済給付の対象とならない。

34) 医薬品副作用被害救済制度の対象とならないケースのうち，製品不良等，製薬企業に損害賠償責任がある場合には，医薬品PLセンターへの相談が推奨される。

35) 医薬品PLセンターは，日本製薬団体連合会により，ＰＬ法の施行と同時に開設された。

36) 医薬品又は医薬部外品に対する苦情を申し立てた消費者が製造販売元の企業と交渉するに当たって，医薬品PLセンターは裁判によらずに迅速な解決に導くことを目的としている。

37) アミノピリン，スルピリンが配合されたアンプル入りかぜ薬の使用による重篤な副作用（ショック）で死亡例が発生したことを踏まえ，厚生省（当時）は関係製薬企業に対し，アンプル入りかぜ薬製品の回収を要請した。

38) 小柴胡湯とインターフェロン製剤の併用例による間質性肺炎が報告されたことから，インターフェロン製剤との併用を禁忌とする旨の使用上の注意の改訂がなされた。

解答と解説

39) 2003年5月までに、一般用かぜ薬の使用によると疑われる**間質性肺炎**の発生事例が、計26例報告され、厚生労働省は、一般用かぜ薬全般につき使用上の注意の改訂を指示した。

40) 塩酸フェニルプロパノールアミンが配合された一般用医薬品による**脳出血**等の副作用症例が複数報告され、厚生労働省は、代替成分として**プソイドエフェドリン塩酸塩**等への速やかな切替えを指示した。

41) 医薬品の持つ特質及びその使用・取扱い等について正しい知識を広く生活者に浸透させることにより、保健衛生の維持向上に貢献することを目的とし、毎年**10月**17日～23日の1週間を「薬と健康の週間」として、国、自治体、関係団体等による広報活動やイベント等が実施されている。

42) 「6・26国際麻薬乱用撲滅デー」を広く普及し、薬物乱用防止を一層推進するため、毎年6月**20日から1カ月間**、国、自治体、関係団体等により、「ダメ。ゼッタイ。」普及運動が実施されている。

43) 薬物乱用や薬物依存は、違法薬物（麻薬、覚醒剤、大麻等）によるものばかりでなく、一般用医薬品によって**も生じ得る**。

44) 医薬品の適正使用の重要性等に関して、**小中学生**のうちからの啓発が重要である。

45) 一般用医薬品の**プソイドエフェドリン塩酸塩**の添付文書において、「次の人は使用（服用）しないこと」の項目に、「次の症状がある人」として「前立腺肥大による排尿困難」と記載することとされている。

46) アスピリン、イブプロフェンは、出産予定日**12週**以内の妊婦に対して、使用（服用）しないこととされている。

47) エチニルエストラジオールは、**妊娠中の女性ホルモン成分の摂取によって、胎児の先天性異常の発生が報告されているため**、「次の人は使用（服用）しないこと」の項目に、「妊婦又は妊娠していると思われる人」と記載されている。

48) **ジプロフィリン**が配合された医薬品は、中枢神経系の興奮作用により、てんかんの発作を引き起こすおそれがあるため、てんかんの診断を受けた人は「相談すること」とされている。

49) 緑内障の診断を受けた人がジフェニドール塩酸塩を使用した場合、その**抗コリン作用**によって眼圧が上昇し、緑内障を悪化させるおそれがある。

50) プソイドエフェドリン塩酸塩が配合されている一般用医薬品の添付文書には、「次の人は使用（服用）しないこと」の項目において「次の診断を受けた人」として、**心臓病**、糖尿病、高血圧、甲状腺機能障害が記載されている。

51) **テオフィリン**が配合された**鎮咳去痰薬**の添付文書には，乳児に神経過敏を起こすことがあるため，「次の人は使用（服用）しないこと」の項目に「授乳中の人は本剤を服用しないか，本剤を服用する場合は授乳を避けること」と記載することとされている。

52) **アミノ安息香酸エチル**は，添付文書の「してはいけないこと」の項目に，「次の人は使用（服用）しないこと」として「6歳未満の小児」と記載される成分である。

53) 芍薬甘草湯は，**うっ血性心不全，心室頻拍の副作用が現れることがあるため**，「してはいけないこと」の項目中に，「症状があるときのみの服用にとどめ，連用しないこと」と記載することとされている。

54) 一般用医薬品の**アスピリン，エテンザミド，アセトアミノフェン**の添付文書において，「相談すること」の項目に，「次の診断を受けた人」として「胃・十二指腸潰瘍」と記載することとされている。

55) スクラルファートが配合されている一般用医薬品の添付文書には，「してはいけないこと」の項目に，「透析療法を受けている人」と記載することとされている。「相談すること」の項目には，「腎臓病の診断を受けた人」と記載することとされている。

索 引

こ

し

索
引

ふ

索引

読者アンケートのご案内

本書に関するご意見・ご感想をお聞かせください。

下記QRコードもしくは下記URLから
アンケートページにアクセスしてご回答ください
https://form.jiho.jp/questionnaire/book.html

※本アンケートの回答はパソコン・スマートフォン等からとなります。
稀に機種によってはご利用いただけない場合がございます。
※インターネット接続料、および通信料はお客様のご負担となります。

医薬品登録販売者試験対策テキスト2024

定価　本体3,200円（税別）

2017年 6 月 5 日	初版発行	2022年 4 月30日	2022年版発行
2018年 4 月20日	2018年版発行	2023年 4 月15日	2023年版発行
2019年 3 月25日	2019年版発行	2024年 4 月30日	2024年版発行
2020年 5 月10日	2020年版発行	2024年 5 月31日	2024年版第 2 刷発行
2021年 4 月30日	2021年版発行	2024年 7 月25日	2024年版第 3 刷発行

著　者　　株式会社　マツキヨココカラ＆カンパニー

発行人　　武田　信

発行所　　株式会社　じほう

101-8421　東京都千代田区神田猿楽町1-5-15（猿楽町SSビル）
振替　00190-0-900481
＜大阪支局＞
541-0044　大阪市中央区伏見町2-1-1（三井住友銀行高麗橋ビル）
お問い合わせ　https://www.jiho.co.jp/contact/

©2024　　　　　　　　組版　スタジオ・コア　　印刷　中央精版印刷（株）
Printed in Japan

ISBN 978-4-8407-5585-6

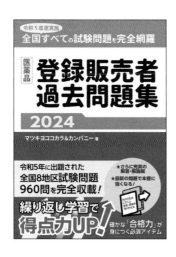